Dr. Angela Fetzner

Entgiften
Heilen
Stärken
Loslassen

Qualität & Kompetenz
im Zeichen des Mörsers
von Ihrer Apothekerin
Dr. Angela Fetzner

Entgiften
Heilen
Stärken
Loslassen

Von
Dr. Angela Fetzner

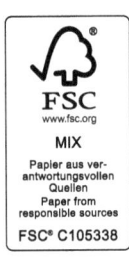

Bibliografische Information
der Deutschen Nationalbibliothek
Die Deutsche Nationalbibliothek verzeichnet
diese Publikation in der Deutschen National-
bibliografie; detaillierte bibliografische Daten
sind im Internet über http://dnb.dnb.de abrufbar.

1. Auflage 2017
2. Auflage 2017
Herstellung und Verlag: BoD
                         Books on Demand,
                         Norderstedt
Umschlaggestaltung:
ZERO Werbeagentur, München unter
Verwendung von Motiven von shutterstock.com
Buchsatz: Michael Raab
Gesetzt in: Palatino   11pt
                       Calibri   11pt
ISBN 9783744897594

Inhaltsverzeichnis

Prolog

Entgiften - also das Ausleiten von Schadstoffen aus dem Körper - blickt auf eine lange Tradition zurück.

Seit jeher haben Menschen den Wunsch verspürt, ihren Körper und auch ihre Seele in regelmäßigen Abständen zu reinigen und von allem überflüssigen und schädlichen Ballast zu befreien. Vielleicht entspricht dieses Bedürfnis dem instinktiven Spüren, dass die Reinigung eine große Entlastung für Körper und Seele bedeutet, die notwendig ist, um die Gesundheit zu erhalten oder wieder zu erlangen. Gleichzeitig ist eine gründliche Entgiftung und Reinigung des Körpers Voraussetzung für alle tiefer greifenden Heilungsprozesse.

Die Maßnahmen zur Entgiftung dienen v. a. auch dazu, die Selbstheilungskräfte des Körpers in Gang zu setzen. Erst durch eine tief greifende Befreiung von Schadstoffen wird vielen Krankheiten die Grundlage entzogen und Körper und Seele können wieder genesen.

In diesem Buch werden alle natürlichen Therapien und Behandlungsmethoden geschildert, die sich als wirksam für eine grundlegende Entgiftung des Köpers sowie der Seele erwiesen haben. Es handelt sich hierbei um alltagstaugliche, motivierende und effiziente Maßnahmen zur Selbstbehandlung. Hierzu gehören alle Maßnahmen zur Entgiftung wie Heilpflanzentherapie, Homöopathie, Schüßler-Salze, spezifische Reinigung der Entgiftungsorgane, Wasseranwendungen, Wickel, Abbau von Stress, Ernährungsumstellung usw.

Mit Unterstützung der vorgestellten, ausgewählten Entgiftungskuren werden Sie bereits nach kurzer Zeit wieder mehr Vitalität, Kraft und Lebensfreude verspüren.

Herzlichst Ihre Apothekerin Dr. Angela Fetzner

Was bringt eine Entgiftung des Körpers?

Eine gründliche Entgiftung befreit Körper und Seele von unnötigem Ballast und schädlichen Stoffen - hierbei kann es sich um körpereigene Stoffwechselrückstände und Säuren handeln, weiter um Schimmel, organische Lösungsmittel, Schwermetalle, Formaldehyd, Dioxin, Radioaktivität usw. Natürlich macht uns seelischer Müll gleichermaßen zu schaffen, hier kann es sich um traumatische Erlebnisse, Ängste oder um unverarbeitete Probleme handeln. Da die Last der Schadstoffe uns unnötig beeinträchtigt, schwächt und am Ende krank macht, ist es vonnöten, Körper und Seele vom Joch der schädlichen Stoffe zu befreien. Denn unzählige Umweltgifte und sonstige Schadstoffe vermindern die physische und psychische Widerstandskraft und machen so auf vielfältige Weise krank. Eine sorgfältige Entgiftungs- und Reinigungskur kann hier gezielt ansetzen - am besten gelingt diese mittels mehrerer Entgiftungsmaßnahmen, die in Kombination ein Vielfaches ihrer möglichen Einzelwirkungen erzielen können. Grund hierfür ist, dass ganz unterschiedliche Reinigungs- und Behandlungsverfahren tief und fein verzahnt ineinander greifen und alle Behandlungen genau aufeinander abgestimmt sind.

Die Reinigungsprozesse dienen ferner dazu, die Selbstheilungskräfte des Körpers in Gang zu setzen und fehlgeleitete Energien im Körper zu harmonisieren.

So ist es denn auch nicht verwunderlich, dass wir uns nach einer Entgiftungskur wie befreit und neugeboren fühlen. Denn Körper, Geist und Seele werden einem umfassenden Reinigungs- und Regenerationsprozess unterworfen, so dass wir nach einer gründlichen Entgiftung idealerweise tief entspannt, voller Lebensfreude und Vitalität sowie mit gesteigerter Leistungsfähigkeit in den Alltag zurückkehren.

Wichtig ist, dass man der Entgiftungskur viel Zeit, Raum und die nötige Aufmerksamkeit schenkt, damit es zu tief greifenden und lang anhaltenden positiven Veränderungen kommen kann.

Viele chronische Beschwerden wie ständige Müdigkeit, Erschöpfung, Schlafstörungen und Energielosigkeit verschwinden völlig oder bessern sich nachhaltig. Auch der Magen-Darm-Trakt profitiert von einer umfassenden Reinigung des Körpers, so gehören Beschwerden wie Verstopfung, Völlegefühl, Blähungen, Sodbrennen und Übelkeit bald der Vergangenheit an. Bei Allergien sowie bei Hauterkrankungen wie unreiner Haut, Ekzemen und schlecht heilenden Wunden erweist sich eine sorgfältige Reinigung des Körpers ebenfalls als sehr nützlich.

Bei Erkrankungen der Gelenke, bei Schmerzen unterschiedlicher Ursache sowie bei jeder Art von Entzündungen bringt eine Entgiftung weiterhin großen Gewinn. Auch der Psyche kommt eine gründliche Entgiftung zugute - Nervosität und innere Unruhe verschwinden häufig, während mit Depressionen und Ängsten belastete Menschen häufig eine starke Linderung ihrer Probleme erfahren. Eine Reinigung des Körpers führt ferner zu geistiger Frische - Konzentration und Merkfähigkeit steigen merklich an. Nicht zuletzt führt eine Entgiftung des Körpers häufig zu einem eindrucksvollen Abbau von Übergewicht. Aufgrund der Erneuerung aller Zellen profitieren Haut und Haare ebenfalls von einer Entgiftungskur, generell ist ein imposanter Verjüngungs- und Anti-Aging-Effekt festzustellen. Von dieser umfassenden Regeneration profitieren natürlich nicht nur Haut und Haare, sondern alle Organe. Insbesondere unsere Entgiftungsorgane, das sind hauptsächlich Leber, Nieren, Haut und Lunge, ferner auch das Lymphsystem, freuen sich über eine ausgiebige Reinigung - das positive Resultat ist eine Steigerung der Aktivität und Leistungsfähigkeit der Entgiftungsorgane.

Eine gründliche Entgiftung ist überdies die Basis und Voraussetzung für Vitalität, Wohlbefinden und Lebenskraft sowie der wichtigste und erste Schritt zur Heilung von Krankheiten jeglicher Art - so besagt die Naturheilkunde, dass allen Erkrankungen eine Überlastung des Körpers und/oder der Psyche mit Schadstoffen zugrundeliegt. Durch eine nachhaltige Entgiftung werden die Selbstheilungskräfte des Körpers aktiviert, der Organismus wird angeregt, selbstständig den Weg in Richtung Heilung und vollständiger Genesung einzuschlagen.

Eine Entgiftungskur ist vornehmlich jedoch auch für Gesunde angezeigt, um die Vitalität und Lebensqualität zu steigern. Ferner werden durch Reinigungsmaßnahmen Alterungsprozesse aufgehalten, außerdem wird die psychische und physische Widerstandskraft gesteigert. Nicht zuletzt wird auch das Immunsystem gestärkt, häufige Erkältungen und grippale Infekte können so in Schach gehalten werden.

Auch der Weg hin zu einer gesünderen Lebensweise kann durch eine Entgiftungskur geebnet werden, ebenso können verschiedene Laster wie Rauchen oder zu ausgiebiger Alkoholgenuss reduziert oder ganz aufgegeben werden.

Entgiftung als Basis der Gesundheit

Eine gründliche Entgiftung des Körpers ist die Basis der Gesundheit sowie gleichzeitig die Voraussetzung für die Heilung von Krankheiten jeglicher Art. Wird der Körper nicht regelmäßig entgiftet, wird die Überlastung mit Giftstoffen und Schlacken mit der Zeit so groß, dass diese nicht mehr in ausreichendem Maß ausgeleitet werden können. Stattdessen lagern sich die Störenfriede im Körper an - in Organen, Gelenken sowie im Fett- und Bindegewebe werden gefährliche Depots für Gifte, Säuren und Schlacken eingerichtet, wo die Schadstoffe abgelagert werden. Dort ruhen sie dann gleichsam einer tickenden Zeitbombe, um im geeigneten Moment zuzuschlagen und schweres Unheil anzurichten.

Die natürliche Balance des Körpers wird durch die Anhäufung von Schadstoffen gestört, die reguläre Funktionsfähigkeit des einst intakten Organismus geht weitgehend verloren. Denn zum einen kann die Flut von Schadstoffen nicht mehr im erforderlichen Maß vom Körper ausgeschieden werden, andererseits können aufgrund der hoffnungslosen Überladung mit Giftstoffen nicht mehr genügend Nährstoffe vom Organismus aufgenommen werden.

Die betroffenen Organe können infolgedessen ihre vorgesehenen Aufgaben nicht mehr bewältigen, angesichts der Unmengen an Schadstoffen kapitulieren diese vielmehr regelrecht.

Aus diesem Grund sollte im Sinne der Ganzheitlichkeit jedes Therapieansatzes der kompletten Entgiftung des Körpers Vorrang vor jeder spezifischen Therapie eingeräumt werden. Eine spezifische, auf eine bestimmte Krankheit zugeschnittene Therapie, kann nämlich nur dann funktionieren, wenn der Körper zuvor umfassend gereinigt wurde. Wenn der Körper jedoch mit Giftstoffen überlastet ist, sind die Selbstheilungskräfte des Körpers so geschwächt, dass eine Heilung von Körper und Seele nicht erfolgen kann. Allenfalls kann an den Symptomen herumgedoktert werden, eine vollständige Heilung ist aber nicht möglich, da sich Giftstoffe und Schlacken als Blockaden im Körper erweisen.

Vor jeder individuellen und punktuellen Therapie muss also der Körper stets angeregt werden, den Weg in Richtung Heilung selbstständig einzuschlagen. Häufig ist nach einer sorgfältigen Reinigung des Körpers eine spezifische Therapie gar nicht mehr erforderlich, da die Ursache der Krankheit häufig auf einer Überlastung mit Schadstoffen basiert bzw. der Körper sich nach Ausleitung der Giftstoffe selbst heilen kann. So lösen sich viele Erkrankungen nach einer intensiven Reinigung des Körpers häufig gleichsam in Luft auf, denn das Übel ist sozusagen an der Wurzel gepackt. Die natürlichen Regulationsmechanismen des Körpers sind wieder in Gang gesetzt und können wieder reibungslos funktionieren.

Die natürlichen Entgiftungswege unseres Körpers

Unser Körper verfügt über verschiedene Entgiftungsorgane sowie zahlreiche Regulationsmechanismen, welche für die Reinigung und Entgiftung unseres Körpers zuständig sind. So werden über diese natürlichen Entgiftungswege im Rahmen der allgemeinen Stoffwechseltätigkeit Schlacken, Säuren und Gifte aus dem Körper ausgeschieden. Man muss sich hierbei jedoch gewahr sein, dass die Entgiftung nicht nur über Organe abläuft, sondern dass der Entgiftungsprozess bis in den zellulären Bereich reicht. So hat jede einzelne Zelle ihren eigenen Stoffwechsel und damit auch ihren eigenen Entsorgungs- und Entgiftungsmechanismus.

Für die Entgiftung und Entschlackung unseres Körpers sind hauptsächlich folgende Organe verantwortlich:

- Leber
- Darm
- Nieren
- Haut
- Lymphsystem
- Lunge

Anmerkung: Das Lymphsystem ist natürlich kein einzelnes Organ, sondern es durchzieht als Netzwerk aus lymphatischen Organen und Lymphgefäßen den gesamten Körper.

Die Leber

Die Leber ist Tag und Nacht für uns im Einsatz. Unzählige Prozesse des Stoffwechsels finden in diesem wichtigen Organ statt - nicht zu Unrecht wird die Leber deshalb zuweilen auch als Kraftwerk des Körpers bezeichnet. Als zentrales Organ unseres Stoffwechsels hat die Leber ein enormes Aufgabenspektrum zu bewältigen - ihre wichtigsten Aufgaben sind die Steuerung von Energie- und Hormonhaushalt, die Verarbeitung und Speicherung von Fetten, Eiweißen und Kohlenhydraten, die Produktion lebenswichtiger Eiweißstoffe (z. B. Gerinnungsfaktoren) sowie die Herstellung von Galle. Auch an der Regulierung des Säure-Basen-Haushalts ist die Leber beteiligt. Durch Umbau in der Leber werden weiter einige fettlösliche Stoffe in wasserlösliche Stoffe umgewandelt, auf diese Weise können diese mit dem Urin ausgeschieden werden.

Vor allem fungiert die Leber jedoch als unser Entgiftungsorgan Nummer 1. In das wichtige Organ gelangen alle Gifte, die wir bspw. über die Haut, den Darm oder die Lunge aufnehmen. Die Leber ist unermüdlich damit beschäftigt, Giftstoffe so zu verändern, dass diese über die Nieren oder den Darm ausgeschieden werden können.

Die Leber ist also die erste Adresse für die Entgiftung aller körperfremden, schädlichen Substanzen wie Alkohol, Chemikalien, Bakterien und Viren. Weiter werden in der Leber auch körpereigene Substanzen wie bspw. nicht mehr benötigte Hormone abgebaut, ferner defekte Körperzellen, alte und geschädigte rote Blutkörperchen sowie Abfallprodukte des Eiweißstoffwechsels. Außerdem werden Keime aus dem Magen-Darm-Trakt abgewehrt, wodurch auch das Immunsystem unterstützt wird. Über die Galle eliminiert die Leber Substanzen wie Bilirubin, Cholesterin, Stoffwechselendprodukte und Medikamente, diese Stoffe werden dann mit dem Stuhl ausgeschieden.

Der Darm

Der Darm spielt eine ganz wesentliche Rolle bei der Ausscheidung von Giften und Stoffwechselendprodukten. Zum einen wird der unbrauchbare Rest der Nahrung eingedickt - das Wasser wird also entzogen - und über den Kot ausgeschieden. Kot setzt sich hierbei aus Wasser, nicht resorbierten Nahrungsbestandteilen, abgeschilferten Zellen der Darmschleimhaut, Sekreten der Verdauungsdrüsen, Darmbakterien sowie Gärungs- und Fäulnisprodukten zusammen.

Eine gesunde Darmflora sowie eine geregelte Verdauung sind wichtige Voraussetzungen für einen reibungslosen Entgiftungsprozess des Darms. Auch für die Aufrechterhaltung eines intakten Immunsystems spielt der Darm eine wichtige Rolle. So sind 80 % der Zellen des Immunsystems im Darm lokalisiert, d. h. rund ¾ aller Abwehrzellen des Körpers sitzen in der Darmschleimhaut. Eine gesunde Darmflora stellt eine wichtige Barriere für die Abwehr von Schadstoffen dar, so dass z. B. Gifte und Krankheitserreger erst gar nicht in den Körper eindringen können.

Die Erhaltung einer gesunden Darmfunktion ist für die Entgiftung essenziell. Eine intakte Darmfunktion hängt von vielen Faktoren ab, wichtige Aspekte sind - neben einer gesunden Darmflora - eine ausgewogene Zusammensetzung der Nahrung, weiter eine ausreichende Durchblutung des Darms, eine reibungslose Aufnahme von Nahrungsbestandteilen durch die Darmzotten, die Verweildauer des Speisebreis im Darm sowie die Darmperistaltik.

Die Nieren

Auch die Nieren arbeiten im menschlichen Körper stets auf Hochtouren, mehrmals täglich werden Stoffwechselendprodukte mit dem Harn ausgeschieden. Die Nieren reinigen und filtern das Blut, wasserlösliche Gift- und Schadstoffe werden aus dem Blut gefiltert und mit dem Urin ausgeschieden. Das Blut zirkuliert ständig durch die Nieren, auf diese Weise wird die gesamte Gewebsflüssigkeit durchspült und gereinigt. Sage und schreibe 1500 Liter Blut werden tagtäglich von den Nieren gefiltert und gereinigt, bis ein Urinkonzentrat von etwa 1,5 Litern pro Tag über die Nieren ausgeschieden wird. Eliminiert werden hierbei u. a. stickstoffhaltige Abbauprodukte aus proteinreichen Nahrungsmitteln wie z. B. Harnstoff, wichtige Substanzen wie Mineralstoffe werden dagegen rückresorbiert.

Diese Abläufe können allerdings nur funktionieren, wenn genügend Flüssigkeit getrunken wird, mit welcher die Schadstoffe ausgespült werden können - denn mittels Wasser wird das Blutvolumen erhöht, wodurch die Nieren in erheblichem Maße bei ihrer schwierigen Arbeit unterstützt werden.

Die Nieren spielen außerdem eine ganz wichtige Rolle bei der Regulierung des Säure-Basen-Haushalts in unserem Körper. Mittels mehrerer ausgetüftelter Mechanismen setzen sie sich erfolgreich gegen einen Säureüberschuss zur Wehr: So scheiden sie im Notfall weniger Basen aus und setzen diese zum Säureausgleich ein. Gleichzeitig tauschen sie angefallene Säuren in Form von Wasserstoff-Ionen vermehrt gegen Natrium- und Kalium-Ionen aus. Außerdem können organische Säuren und saure Stickstoffverbindungen mit dem Harn ausgeschieden werden. Somit ist es also möglich, die Funktion der Nieren zu stimulieren und diese anzuregen, vermehrt Säuren auszuscheiden. Die Säuren werden alsdann in die Blase geleitet, in welcher sie zwischengelagert werden, ehe sie mit dem Urin aus dem Körper ausgeschieden werden.

Die Haut

Mit einer Fläche von bis zu 2 m² ist die Haut unser größtes Organ. Ein derart großes Organ hat natürlich viele wichtige Aufgaben zu erfüllen - so bietet unsere Haut Schutz vor Hitze, Kälte und Strahlung und die inneren Organe werden gegen Druck und Stöße abgeschirmt. Auch Krankheitserreger werden von der Haut vom Eindringen in den Körper abgehalten. Außerdem produzieren die in den unteren Hautschichten liegenden Schweißdrüsen Schweiß, der sich wie ein schützender Mantel auf unsere Haut legt. Wenn der Körper jedoch übersäuert ist oder mit Schadstoffen belastet, legen die Schweißdrüsen eine Extraschicht ein und produzieren mehr Schweiß. Durch vermehrtes Schwitzen werden also mehr Schadstoffe und Säuren nach außen abgegeben. Deshalb ist Schwitzen - ob beim Sport oder auch in der Sauna - auch so gesund, und geeignet, den Säure-Basen-Haushalt des Körpers wieder ins Lot zu bringen. Nicht zuletzt kennt man den Ausdruck *„sich gesund schwitzen"* auch von Erkältungskrankheiten und grippalen Infekten, wo es darum geht, durch Schwitzen vermehrt Bakterien und Viren zu eliminieren.

Die Hautdrüsen wirken hierbei wie ein Filter für Säuren und einige Giftstoffe (z. B. Quecksilber), die dann über den Schweiß aus dem Organismus geleitet werden. Hierzu muss die Blutzirkulation in der Haut effizient arbeiten. Nun gibt es verschiedene Möglichkeiten, gesundes Schwitzen auszulösen oder zu verstärken. So stimulieren körperliche Betätigung und die damit verbundenen Muskelkontraktionen die Blutzirkulation. In nur einer Stunde körperlicher Aktivität kann ein halber Liter Schweiß abgesondert werden.

Auch die Hitzezufuhr in der Sauna fördert gesundes Schwitzen und somit die Eliminierung von Schadstoffen, aufgrund der Erweiterung der Gefäße infolge der Einwirkung von Wärme. Außer körperlicher Bewegung und Saunabesuchen ermöglichen auch Überwärmungsbäder oder allgemein heiße Bäder sowie Massagen eine stärkere Elimination von Schadstoffen über die Haut.

Unter normalen Bedingungen verlieren wir zwischen 1 und 1,5 Liter Schweiß pro Tag. Aufgrund der schnellen Verdunstung erfolgt dies jedoch fast unbemerkt. Schwitzen ist also ein natürlicher Vorgang - wird allerdings übermäßig geschwitzt, so kann dies ein Symptom von teils schweren Erkrankungen sein oder aber auf einen vermehrten Entgiftungsbedarf hinweisen. Bei Personen, die den Tag überwiegend im Sitzen verbringen, kann sich die Schweißentwicklung dagegen auf einen halben Liter pro Tag beschränken, so dass nur sehr wenige Schadstoffe über die Haut ausgeschieden werden.

Das Lymphsystem

Das Lymphsystem ist für die Reinigung und Entgiftung des Körperwassers verantwortlich - denn durch das Lymphsystem wird das Körperwasser sauber, gesund und klar gehalten. In den Lymphgefäßen sammeln sich Bakterien, Schwermetalle, Zelltrümmer, Bakteriengifte, Chemikalien, Viren, Pilze, entartete Zellen sowie nicht mehr funktionstüchtige Zellen. Das ganze Abfallmaterial schwimmt in der Lymphflüssigkeit, bis es seine Filterstation, die Lymphknoten, erreicht. Dort kann die mit Müll und Giften beladene Lymphflüssigkeit ihren Ballast abgeben. Eine hohe Lymphknotendichte ist in den Leisten, am Hals und in den Achselhöhlen zu finden. In den Lymphknoten werden Krankheitserreger und Gifte vernichtet - so sind die Lymphknoten bspw. vollgepackt mit Fresszellen, weshalb hier Krebszellen vernichtet, Gifte neutralisiert und Bakterien eliminiert werden können.

Bei einem überlasteten Lymphsystem gelangt jedoch die nun teilweise ungereinigte Lymphe ins Blut und vergiftet schleichend den gesamten Organismus. Deshalb ist es wichtig, dass die Lymphe regelmäßig gereinigt und die Aktivität der Lymphe angeregt wird.

Die Lunge

In der Lunge findet der Sauerstoffaustausch statt. Beim Einatmen nehmen wir mit jedem Atemzug Sauerstoff auf, beim Ausatmen geben wir einen Teil des Kohlendioxids ab. Sauerstoff wird hierbei über das Blut in die Lunge transportiert, Kohlendioxid nimmt dagegen die entgegengesetzte Richtung, also weg von der Lunge. Da Kohlendioxid sauer reagiert, ist es immens wichtig, dass wir uns beim Ausatmen von diesem gefährlichen Gas befreien. Oft werden wir das schädliche Kohlendioxid aber nicht in ausreichendem Maß los, da wir meist zu flach atmen. Dazu tragen eine falsche Atemtechnik, Bewegungsmangel, Stress und innere Anspannung bei. Eine entscheidende Rolle zum Erlernen der richtigen Atemtechnik spielen also körperliche Betätigung sowie die Reduzierung von Stress.

Im Ruhezustand atmet der Mensch bei jedem Einatmen rund einen halben Liter Luft ein, ein Sportler atmet dagegen im Moment der größten körperlichen Anstrengung 10-12 mal mehr Luft ein. Je intensiver die körperliche Anstrengung ist, desto mehr Sauerstoff können wir einatmen.

Bei unzureichender Sauerstoffversorgung besteht jedoch die Gefahr einer Übersäuerung des Körpers. Beim Kampf gegen eine Übersäuerung des Körpers neigen Menschen mit Stoffwechselstörungen dazu, spontan stärker auszuatmen, als einzuatmen, denn dies ist intuitiv der richtige Weg, um vermehrt Säuren auszuscheiden. Die Lunge übernimmt hierbei die Oxidierung der Säuren und ihre Eliminierung über die Atmung. Über die Lungen können auch gasförmige Giftstoffe wie Aceton sowie stickstoff- und schwefelhaltige Fäulnisgase abgegeben werden.

Eine tiefe Atmung fördert die Entgiftung über die Lunge. Deshalb ist es sinnvoll, dass wir unsere Atmungsamplitude verbessern, indem wir körperliche Bewegung wie Gehen, Laufen, Radfahren, Gymnastik und Schwimmen - also sogenannte Ausdauersportarten - praktizieren.

Warum ist Entgiften nötig?

Unser Stoffwechsel funktioniert wie eine Fabrik ohne Ruhezeiten. Jeden Tag werden bei der täglichen Nahrungsaufnahme Stoffe aufgenommen, umgebaut, gespeichert und - wenn sie nicht mehr gebraucht werden - ausgeschieden. Abfallstoffe fallen somit auch bei der Verdauung an, Entgiftung ist hier ein natürlicher Vorgang, der ein wesentlicher Teil des Stoffwechsels ist. Für die Aufrechterhaltung der Gesundheit ist die Entgiftung ein wichtiger Prozess - zumal als Schadstoffe nicht nur Stoffwechselendprodukte anfallen, sondern unser Körper auch durch zahlreiche Umweltgifte, Viren und Bakterien belastet wird. Entgiftung ist also ein notwendiger und selbstverständlicher Prozess unseres Körpers - und nicht eine Erfindung der Naturheilkunde oder ein mystischer, nicht fassbarer Vorgang.

Viele Schulmediziner sagen, dass eine Entgiftung des Körpers nicht erforderlich sei, da der Körper sich selbst reinige. Der menschliche Körper wird jedoch aufgrund der zunehmenden Verschmutzung der Umwelt mit Schwermetallen, Giften, Chemikalien aller Art sowie radioaktiver Strahlung immer größeren Belastungen ausgesetzt.

Dazu kommen Zusatzstoffe in der Nahrung und in Körperpflegemitteln - während auf der anderen Seite entlastende Faktoren wie gesunde Ernährung, ausreichende Bewegung und Stressabbau im Allgemeinen zu kurz kommen.

Während kaum jemand widersprechen würde, dass man täglich die Zähne putzen sollte und auch ausreichende Körperhygiene vonnöten ist, wird die viel wichtigere innere Reinigung des Körpers vielfach in Zweifel gestellt. So weiß jeder um den Nutzen und die Notwendigkeit einer gründlichen Zahnpflege Bescheid - doch was ist mit lebenswichtigen Organen wie Leber, Darm und Nieren? Putzt und reinigt man diese in ähnlich akkurater und sorgsamer Weise wie die Zähne? Würde man diese Frage in den Raum werfen, würde man wohl in den meisten Fällen ein gleichgültiges oder ungläubiges Achselzucken als Antwort erhalten.

Wir gehen doch außerdem auch regelmäßig zum Friseur, zum Nagelstudio, pflegen weiter unsere Haut, die äußere Hülle, mit diversen Ampullen, Masken, Cremes und Seren. Warum nur vernachlässigen wir dann unseren Körper so sträflich, führen ihm schädliche und ungesunde Nahrung zu? Aus Nachlässigkeit, Bequemlichkeit, Gewohnheit oder mangelndem Bewusstsein? Vermutlich aus einer Kombination von alledem. Vielleicht auch, weil Nachlässigkeit bei Frisur und Fingernägeln sofort sichtbar werden, unser Körper aber lange schweigt und Vernachlässigung allzu lange und beharrlich duldet, bis die ersten Befindlichkeitsstörungen oder gar Krankheitszeichen auftreten.

Uns und unseren Körper sollen wir aber pflegen und hegen wie eine zarte Pflanze, damit sie blüht, und gedeiht und uns Freude bereitet - und nicht traurig und vergessen in einer dunklen Ecke ihr Dasein fristet und vor lauter Kummer die Blätter hängen lässt und unbemerkt verwelkt.

Was ist Heilung?

Was ist Heilung? Am Anfang der Heilung müssen stets die Einsicht und der Wille stehen, alte Pfade zu verlassen und das bisherige Leben zu ändern. Schon **Hippokrates** formulierte in der fernen Antike eine Weisheit, die so aussagekräftig ist und mehr denn je Gültigkeit besitzt: *„Wenn du nicht bereit bist, dein Leben zu ändern, kann dir nicht geholfen werden."* Würde heutzutage ein Arzt seinen Patienten dieses Postulat unterbreiten - vermutlich wäre sein Wartezimmer leer wie ein verlassenes Haus und die Patienten würden schreiend Reißaus nehmen. Denn schon das Wort Patient, das aus dem Lateinischen stammt, und geduldig und erleidend bedeutet, drückt die Passivität des Zustands aus, in die der Erkrankte geraten ist. Er erduldet die Krankheit mit stoischer Ruhe, und wartet auf baldige Besserung seines Zustands.

Er tritt an den Arzt heran, mit der Absicht, diesem die Verantwortung zu übertragen und diesen *„machen"* zu lassen. Der Arzt, er wird es schon richten, und die Fehler und Sünden der Vergangenheit - die Ursache der Krankheit - ausbügeln. Und der Arzt ist scheinbar gewillt, diesen Wunsch zu erfüllen, scheint dies doch zunächst die einfachste Möglichkeit und entspricht dem Wunsch des Patienten.

Eilig zückt der Arzt den Rezeptblock und verschreibt Medikamente, die rasche Heilung versprechen.

Jedoch ist der einfache, schnelle Weg noch nie der beste gewesen, und hat selten zum Ziel geführt. Um zu den Sternen zu gelangen, muss der harte und steinige Weg erklommen werden. Und der liegt zunächst in der Selbsterkenntnis, dass man sein Schicksal selbst in die Hand nehmen muss. Der Arzt kennt uns nur flüchtig, unsere Vorgeschichte und unsere Lebensweise sind ihm kaum vertraut. Wir selbst aber wissen um unsere Vergangenheit - wer wir waren, wer wir sind und wer wir sein wollen. Mögen wir also den Arzt in uns selbst wecken! Unerkannte und unbändige Heilkräfte stecken in jedem von uns, wir müssen nur bereit sein, diese zu erkennen, und unseren Weg und die eingeschlagene Richtung ändern. Gewillt müssen wir sein, uns von alten Gewohnheiten, die auf uns lasten wie eine zweite Haut, oder wie ein Kostüm, das uns zu eng geworden ist, zu trennen. Wir müssen wieder vergegenwärtigen, dass wir uns selbst Aufgabe, Pflicht und Verantwortung sind. Ziel ist die Heilung auf allen Ebenen, Harmonie mit uns selbst, ein Zustand des körperlichen und seelischen Wohlbefindens.

Gesundheit ist aber mehr als das Fehlen von Krankheit und Leiden, sondern auch das Vorhandensein von Lebensfreude und Ausgeglichenheit. Gesundheit bedeutet Einklang und eins sein mit sich und der Welt - ein Leben in Balance und im Gleichgewicht, der Zeiger der Waagschale schlägt weder nach oben noch nach unten aus. Weder eine Unter- noch eine Überversorgung mit Nahrung liegt vor, weder ein zu viel noch ein zu wenig an Bewegung. Weder Stress und Hast, noch Langeweile und Monotonie. Weder Überforderung und Zuviel an Arbeit, jedoch ausreichend und sinnvolle Aufgaben. Weder innere Anspannung und Aggression, noch Gleichgültigkeit und Depression. Ein Zustand der Freude und der Unbekümmertheit, der Schwerelosigkeit und des Freiseins von Ängsten und Kümmernissen - dies ist keine Utopie, sondern unser eigentlicher Idealzustand, in dem wir uns ständig befinden sollten. Heilung ist immer ganzheitlich und auf den gesamten Menschen gerichtet, Intention ist eine harmonische Einheit von Körper, Geist und Seele. Nicht nur unser Körper, sondern auch unsere Seele und Geist schreien nach Heilung. Unser Geist will gefordert und gefördert werden und nicht durch tägliches Schauen in die Mattscheibe und stundenlanges Surfen im Internet gelangweilt, abgestumpft und in einen Zustand der Passivität versetzt werden.

Unsere Seele verlangt indes nach Frieden mit uns und unseren Mitmenschen. Konkurrenzkampf und Neid sind Gift für unser seelisches Wohlbefinden. Mögen wir den Durst von Körper, Geist und Seele stillen und diesen die geeignete Nahrung und die passenden Heilmittel reichen. Eine Leichtigkeit ist der erstrebenswerte Zustand, der nicht nur erahnt wird, sondern unser ständiger Begleiter sein sollte.

Es gibt keinen Königsweg zur Heilung, die Wege sind verschieden und vielfältig, so wie jeder Mensch ein einzigartiges Individuum ist. Der Weg besteht aber stets darin, unser Fehlverhalten zu erkennen und zu ändern. Selbsterkenntnis ist bekanntlich immer der erste Schritt zur Besserung. Die Richtung, welche uns die Natur vorgibt, ist der ideale Kurs, hin zu einer naturgemäßen Lebensweise.

Denn je mehr wir uns von dieser ursprünglichen Lebensweise entfernen, desto kränker werden wir - allen Errungenschaften der modernen Medizin zum Trotz. Zurück zur Natur heißt also die Devise und das Zauberwort, wir müssen nur unsere Chance ergreifen, die wir jeden Tag aufs Neue und immer wieder erhalten.

Wie funktioniert Entgiftung?

Für die körpereigene Entgiftung sind - wie wir bereits gelesen haben - verschiedene Organe wie Leber, Nieren und Darm vorgesehen. Die einzelnen Organe sind hierbei eng miteinander vernetzt und arbeiten in optimaler Weise zusammen - sie sind also echte Teamplayer. Deshalb ist es wichtig, dass alle Organe gesund und leistungsfähig sind, denn nur durch das Zusammenspiel aller Organe ist eine umfassende Reinigung und Entgiftung des Körpers möglich. Um körperfremde Substanzen, aber auch eigene Abfallprodukte des Körpers zu eliminieren, muss der Körper also einen selbstständigen Prozess der Entgiftung einleiten. Wie wir bereits gelesen haben, ist der Körper so konzipiert, dass er fähig ist, sich selbst zu entgiften, indem er zahlreiche Schad- und Fremdstoffe durch verschiedene chemische Prozesse in ausscheidbare Stoffe umwandelt. Eine regelmäßige und gründliche Entgiftung des Körpers ist notwendig, um gesund zu bleiben - auf der anderen Seite ist eine schleichende Vergiftung des Körpers die Ursache vieler chronischer Krankheiten.

Entgiftung entspricht dem natürlichen Instinkt aller Lebewesen

Entgiften ist eines der wichtigsten Therapieverfahren, - wenn nicht das wichtigste Verfahren überhaupt - um viel für die körperliche und seelische Gesundheit zu tun. So weiß man, dass jede chronische Erkrankung immer auch durch eine Überlastung des Körpers mit Schadstoffen mitverursacht wird.

Die Praxis der Entgiftung des Körpers blickt auf eine lange Tradition zurück, ja es gibt diese schon so lang wie die Menschheit selbst. Das Entgiften des Körpers ist zudem in praktisch allen Kulturen und Religionen vertreten. So entspricht das gelegentliche Reinigen des Körpers einem grundlegenden Instinkt des Menschen. Dieses intuitive Handeln ist auch im Tierreich vertreten - auch Tiere entgiften, indem sie bspw. instinktiv fasten und jede Nahrung verweigern, wenn sie krank sind oder etwas Unbekömmliches gegessen haben. Dieser angeborene Schutzmechanismus sorgt dafür, dass Tiere auf diese Weise entgiften und sich so selbst heilen.

Häufig vertrauen Tiere auch auf entgiftende Pflanzen, die sie zu sich nehmen, um auf diese Weise zu gesunden. Manche Tiere wälzen sich wiederum im Schlamm oder scheuern sich an Ästen von Bäumen, um Ungeziefer wie Mücken oder Läuse loszuwerden - auch diese Praktiken sind als Entgiftungsprozesse anzusehen.

In der heutigen Zeit, wo wir uns vielfach von einer naturgemäßen Lebensweise entfernt haben, ist jedoch nicht wenigen Menschen der natürliche Instinkt zur Reinigung und Entgiftung des Körpers abhandengekommen. Das Bewusstsein für den gesunden Umgang mit dem eigenen Körper ist oftmals verloren gegangen, die natürlichen Sinne und der Instinkt für das Gute und Hilfreiche sind meist nicht mehr aktiv, sondern durch falsche Lebensweise abgestumpft - es gilt nun, diese Sinne wieder zu aktivieren und zu wecken.

Modell der überlaufenden Mülltonne

Das Prinzip der chronischen Vergiftung des Körpers kann gut anhand des Modells der überlaufenden Mülltonne veranschaulicht werden. Grundsätzlich reinigt der Körper sich selbst, - wie wir bereits gelesen haben - das Reinigungssystem des Körpers besteht aus einem ausgeklügelten System von verschiedenen, miteinander verzahnten Entgiftungsprozessen, bei denen zahlreiche Organe in aufeinander abgestimmter Weise zusammenarbeiten. Man kann diesen ausgetüftelten Entgiftungsmechanismus fürwahr als ein Meisterwerk der Schöpfung bzw. der Evolution bezeichnen.

Wieso dann noch zusätzlich entgiften - der Körper macht diesen Prozess doch selbstständig, gleichsam automatisiert - so könnte Ihr Einwand lauten. Nun, der Körper entgiftet tatsächlich eigenständig und ist tagein, tagaus damit beschäftigt, schädliche Stoffe aller Art abzuwehren und unschädlich zu machen.

Darüber hinaus darf man aber nicht vergessen, dass der Mensch heutzutage in jeder Lebenssituation unendlich vielen Noxen ausgesetzt ist - und zwar dringen Schadstoffe in großer Zahl und ohne jedes Erbarmen in Lunge, Darm oder über die Haut in den Körper ein.

Selbst wer ein möglichst achtsames Leben führt und versucht, Schadstoffen so weit wie möglich aus dem Weg zu gehen, wird nichtsdestotrotz viele schädliche Stoffe zwangsläufig aufnehmen.

So ist fast jeder Arbeitnehmer an seinem Arbeitsplatz diversen Schadstoffen ausgesetzt, die in Form von Kunststoffen, Farben u. a. in Möbeln, Teppichen und Wänden unseren Körper belasten. Wer auswärts isst, verleibt sich gleichzeitig zahlreiche schädliche Zusatzstoffe mit der Nahrung ein. Und selbst wer sich in der freien Natur bewegt, ist nicht vor Ausdünstungen von Herbiziden und Insektiziden sicher. So sind wir in jedem Bereich unseres Lebens zahlreichen Schadstoffen ausgesetzt, denen wir nur zum Teil durch konsequente Änderung der Lebensgewohnheiten ausweichen können. Hierzu ist es auch notwendig, den Blick nicht nur auf die Nahrungsmittel zu werfen, sondern auf die gesamte Wohnsituation, auf unsere Kleidung, Kosmetik, Reinigungsmittel usw.

Weiter ist zu beachten, dass es viele Schadstoffe, denen der Mensch heutzutage ausgesetzt ist, erst seit der Zeit der großen Erfindungen der modernen organischen Chemie gibt - man denke nur an Pestizide, Herbizide, Insektizide und zahlreiche Reinigungsmittel.

Auch Zusatzstoffe in Lebensmitteln und Kosmetik, diverse Inhaltsstoffe in Möbeln, Baumaterialien und Kleidung, radioaktive Strahlung, Medikamentenrückstände in tierischen Lebensmitteln und Zahnfüllungen wie Amalgam machen die Sache nicht besser. So werden wir in jedem Sektor unseres Lebens mit Schadstoffen konfrontiert - ohne uns dessen meist überhaupt bewusst zu sein.

Hinzu kommt, dass wir im Allgemeinen zu viel essen, uns aber gleichzeitig zu wenig bewegen. Auch Stress und mangelnde Möglichkeiten der Entspannung setzen unserem Körper zu - zusammenfassend kann man sagen, dass wir uns und unserem Körper zu viel vom Schlechten und zu wenig vom Guten zuführen.

All dies führt zu einer schleichenden Überlastung und Vergiftung unseres Körpers - und irgendwann sind dann auch die besten Entgiftungsmechanismen erschöpft und können ihre Aufgaben nur noch unvollständig erfüllen. Der Körper gerät infolgedessen nach und nach aus seinem natürlichen Gleichgewicht und stattdessen in eine Schieflage. Da der Körper nicht mehr ausreichend entgiften kann, wird er gezwungen, Zwischenlager für die anfallenden Gifte anzulegen. Als solches Zwischenlager oder temporäre Mülldeponie fungiert hauptsächlich das Bindegewebe.

Denn das Bindegewebe hat Verbindung zu allen Organen, dem Lymphsystem, den Blutgefäßen sowie den Zellen des Nervensystems. Der Müll - also Schlacken, Giftstoffe, Säuren - liegt zunächst gleichsam im Weg, versperrt diesen und verhindert so eine reguläre Entgiftung. Also muss der Körper, um noch funktionieren zu können, den Müll aus dem Weg schaffen und im Bindegewebe ablagern - so ist das Problem vorerst gelöst, zumindest scheinbar. Folgen der Schadstoffablagerungen im Bindegewebe sind Orangenhaut, weiter Bindegewebsschäden und Venenprobleme.

Wenn die schädlichen Stoffe nun nicht nach und nach aus dem Bindegewebe abtransportiert werden oder sich gar noch mehr Müll ansammelt, reicht die Kapazität des Bindegewebes irgendwann nicht mehr aus - die schädlichen Stoffe aus dem ganzen Körper können dann nicht mehr von diesem aufgenommen werden. Das Fass läuft nun über, und zwar im wahrsten Sinne des Wortes - der unheilvolle Beginn vieler chronischer Krankheiten wird eingeläutet.

Stellen Sie sich doch bitte einmal vor, Ihr Müll wird nicht mehr jede Woche abgeholt, sondern nur noch einmal im Monat. Der Unrat würde sich in allen Gassen ansammeln und in der ganzen Stadt ausbreiten.

Folgen wären ein bestialischer Gestank, weiter die Vermehrung von Ungeziefer, Parasiten, Bakterien und Viren. Der Mensch würde zwangsläufig erkranken. Genauso kann man sich das Modell der überlaufenden Mülltonne im Körper vorstellen. Der gesamte Organismus leidet und ist überlastet, die Giftstoffe breiten sich wie eine nicht mehr zu stoppende Epidemie im ganzen Körper aus. So kann anhand des drastischen Beispiels der überlaufenden Mülltonne die Notwendigkeit und der Wert einer regelmäßigen Entgiftung aufgezeigt werden - und auch die bedrohlichen Konsequenzen, welche bei nicht erfolgender Entgiftung im Raum stehen.

Wie kann die Entgiftungsfunktion des Körpers gesteigert werden?

- Die im Körper eingelagerten Schadstoffe müssen aus dem Körper eliminiert werden. Um akute Vergiftungserscheinungen auszuschließen, sollte dies langsam und umsichtig geschehen. Werden alle Gifte quasi *„mit einem Schlag"* aus dem Bindegewebe gelöst, kann der Organismus akut vergiftet werden. Im Umkehrschluss heißt das natürlich nicht, dass man die Gifte im Bindegewebe belassen kann, weil diese dort gleichsam den Schlaf der Gerechten schlafen. Im Bindegewebe richten die Gifte zwar zunächst keinen direkten Schaden an, aber irgendwann läuft - wie wir gesehen haben - die Mülltonne über. Dann ist Gefahr in Verzug, weil der Körper mit einem Mal von einer riesigen Menge an Giftstoffen überschwemmt wird. Durch langsame, aber nachhaltige Entgiftung soll dieses Fiasko umgangen werden.

- Die Organe müssen in ihrer Entgiftungsfunktion unterstützt werden, das entsprechende Organ wird hierbei angeregt, seine Entgiftungsleistung zu steigern. Ebenso sollten die jeweiligen Organe durch entsprechende Maßnahmen geschützt und regeneriert werden. Es gilt, die Organe achtsam zu behandeln, damit diese gesund bleiben und ihrer Entgiftungsfunktion nachkommen können. Außerdem sollte eine universelle Entgiftung des Körpers stattfinden.
- Die Neuaufnahme von Giftstoffen sollte verhindert oder zumindest reduziert werden. Schädigende Einflüsse aller Art (z. B. Nikotin, Alkohol) sollten weitgehend vermieden werden, damit der Körper optimal entgiftet und gereinigt werden kann, zudem sollten alle Formen von Stress ausgeschaltet werden - auf diese Weise kann der Körper endlich zur Ruhe kommen und sich auf die notwendigen Heilungsprozesse konzentrieren. Der Mensch kann wieder zu sich und zu seinem inneren Gleichgewicht gelangen.

Was vergiftet den Körper?

Im Dunstkreis der chronischen Vergiftung des Körpers stehen viele Verdächtige, die nachfolgend aufgelistet sind.

- Fäulnis- und Gärungsprozesse im Körper
- Abbauprodukte des Stoffwechsels
- Übersäuerung
- Krankheitserreger wie Bakterien, Viren und Pilze
- Chemikalien in Textilien, Nahrungsmitteln, Möbeln, Kosmetik
- Lösungsmittel wie Aceton
- Farbstoffe
- Weichmacher
- Schwermetalle wie Quecksilber, Blei, Cadmium
- Fasern wie Asbest, Glaswolle
- Insektizide, Fungizide, Herbizide
- Gülle als *„natürlicher"* Dünger
- Schimmelgifte
- Medikamente
- Chemotherapeutika
- Strahlenbelastung
- Alkohol, Nikotin und andere Drogen
- Fehlernährung, Überernährung
- Zucker, Weißmehl, zu viel tierisches Eiweiß

- Lebensmittelzusatzstoffe wie Konservierungsstoffe, Antioxidantien, Stabilisatoren, Emulgatoren, Farbstoffe, Aromastoffe, Geschmacksverstärker, Pökelsalze, Süßstoffe und Zuckeraustauschstoffe
- Schwermetalle in der Nahrung (Aluminium z. B. in Laugengebäck, Quecksilber im Fisch, Kupfer als Stabilisator für Chlorophyll, das als grüner Farbstoff z. B. in Likören oder Süßwaren vorkommt)
- Rückstände von Antibiotika und Hormonen im Fleisch
- Rückstände von Insektiziden und Pestiziden in Obst und Gemüse
- Verunreinigte Luft (Ozon)
- Narben
- Verkrampfte, verspannte Körperhaltung
- Angst, Depressionen
- Schlafmangel bzw. schlechte Schlafqualität
- Mangelnde Bewegung, v. a. Mangel an Bewegung an der frischen Luft
- Stress
- Lärm
- Leistungs-, Termin- und Zeitdruck

Durch die anhaltende Vergiftung des Körpers kommt es zum einen zur Überlastung der entgiftenden Organe (Leber, Niere, Darm, Lunge, Lymphe und Haut). Aufgrund der nachhaltigen Überlastung der eigentlichen Ausscheidungsorgane sucht sich der Körper außerdem andere, nicht natürliche Ausscheidungswege. So stellen bspw. Fieber, Ekzeme, Durchfall und Akne Erkrankungen zur Entgiftung des Körpers dar, wenn die natürlichen Ausscheidungsorgane überlastet sind. Die Überlastung des Körpers mit Schad- und Giftstoffen führt weiterhin zur Ablagerung von Stoffwechselschlacken. Hierdurch verdicken die Wände der Zellen, was zu einer nachhaltigen Störung der Versorgung der Zellen mit Nährstoffen und zur Veränderung des Zell- und Gewebemilieus führt. Weiterhin kommt es zu Durchblutungsstörungen, auch die Blutkörperchen verlieren an Elastizität und werden starr. Allgemein ist der Körper stark übersäuert. So stellt die anhaltende Vergiftung des Körpers einen Teufelskreis dar, der immer weitreichendere Folgen hat. Diesen Teufelskreis zu durchbrechen, ist die fundamentale Basis aller Entgiftungsmaßnahmen.

Chronische Vergiftung durch Schad- und Giftstoffe

Schad- und Giftstoffe in Lebensmitteln

Aufgrund der Intention zahlreicher Lebensmittelhersteller, noch kostengünstigere und effizientere Nahrungsmittel zu produzieren, die außerdem noch länger haltbar sind, greifen eben diese Lebensmittelhersteller großzügig in die Kiste der Pestizide, Herbizide, Fungizide und vieler weiterer für den Menschen schädlichen Stoffe. Auch der Wunsch vieler Verbraucher, möglichst raffinierte und optisch ansprechende Nahrungsmittel zu sich zu nehmen, spielt beim Einsatz von immer mehr Zusatzstoffen in der Lebensmittelindustrie eine wichtige Rolle. Andererseits sind bestimmte Schadstoffe und Gifte schon von Natur aus in bestimmten Lebensmitteln vorhanden, so dass man sich in diesen Fällen nur durch den Verzicht auf solche Nahrungsmittel oder zumindest durch sparsamen Gebrauch schützen kann. Dem immer weiter verbreiteten Einsatz von Zusatzstoffen in Lebensmitteln kann man sich nur durch konsequente, eigene Zubereitung der Nahrung aus unverfälschten, möglichst aus biologischem Anbau stammenden Nahrungsmitteln, entziehen.

Gerade Obst und Gemüse aus konventionellem Anbau sind eben nicht mehr so gesund, wenn sie mit Pestiziden (Insektenvernichtungsmitteln), Herbiziden (Unkrautvernichtungsmitteln) oder Fungiziden (Pilzvernichtungsmitteln) behandelt sind.

Auch Schwermetalle sind in zahlreichen konventionell angebauten Gemüsesorten zu finden (z. B. Cadmium im Spinat). Gentechnisch verändertes Gemüse und Obst, dessen Auswirkungen auf den menschlichen Organismus noch unklar sind, sollten Sie nach Möglichkeit meiden.

In Fleisch finden sich oftmals Antibiotika oder Hormone - wer nicht auf Fleisch verzichten will, sollte Fleisch aus artgerechter Haltung kaufen. In Wildfleisch (Hirsch, Reh, Wildschwein) lauert dagegen radioaktive Strahlung, ebenso wie in Waldpilzen (z. B. in Pfifferlingen). Beim Grillen von Fleisch entstehen polyzyklische aromatische Kohlenwasserstoffe (PAK), welche das Risiko für Darmkrebs erhöhen. Besonders kritisch ist rotes Fleisch vom Rind, Kalb, Schwein, Ziege oder Lamm. Gepökeltes Fleisch und Wurst enthält Nitrit-Pökelsalz, welches Magen- und Speiseröhrenkrebs verursachen kann. Weiter kann Phosphat, das bspw. Wurstwaren, Fleisch und Schmelzkäse zugesetzt ist, insbesondere vorgeschädigte Nieren noch weiter ruinieren, sowie Herz-Kreislauf-Erkrankungen auslösen.

Fischmahlzeiten sind zwar gesund, man sollte jedoch bedenken, dass insbesondere langlebige Raubfische (Thunfisch, Schwertfisch, Seeteufel, Hai, Aal) bedenkliche Mengen Quecksilber enthalten können, da sich Quecksilber in der Nahrungskette anreichert. Auch Arsen ist in einigen Fischarten, wie z. B. Matjes, enthalten, ebenso in Muscheln. Eier können ebenfalls mit Arsen belastet sein, wenn die Hühner zuvor mit Fischmehl gefüttert wurden.

Zwar ist die Verfütterung von Fischmehl an Hühner in der EU verboten, doch Kontrollen erfolgen viel zu selten. Arsen ist weiterhin in Reis enthalten, da in Asien Reis häufig mit arsenhaltigem Wasser gewässert wird.

Hochgiftige Schimmelpilze (Aflatoxine) sind häufig in Pistazien, Erdnüssen, Kaffee sowie Getreide und Brot nachweisbar. Aluminium kann aus Konservendosen in die Nahrung in der Dose entweichen, häufig ist auch Laugengebäck mit Aluminium in nicht unbedenklicher Menge belastet. Bekannt ist, dass Bittermandeln Blausäure enthalten, nach dem Verzehr von etwa 18 Bittermandeln segnet ein erwachsener Mensch das Zeitliche.

In den letzten Jahren hat es auch Acrylamid zu zweifelhafter Bekanntheit gebracht - diese krebserregende Substanz entsteht beim Backen, Braten oder Frittieren von stärkehaltigen Nahrungsmitteln wie Kartoffelprodukten (bspw. Pommes frites, Chips oder Bratkartoffeln) - außerdem beim Erhitzen oder Backen von Getreideprodukten wie Knuspermüsli oder Kuchen. Letztlich sind vielen Nahrungsmitteln Farbstoffe, Geschmacksverstärker, Konservierungsmittel und künstliche Aromen zugesetzt - Fazit ist also, dass es fast kein Lebensmittel gibt, das keine Schad- oder Giftstoffe enthält.

Schadstoffe in Textilien

Nicht nur Lebensmittel, auch Textilien, enthalten ein wahres Sammelsurium an Schad- und Giftstoffen. Da man Kleidung aber nicht verzehrt, sondern *„nur"* auf der Haut trägt, ist uns die Problematik der schadstoffreichen Kleidung nicht so ohne weiteres präsent wie bei unseren Nahrungsmitteln. Nichtsdestotrotz werden Schadstoffe in der Kleidung in hoher Konzentration über die Haut aufgenommen - ein weiterer kritischer Punkt ist, dass Textilien als Bedarfsartikel gelten und kaum kontrolliert werden. Außerdem werden die meisten unserer Kleidungsstücke in Asien produziert, wo es kaum Reglementierungen und Verbote von giftigen Schadstoffen gibt. So erweist sich unser Kleiderschrank in der Tat oft als tickende Zeitbombe. Diese Zeitbombe kann man eigentlich nur entschärfen, indem man Kleidung mit Öko-Zertifikaten trägt oder aber jahrelang auf den Kauf neuer Kleidung verzichtet - sicher keine verlockende Aussicht für modebewusste Frauen. Auf die Beschreibung der einzelnen Schad- und Giftstoffe wird im Rahmen dieses Ratgebers verzichtet.

Wohnraumgifte

Unter Wohnraumgiften versteht man Gifte (meist organische Verbindungen), mit denen Baumaterialien, Bodenbeläge oder Möbel belastet sein können. Diese Gifte können sowohl im Baumaterial selbst enthalten sein (Farben, Lacke, Teppichböden, PVC-Bodenbeläge) oder aber im Verlauf der Zeit z. B. als Holzschutzmittel in den Wohnraum eingebracht werden. Sage und schreibe bis zu ca. 70000 verschiedene Chemikalien, also ein wahres Giftcocktail, wurden in Wohnräumen nachgewiesen - diese Zahl ist umso beängstigender, wenn man bedenkt, dass man die meiste Zeit in geschlossenen Räumen verbringt - sei es nun am Arbeitsplatz oder im privaten Wohnbereich. Die meist organischen Verbindungen haben überwiegend einen niedrigen Dampfdruck, was bedeutet, dass diese nur langsam, aber lang anhaltend, d.h. oft über Jahrzehnte, freigesetzt werden. Besorgniserregend ist auch die Anreicherung (Akkumulation) organischer Verbindungen, aufgrund ihrer hohen Fettlöslichkeit reichern sich diese in der Nahrungskette und im Fettgewebe an.

Oftmals weisen organische Verbindungen zwar keine akute Toxizität für den Menschen auf, die chronischen Wirkungen - zu denen etwa unerklärliche Müdigkeit, Konzentrationsschwierigkeiten und Antriebsschwäche gehören - sind aber umso verheerender. Hinzu kommt, dass die Ursache chronischer Beschwerden oftmals nicht ohne weiteres auszumachen ist.

Was also tun? Grundsätzlich sollten Räume immer gut belüftet werden, auch sollte man sich jeden Tag an der frischen Luft aufhalten. Gerade bei alten Gebäuden, insbesondere bei solchen mit Holzverkleidungen im Dachboden sowie mit alten Holzfußböden, sollte man die Wohnräume von einem Prüfinstitut inspizieren lassen oder entsprechende Proben dorthin schicken. Beim Neuerwerb von Möbeln und anderen Bedarfsgegenständen sollte man evtl. auf Umweltzeichen wie den *blauen Engel* achten. Zu den gefährlichsten und häufigsten Wohnraumgiften gehören Formaldehyd, PCP, PCB, DDT, Schimmel, Styrol, Asbest, Hausstaubmilben und Lösemittel.

Als Universalschadstoff ist Formaldehyd nach wie vor weit verbreitet. Formaldehyd wird vielfach eingesetzt, als Desinfektionsmittel, Konservierungsmittel, als Bindemittel für Kunstharze und als Ausrüstung von Textilien. So ist Formaldehyd auch in vielen Gebrauchsgegenständen zu finden, nämlich in Textilien, Leder, Kosmetika, Waschmitteln, Weichspülern, Tapeten, Teppichböden, Möbeln, Farben, Klebern und Lacken. Selbst Papier, Zeitschriften und Bücher bleiben nicht von Formaldehyd verschont. Formaldehyd gilt bekanntermaßen als krebserregend.

PCP (Pentachlorphenol) ist zwar seit den 80er Jahren des 20. Jahrhunderts in Deutschland verboten, als Holzschutzmittel fand es aber zuvor weite Verbreitung und ist deshalb auch noch in alten Möbeln nachzuweisen. Auch in Form von importierten Waren, die mit PCP behandelt wurden, gelangt PCP noch immer nach Deutschland. So werden Spanplatten mit PCP behandelt, aber auch Teppiche, Teppichböden und Textilien. Auch PCP gilt als krebserregend. Besondere Gefahr geht auch deswegen von PCP aus, weil es häufig mit Dioxin verunreinigt ist.

Bei Carbolineum handelt es sich um verschiedene, aus Steinkohlenteer stammende, höher siedende Anthracenöle. Heutzutage ist Carbolineum nur noch für Außenbereiche als Holzschutzmittel zugelassen, da es eine gute fäulnishemmende und desinfizierende Wirkung hat. Jedoch gibt es noch viele Gegenstände mit Rückständen von Carbolineum - und auch Carbolineum erwies sich als krebserregend.

Zu trauriger Berühmtheit hat es Asbest gebracht. Dabei handelt es sich um faserförmige Silikat-Mineral-Fasern, welche eine hohe Festigkeit aufweisen, außerdem hitze- und säurebeständig sind und gut dämmen. Aufgrund der exzellenten Wärmedämmung wurde Asbest bis zu seinem Verbot (1993 in Deutschland) in der Bauindustrie weithin für Dacheindeckungen, Außenwandverkleidungen und Bodenbeläge eingesetzt. Alte Häuser sind oftmals noch immer mit Asbest belastet.

Schimmel ist das stärkste Kanzerogen überhaupt, d. h. Schimmel hat von allen Schadstoffen die stärkste krebserregende Wirkung. Besonders gefährlich sind in Wohnräumen die Schimmelsporen, die mit der Atemluft aufgenommen werden. Schimmel entsteht in Wohnräumen z. B. aufgrund von Mängeln an der Bausubstanz, bei zu dicht an der Wand stehenden Möbeln und bei unzureichender Belüftung der Räume.

Bei Styrol handelt sich um einen ungesättigten, aromatischen Kohlenwasserstoff, es dient als Monomer zur Weiterverarbeitung von Kunststoffen wie bspw. Polystyrol. Styrol ist als gesundheitsschädlich eingestuft.

PCB (Polychlorierte Biphenyle) fanden u. a. in Kondensatoren in Waschmaschinen und als Weichmacher in Lacken, Kunststoffen, Dichtungsmitteln und Isoliermaterial Verwendung. Die Chlorverbindungen sind giftig und krebsauslösend und gehören zum sogenannten *Dreckigen Dutzend* - das sind organische Giftstoffe, die durch die Stockholmer Konvention 2001 weltweit verboten wurden. Jedoch ist PCB noch immer universell allgegenwärtig, in Gewässern, im Boden, einfach überall.

Auch DDT (Dichlordiphenyltrichlorethan) zählt zum unrühmlichen *dreckigen Dutzend*. Bis in die 80er Jahre des vergangenen Jahrhunderts wurde es aufgrund seiner exzellenten insektiziden Wirkung völlig sorglos als Bestandteil von Holzschutzmitteln verwendet. Mittlerweile ist DDT nur noch zur Bekämpfung von Malaria übertragenden Insekten erlaubt.

Chronische Vergiftung durch Amalgam

Amalgam war viele Jahrzehnte lang das gängigste Füllmaterial bei Zahndefekten. Bei der Entfernung von Amalgamfüllungen wird jedoch giftiges Quecksilber freigesetzt - aber auch bei bestehenden Amalgamfüllungen im Mund werden ständig kleine Mengen Quecksilber gelöst, insbesondere, wenn die Füllungen nach Jahren oder Jahrzehnten porös werden. Die Beschwerden, die durch Amalgamfüllungen oder auch nach deren Entfernung auftreten können, sind oft langwierig und unspezifisch. Zu den typischen Beschwerden gehören chronische Müdigkeit, Erschöpfung, Antriebsarmut und Konzentrationsschwierigkeiten. Deshalb sollten alte Amalgamfüllungen in jedem Fall durch geeigneteren und ungefährlicheren Zahnersatz ausgetauscht werden. Um gesundheitliche Folgeschäden durch austretendes Quecksilber während der Entfernung der Amalgamfüllungen zu vermeiden, sollte beim Zahnarzt unbedingt unter Zuhilfenahme von Schutzmaßnahmen gearbeitet werden. Zunächst sollte der Behandlungsraum gut belüftet sein.

Zur gängigen Praxis gehört auch die Einnahme von medizinischer Kohle (zur Absorption von freigesetztem Amalgam) vor und nach der Amalgamentfernung, weiter sollte mit einem Spezialsauger (Clean up) zum Absaugen von austretendem Quecksilber gearbeitet werden. Generell sollte nur wenig gebohrt werden, vielmehr sollten die Amalgamstücke möglichst vollständig entfernt werden.

Ferner sollte der Mundraum mit Kofferdam abgedeckt werden (Kofferdam ist ein gummiartiges Tuch, das den gesamten Mundraum bis auf die zu behandelnden Zähne abdeckt). Während des Entfernens von Quecksilber sollte durch Arbeiten mit niedriger Umdrehungsanzahl eine Überhitzung vermieden werden, wodurch die Menge des austretenden Quecksilbers reduziert wird. Weiterhin sollte durch eine Sauerstoff-Nasensonde oder eine Sauerstoffmaske das Einatmen von Quecksilber vermieden werden, auch das Tragen einer Augenschutzbrille ist obligatorisch.

Nach dem Entfernen der Füllungen wird Natriumthiosulfat zur Bindung und Komplexierung von Amalgam verabreicht. Pro Sitzung sollten maximal zwei bis drei Füllungen entfernt werden, außerdem sollte das Zeitintervall bis zum Entfernen der nächsten Amalgamfüllungen ausreichend gewählt sein. Nach Entfernen der Amalgamfüllungen empfiehlt sich eine anschließende Entgiftung mit hochdosiertem Vitamin C, ferner mit Calcium, einem Vitamin-B-Komplex und Vitamin E. Außerdem sollte man die Entgiftung durch die Einnahme von Algen (Blau- und Grünalgen) fördern.

Hinweis

Bezüglich der im Folgenden gemachten Ausführungen darf der Leser darauf vertrauen, dass die Autorin große Sorgfalt darauf verwendet hat, dass die Angaben in diesem Buch dem neuesten Stand der Wissenschaft entsprechen.

Die Erkenntnisse in der Medizin und Pharmazie sind jedoch niemals statisch, sondern unterliegen einem fortlaufenden Entwicklungsprozess. Alle Angaben können von daher immer nur dem aktuellen Wissensstand zum Zeitpunkt des Erscheinens des Buchs entsprechen. Deshalb kann die Autorin für die gemachten Angaben keinerlei Verantwortung und Gewähr übernehmen.

Die Durchführung der in diesem Buch empfohlenen Anwendungen erfolgt auf eigene Gefahr des Benutzers. Die Autorin übernimmt keine Haftung für Personen-, Sach- und Vermögensschäden aufgrund der Ausführung der hier erteilten Ratschläge.

Auch betreffend den angegebenen und empfohlenen Dosierungen für die genannten Arzneimittel und Nahrungsergänzungsmittel - seien es nun pflanzliche, biochemische, homöopathische oder andere Arzneimittel sowie Nahrungsergänzungsmittel - darf der Leser darauf vertrauen, dass die Autorin große Sorgfalt darauf verwendet hat, dass diese Angaben dem neuesten Stand der Wissenschaft entsprechen.

Nichtsdestotrotz kann die Autorin für Angaben zu Dosierungsanweisungen keine Gewähr übernehmen. Jede Dosierung erfolgt auf eigene Gefahr des Benutzers.

Die Autorin hat im Übrigen keine Beziehung zu den Herstellern der genannten Arzneimittel und Nahrungsergänzungsmittel und erzielt keinerlei finanziellen Vorteil aufgrund der Erwähnung von bestimmten Arzneimitteln oder Nahrungsergänzungsmitteln.

Entgiftung über die Leber

Warum es sich lohnt, der Leber mehr Aufmerksamkeit zu schenken

Tag und Nacht ist die Leber für uns im Einsatz - Unzählige Prozesse des Stoffwechsels finden in diesem wichtigen Organ statt. Nicht zu Unrecht wird die Leber deshalb zuweilen auch als Kraftwerk des Körpers bezeichnet. Die Leber ist das zentrale Organ unseres Stoffwechsels und hat ein enormes Aufgabenspektrum zu bewältigen - vor allem fungiert die Leber jedoch auch als unverzichtbares Entgiftungsorgan, weshalb es wichtig ist, dass wir dieses Organ nicht durch zu viel Alkohol, Medikamente und toxische Stoffe nachhaltig schädigen. Denn als Entgiftungsorgan ist die Leber ein richtiger Workaholic, sie reinigt den Körper unermüdlich - und geht in ihrer Uneigennützigkeit sogar so weit, dass sie eher ihre eigenen Zellen zerstört, als dass sie es zulässt, dass andere Organe des Körpers geschädigt und in Mitleidenschaft gezogen werden.

Die Leber ist also ein sehr selbstloses Organ, das klaglos und geduldig seine Dienste verrichtet. Nicht zu Unrecht heißt es *"Die Leber leidet stumm"* - was auch damit zusammenhängt, dass die Leber keine Nerven und damit kein Schmerzempfinden besitzt. Gleichzeitig sagt man aber auch, dass die Leber mit ihren Aufgaben wächst - was zutreffend ist, denn die Leber ist sehr widerstandsfähig und verfügt über eine ausgezeichnete Regenerationsfähigkeit. Allerdings reicht die Leidensfähigkeit der Leber nur bis zu einem gewissen Grad, denn wird diese pausenlos geschädigt, erkrankt sie irgendwann und stirbt am Ende zwangsläufig, und selbst dieses Sterben geschieht leise. Mit dem Versagen der Leber stirbt freilich der komplette Organismus.

Deshalb ist es an der Zeit, dass wir uns diesem geduldigen und aufopferungsvollen Organ erkenntlich zeigen, und ihm wieder mehr Aufmerksamkeit schenken.

Die Müdigkeit ist der Schmerz der Leber

Wie wir gelesen haben, leidet die Leber geduldig, lange und leise. Dies ist mit ein Grund, warum wir dieses dankbare Organ oft allzu lange sträflich vernachlässigen und seine stummen Hilfeschreie nicht oder aber zu spät hören. Denn die Symptome einer kranken Leber sind unspezifisch. Man sagt, dass die Müdigkeit der Schmerz der Leber ist - will heißen, dass chronische Müdigkeit und Antriebslosigkeit auf ein Leberleiden hindeuten können. Auch weitere unspezifische Symptome wie Verdauungsbeschwerden, Völlegefühl, Juckreiz oder Rückenschmerzen können auf eine kranke Leber hinweisen. Deshalb gilt es, es erst gar nicht so weit kommen zu lassen und diesem lebenswichtigen Organ jede nur erdenkliche Unterstützung zukommen zu lassen. Damit ist längst nicht nur gemeint, dass wir beim Alkohol kürzer treten sollen. Denn nicht nur Alkohol schadet der Leber - auch viele Medikamente, fettes Essen, bestimmte Viren und zu wenig Bewegung sind keine Freunde der Leber und schwächen diese tagtäglich. Die gute Nachricht ist jedoch, dass die Leber sehr regenerationsfähig ist und sich das Ruder oft sogar noch bei schon belasteter Leber herumreißen lässt.

So ist es unerlässlich, der Leber die tägliche Last zu erleichtern und dieses einzigartige Organ soweit wie möglich zu unterstützen.

Aufgaben der Leber

Im Folgenden sind die wichtigsten Aufgaben der Leber aufgeführt:

- Als zentrales Stoffwechselorgan reguliert die Leber den Eiweiß-, Fett- und Zuckerstoffwechsel sowie den Hormon-, Vitamin- und Mineralstoffhaushalt. Weiter dient die Leber als Speicher- und Entgiftungsorgan.

- Alle Nahrungsmittel werden zunächst im Magen und Darm aufgespalten. Die Nährstoffe, z. B. Fett und Kohlenhydrate, sowie auch Vitamine und Mineralstoffe, werden über die Pfortader in die Leber transportiert. Dort werden die Nährstoffe umgebaut, eine Zeit lang gespeichert und danach gleichmäßig in den Blutkreislauf abgegeben. Vom Blutkreislauf gelangen die Nährstoffe in die einzelnen Organe.

- Bildung von Speicherzucker (Glykogen) aus dem Einfachzucker Glucose. Wird Glucose benötigt, wird dieses aus Glykogen freigesetzt und an den Blutkreislauf abgegeben.

- Produktion von Gallenflüssigkeit (Galle), welche für die Fettverdauung wichtig ist.

- Entgiftung von körperfremden, schädlichen Substanzen wie Alkohol, Medikamenten, Bakterien und Viren.

- Abbau von körpereigenen Substanzen wie bspw. nicht mehr benötigten Hormonen, defekten Körperzellen, alten und geschädigten roten Blutkörperchen sowie Abfallprodukten des Eiweißstoffwechsels.
- Ausscheidungsorgan. Über die Galle scheidet die Leber Substanzen wie Bilirubin, Cholesterin, Stoffwechselprodukte und Medikamente aus. Diese Stoffe werden dann mit dem Stuhl ausgeschieden. Durch Umbau in der Leber werden einige fettlösliche Stoffe wasserlöslich, wodurch sie mit dem Urin ausgeschieden werden können.
- Beteiligung an der Regulierung des Säure-Basen-Haushalts.
- Die Leber ist an der Blutbildung des Fötus bis zum 7. Schwangerschaftsmonat beteiligt.

Aufbau der Leber

Aufteilung der Leber in Lappen

Die Leber ist die größte Drüse im Körper und gleichzeitig das schwerste Stoffwechselorgan (die Leber wiegt bei einem Erwachsenen zwischen 1200 bis 2000 g, wobei die Leber der Frau normalerweise etwas leichter als die des Mannes ist). Ein gesundes Organ ist dunkelbraun, gleichmäßig strukturiert und weich-elastisch. Das Organ liegt direkt unter dem Zwerchfell im rechten Oberbauch, zum Teil ist der obere Teil der Leber mit dem Zwerchfell verbunden. Umgeben ist das Organ von einer derben Bindegewebskapsel (lat. Capsula fibrosa), im Gegensatz zur Leber selbst ist die Kapsel von Nervenfasern durchzogen, welche Schmerzreize übermitteln.

Aufgeteilt ist die Leber in zwei große Lappen, wobei der rechte Leberlappen weitaus größer als der linke ist (das Verhältnis beträgt 6:1). Die beiden Lappen sind durch ein bindegewebeartiges Band voneinander getrennt. Ein Großteil der Leber ist von den Rippen bedeckt. Mit dem linken Lappen ragt die Leber weit in den linken Oberbauch.

Versorgung der Leber

Als einziges Organ außer dem Herz ist die Leber in zwei Blutkreisläufe eingebunden. Sagenhafte 2000 Liter Blut fließen täglich durch dieses lebenswichtige Organ. An der Unterseite der Leber befindet sich die sogenannte Leberpforte (lat. Porta hepatis), welche das Blut aus den Bauchorganen (Magen, Dünndarm, Dickdarm usw.) sammelt und es der Leber zuführt. Das Blut der Pfortader ist reich an Nahrungsbestandteilen aus Magen und Darm sowie Abbauprodukten der Milz und Hormonen aus der Bauchspeicheldrüse. Aufgabe der Pfortader ist es daher, der Leber die im Darm erschlossenen Nährstoffe sowie auch mögliche Giftstoffe zuzuführen.

Neben der Pfortader münden auch die Leberarterien in die Leber. Die Leberarterien versorgen die Leber mit sauerstoffreichem Blut aus dem Herzen, die Pfortader transportiert dagegen sauerstoffarmes Blut aus den Bauchorganen. Hierbei wird die Leber zu etwa 25 % mit sauerstoffreichem Blut der Leberarterie und zu etwa 75 % mit dem sauerstoffarmen Blut der Pfortader (Pfortaderkreislauf) versorgt.

Aus der Leber führen Gallengang, Lymphgefäße und Nerven.

Was der Leber schadet

- V. a. Übergewicht schadet der Leber: Mehr als 2/3 aller übergewichtigen Personen haben eine Fettleber.
- Diabetes und Insulinresistenz: Bei jedem zweiten Diabetiker ist die Leber verfettet.
- Rauchen: Nikotin wird vorwiegend über die Leber abgebaut und schadet so diesem Organ. Insbesondere starkes und langjähriges Rauchen schwächt die Entgiftungsfunktion der Leber erheblich.
- Alkohol: Allgemein bekannt ist, dass gerade exzessiver Alkoholgenuss einer der größten Feinde der Leber ist.
- Organische Lösungsmittel (z. B. in Reinigern, Lacken, Kunst- und Klebstoffen sowie in Fleckenentfernungsmitteln enthalten): Diese reichern sich in der Leber an, da organische Lösungsmittel fettlöslich sind.
- Pestizide (Insektenvernichtungsmittel) und Herbizide (Unkrautvernichtungsmittel) reichern sich aufgrund ihrer Fettlöslichkeit in der Leber an.
- (Schwer-)metalle reichern sich in der Leber an (z. B. Arsen, Blei, Cadmium, Nickel, Antimon, Barium, Chromate, Phosphor).
- Fettreiche Ernährung (v. a. tierische Fette), Zucker, erhöhte Kohlenhydratzufuhr, Softdrinks.

- Aflatoxine (Gift aus Schimmelpilzen): Aflatoxine gehören zu den gefährlichsten Feinden der Leber, im schlimmsten Fall kann durch diese Giftstoffe Leberkrebs ausgelöst werden. Tückisch ist, dass die Schimmelpilze auf bestimmten Nahrungsmitteln, z. B. Nüssen und Gewürzen, nicht sichtbar sind.

- Knollenblätterpilze: Eine Vergiftung mit Knollenblätterpilzen führt nach der ersten Phase mit Durchfall und Erbrechen (sogenannte gastrointestinale Phase) nach einer gewissen Latenzzeit zur hepatischen Phase (Leberphase). Die hepatische Phase führt bei nicht sofort erfolgender Intervention zum Versagen der Leber und damit zum Tod.

- Medikamente, die über die Leber abgebaut werden: Hormone (z. B. Kontrazeptiva = *„die Pille"*), Paracetamol, Diclofenac, bestimmte trizyklische Antidepressiva, einige Antiepileptika, bestimmte Antibiotika, Allopurinol, sogenannte Statine gegen einen hohen Cholesterolspiegel, Tamoxifen, Corticoide usw. Insbesondere wenn Medikamente in hoher Dosis und v.a. über viele Jahre eingenommen werden, können massive Leberschäden entstehen.

- Pflanzen wie Beinwell, Kreuzkraut, Kava-Kava, Poleiminze, Schöllkraut.

- Stress und mangelnde Möglichkeit der Entspannung.

- Bewegungsmangel, insbesondere Mangel an Bewegung an frischer Luft.
- Wenig oder nicht erholsamer Schlaf.
- Darmerkrankungen (Zöliakie, chronisch entzündliche Darmerkrankungen)
- Hepatitisviren, die akute und chronische Virushepatiden hervorrufen können (Hepatitis A, B, C, D, E).
- Drogen (z. B. Ecstasy)
- (genetisch bedingte) Stoffwechselstörungen
- Ungünstige und gestörte Darmflora
- Evtl. Vitamin-D-Mangel

Durch eine grobe oder langjährige Vernachlässigung der Leber - sei es durch ungesunde Ernährung, zu viel Alkohol, durch zu wenig Bewegung, zu viel Stress, weiter durch Entzündungen durch Viren oder andere Krankheiten - kann dieses lebenswichtige und dankbare Organ auf vielfältige Weise geschädigt werden und schlimmstenfalls zerstört werden. Glücklicherweise haben wir das Schicksal unserer Leber - zumindest zu einem großen Teil - selbst in der Hand, auch nimmt uns die Leber vergangene Sünden meist nicht übel.

So zeichnet sich das Organ durch eine hohe Regenerationsfähigkeit aus. Deswegen ist es umso wichtiger, dass wir unsere Leber schonen, pflegen und sorgsam mit ihr umgehen. Dies ist einerseits durch den Verzicht auf leberschädigende Substanzen (Alkohol, fettreiche Mahlzeiten, zu viel Zucker, leberschädigende Medikamente) möglich, andererseits durch die Entgiftung und Entlastung mit leberschützenden Heilpflanzen sowie mit weiteren leberstärkenden Maßnahmen. Eine Reinigung kann in sehr vielen Fällen wahre Wunder vollbringen - man fühlt sich oft wie neugeboren, Symptome wie chronische Müdigkeit, Erschöpfung und Abgeschlagenheit werden gelindert oder verschwinden ganz.

Da die Leber an sehr vielen Stoffwechselvorgängen im Körper beteiligt ist, ist eine Leberkur ein sehr wirksames Verfahren zur Verbesserung der allgemeinen Gesundheit. Der Stoffwechsel und die Verdauung werden angeregt, der Energiehaushalt verbessert sich, meist ist eine bessere Leistungsfähigkeit feststellbar. Verdauungsbeschwerden wie Völlegefühl, Blähungen und Verstopfung können bewältigt oder zumindest gemildert werden. Auch das psychische Befinden profitiert vielfach von einer Leberkur, Lebensfreude und Heiterkeit können wieder zutage treten. Der Geist wird wacher und agiler, die Konzentrationsfähigkeit steigt.

Häufig wird die Leber auch als *„Sitz des Lebens"* bezeichnet - infolgedessen schenkt eine Leberkur oft neue Lebenskraft und Energie. Am wirksamsten ist es, verschiedene leberschützende und -entgiftende Maßnahmen in Kombination im Rahmen einer mehrwöchigen Kur durchzuführen und gleichzeitig alle Belastungen für die Leber möglichst zu vermeiden. So kann man sich den größtmöglichen Erfolg sichern und in optimaler Weise von einer Leberkur profitieren.

Lassen Sie uns nun im Folgenden bewährte Therapien näher kennenlernen, mit denen wir die Leber auf sanfte, natürliche und nachhaltige Weise stärken und entgiften können.

Leberschutz durch die Kraft der Heilpflanzen

Zunächst wollen wir einen Blick auf die Heilpflanzen werfen, welche unsere Leber auf natürliche Weise stärken und entgiften. Glücklicherweise hält Mutter Natur zahlreiche Heilpflanzen für uns bereit, welche der Leber wertvolle Dienste erweisen. Mittlerweile ist gut erforscht, welche Heilpflanzen die Leber stärken und schützen - wichtig ist, diese in der richtigen Dosierung und Anwendungsform zu nutzen.

Die wichtigste Heilpflanze zur Vorbeugung von Leberschäden und zur Heilung oder Besserung von bereits bestehenden Leberschäden ist die Mariendistel. Vielfach wird die Mariendistel deshalb auch als Königin der leberschützenden Heilpflanzen bezeichnet.

Zum anderen sind es v. a. bitter schmeckende Heilpflanzen wie Löwenzahn, Gelbwurz und Wermut, die der Leber gut tun. Diese Heilpflanzen schützen die Leber, fördern die Gallenproduktion und den Gallenfluss und wirken entgiftend auf die Leber und somit auch auf den gesamten Organismus. Ferner wirken bittere Heilpflanzen bei Verdauungsbeschwerden wie Völlegefühl, Blähungen und Verstopfung.

Die Verdauung wird angeregt und gerade fettreiches Essen wird besser vertragen und verdaut. Diesem Umstand wird durch die Verwendung von Verdauungsschnäpsen schon lange Rechnung getragen - diese Verdauungsschnäpse enthalten meist eine und oder mehrere bittere Heilpflanzen als wirksame Substanzen. Da man bei Verdauungsschnäpsen den leberschädlichen Alkohol aber auch gleich intus hat, ist es natürlich ratsamer, die Heilpflanzen - je nachdem, um welche es sich handelt - in Form von Tee, Kapseln oder Säften zu sich zu nehmen. Leberschützende Heilpflanzen werden also in verschiedener Anwendungsform sowie einzeln oder in Kombination eingesetzt.

Die eingesetzten Heilpflanzen sind im Allgemeinen gut verträglich. In Einzelfällen können jedoch Allergien auftreten, gerade bei Korbblütlern (z.B. Artischocke, Mariendistel, Löwenzahn) - zu denen viele Bitterstoffpflanzen gehören - treten mitunter Allergien auf. Heilpflanzen, welche die Gallenproduktion- und den Gallenfluss fördern, dürfen nicht bei Gallensteinen und beim Verschluss der Gallenwege angewendet werden.

Bitterstoffdrogen - Eine Wohltat für die Leber

Bitteres Gemüse, Salat, Obst und Heilpflanzen sind eine Wohltat für unsere Leber und Gesundheitsspender par excellence. Trotzdem mundet vielen Leuten Bitteres nicht, was auch der Grund dafür ist, dass die Lebensmittelindustrie gerade in den letzten Jahrzehnten Bitterstoffe immer mehr aus den Nahrungsmitteln gezüchtet hat - und damit auch von unserem Speiseplan entfernt hat. Man geht indes sogar davon aus, dass die oft vorhandene Abneigung gegen Bitterstoffe tief in unserem genetischen Material verwurzelt ist - bittere Nahrungsmittel waren in der Vergangenheit oft verdorben, noch nicht reif oder sogar giftig - und aufgrund dessen wurden Bitterstoffe von unseren Vorfahren instinktiv und aus gutem Grund vermieden.

Heutzutage, im Zeitalter von Kühlschränken und Gefriertruhen, kann man verdorbene Nahrung natürlich leicht umgehen. Trotzdem ist die mangelnde Lust auf Bitteres geblieben. Man mag es lieber salzig, fettig, süß, scheinbar unkompliziert und dem Geschmackssinn leicht zugänglich. Bitteres, Saueres ist komplexer, muss erst zu schätzen gelernt werden.

Diesen Geschmackssinn kennen und lieben zu lernen, lohnt sich, denn Bitterstoffe besitzen eine herausragende Wirkung für unsere Gesundheit.

Bitterstoffe unterstützen den kompletten Verdauungs- und Entgiftungsprozess unseres Körpers und wirken sich so positiv auf den ganzen Organismus aus. Bitterstoffe fördern die Gallenproduktion und den Gallenfluss, sie stärken und unterstützen die Leber und sorgen so für eine höhere Leberaktivität. Der Stoffwechsel wird auf Trab gebracht, die Verdauung angeregt. Die Darmbewegung wird gesteigert, auf diese Weise können Blähungen und Verstopfung wirksam bekämpft werden. Völlegefühl, Appetitlosigkeit, Verdauungsstörungen und Krämpfe im Magen- und Darmbereich werden beseitigt. Entzündungen wird vorgebeugt, bestehende Entzündungen werden eingedämmt. Auch dyspeptische Beschwerden, welche mit Übelkeit, Aufstoßen, Sodbrennen, Oberbauchschmerzen und vorzeitigem Sättigungsgefühl einhergehen, können effektiv beseitigt werden. Die aktivierte Verdauung sorgt für eine verbesserte Aufnahme von Vitaminen und Mineralstoffen, was sich in einer belebenden Wirkung auf den gesamten Körper bemerkbar macht.

Bitterstoffe wirken auch gegen Bakterien und Pilze, Gärungs- und Fäulnisprozesse im Darm werden eingedämmt. Leber, Magen und Darm werden entgiftet und gereinigt. Gleichzeitig steigt die Aktivität dieser Organe, eine bestehende Schwäche dieser Organe wird aufgehoben. Auch die Abwehrkräfte des Körpers werden gestärkt, weshalb Bitterstoffe häufig auch als Lebenselixiere schlechthin bezeichnet werden. Gerade bei alten und rekonvaleszenten Menschen können Bitterstoffe sehr hilfreich sein. Bitterstoffe nehmen ferner den Heißhunger auf Süßes, was sich für manchen Süßschnabel, der sich bei Schokolade nicht zurückhalten kann, als sehr positiv erweist.

Zu den bitterstoffhaltigen Salat- und Gemüsesorten gehören bspw. Chicorée, Endivien, Artischocke, Radicchio, Rosenkohl und Brokkoli. Zu den bitterstoffhaltigen Obstsorten gehört etwa die Grapefruit.

Es gibt Menschen, die es viel Überwindung kostet, auf bitterstoffhaltige Nahrungsmittel zurückzugreifen. Ich selbst liebe schon seit früher Jugend bitterstoffhaltige Nahrungsmittel und Getränke, - sei es Endiviensalat oder Artischocken, sei es das durch Hopfen bittere Pils - ohne dass ich damals über den wertvollen Nutzen der Bitterstoffe Bescheid wusste.

Natürliche Bitterstoffe kommen freilich nicht nur in zahlreichen Nahrungsmitteln, sondern auch in vielen Heilpflanzen vor. Bekannte bitterstoffhaltige Heilpflanzen sind Löwenzahn, Wermut, Benediktenkraut, Schafgarbe, Curcuma und die Engelwurz.

Bitterstoffe zeichnen sich alle durch einen bitteren Geschmack aus, gehören aber keiner einheitlichen chemischen Gruppe an. Bei den chemischen Verbindungen kann es sich bspw. um Sesquiterpene, Pigmentstoffe, Glycoside, Alkaloide oder Isoprenoide handeln.

Innerhalb der Bitterstoffdrogen kann man zwischen sogenannten reinen Bitterstoffen (lat. Amara pura) und aromatischen Bitterstoffen (lat. Amara aromatica) unterscheiden. Zu den reinen Bitterstoffdrogen gehören bspw. Tausendgüldenkraut, Löwenzahn und Benediktenkraut. Amara aromatica enthalten dagegen neben Bitterstoffen (amara) auch ätherische Öle (aromatica). Zu den Amara aromatica gehören bspw. Curcuma, Pomeranze, Schafgarbe und Wermut.

Zusammenfassend kann man sagen, dass Bitterstoffe (wieder) regelmäßiger Bestandteil unserer Nahrung werden sollten.

Die Mariendistel - Königin der leberschützenden Heilpflanzen

Als Königin der leberschützenden Heilpflanzen wird zu Recht die Mariendistel bezeichnet. Die Mariendistel (lat. Silybum marianum) wird auch Heilandsdistel oder Donnerdistel genannt. Die Pflanze gehört zur Familie der Korbblütler (lat. Asteraceae). Die ansehnliche, etwa ein Meter hohe Distel ist ein- bis zweijährig und im Mittelmeerraum beheimatet. In Mitteleuropa kommt sie vereinzelt verwildert oder als Zierpflanze vor. Für die Gewinnung der Droge - verwendet werden die Mariendistelfrüchte - wird die Pflanze in Nordafrika und Südamerika angebaut.

Die Mariendistel ist das wirksamste Lebermittel überhaupt zur Unterstützung und Entgiftung der Leber. So kann die Mariendistel selbst bei Leberzirrhose noch (unterstützend) helfen, weiter kommt sie bei chronisch-entzündlichen Lebererkrankungen, bei der Fettleber und bei Zufuhr von leberbelastenden Stoffen zur Anwendung.

Die Früchte der Mariendistel wirken leberschützend, leberstärkend und entgiftend. Zusätzlich werden die Produktion sowie die Zirkulation der Gallenflüssigkeit angeregt. Wirksamer Bestandteil der Mariendistelfrüchte ist der Wirkstoffkomplex Silymarin, der hauptsächlich aus den Flavonoiden Silybin (= Silibinin, das ist die Hauptkomponente), Silychristin und Silydianin besteht. Flavonoide sind wichtige sekundäre Pflanzenstoffe.

Silymarin verhindert, dass Lebergifte in die Leberzellen eindringen können. Dies geschieht dadurch, dass Silymarin die Membranen der Leberzellen stützt und stabilisiert. Silymarin besetzt die gleichen Membranpositionen wie bestimmte leberschädigende Stoffe, so werden beim Angriff auf die Leberzellen die leberschädlichen Stoffe durch Silymarin verdrängt. Die schädliche Wirkung kommt auf diese Weise nicht oder nicht so nachhaltig zum Tragen. Ferner wird durch die Mariendistel die Regeneration und Bildung neuer Leberzellen gefördert. Man nimmt auch an, dass Silymarin bei Vorliegen einer Leberzirrhose den Umbau von vitalem Lebergewebe in Bindegewebe hemmt und auf diese Weise das Fortschreiten der Leberzirrhose aufhält. Außerdem fängt Silymarin freie Radikale ab, wirkt antioxidativ und verhindert auf diese Weise die Zerstörung der Leberzellen.

Da Silymarin schwer wasserlöslich ist, geht der Wirkstoff kaum in Teeaufgüsse über. Teezubereitungen mit Mariendistelfrüchten (siehe unten) eignen sich daher lediglich bei funktionellen Leberbeschwerden und zur leichten Entgiftung.

Aus diesem Grund werden Extrakte von Mariendistelfrüchten vorwiegend zu Kapseln verarbeitet. Diese sollten einen standardisierten Gehalt an Silymarin aufweisen. Hochdosierte Kapseln besitzen bspw. einen Gehalt von 167 mg Silymarin, entsprechende Kapseln werden zweimal täglich eingenommen. Wichtig ist es, ein als Arzneimittel zugelassenes Mariendistelpräparat aus der Apotheke zu wählen, da hier Wirksamkeit, Qualität und Unbedenklichkeit in Studien nachgewiesen wurden. So kann auf eine gesicherte Wirkung vertraut werden. Kapseln mit Mariendistelfrüchten werden als verschiedene *„Silymarin"*-Präparate angeboten, weil dies die wirksame Komponente ist. Entsprechende Silymarinpräparate sind rezeptfrei in der Apotheke erhältlich.

Silymarinpräparate sind im Allgemeinen gut verträglich, in seltenen Fällen kann es zu Magen-Darm-Beschwerden kommen. Auch allergische Reaktionen sind sehr selten möglich. Bei Einnahme von Medikamenten gegen HIV-Erkrankungen ist von der Einnahme von Mariendistelfrüchten Abstand zu nehmen, da es zu Wechselwirkungen kommen kann. Auch Kinder unter zwölf Jahren, Schwangere und Stillende sollten keine Mariendistelpräparate einnehmen.

Die leberregenerierende Wirkung der Mariendistel ist so stark, dass durch Infusionen mit hoch dosiertem Silymarin sogar noch Menschen gerettet werden können, die eine Vergiftung mit dem grünen Knollenblätterpilz erlitten haben - falls die rettende Infusion 48 Stunden nach der Knollenblättervergiftung verabreicht wird. Auch bei Leberschädigungen durch chronischen Alkoholmissbrauch werden Infusionen mit hoch dosiertem Silymarin verabreicht. Bei Exposition mit anderen leberschädigenden Substanzen, z. B. bei Schwermetallbelastungen, werden ebenfalls Silymarininfusionen eingesetzt.

Entgiftungskur mit der Mariendistel

Wenn Sie Ihre Leber gezielt entgiften möchten, bietet sich aufgrund der hervorragenden Wirkung an erster Stelle eine Kur mit Kapseln aus Mariendistelfrüchten an. Dank der außerordentlichen entgiftenden Eigenschaften der Mariendistel empfiehlt sich eine Kur v. a. bei zu reichhaltigem und fettigem Essen, bei häufigem Alkoholgenuss, bei Übergewicht und Bewegungsmangel. Auch bei unvermeidlicher Einnahme von leberbelastenden Medikamenten oder bei Exposition mit leberschädigenden Stoffen (z. B. organischen Lösungsmitteln) ist eine Kur mit Mariendistelfrüchten anzuraten. Idealerweise sollte eine Kur mit Mariendistelkapseln mindestens sechs Wochen dauern - Ihre Leber wird es Ihnen mit einer verbesserten Leistungsfähigkeit danken.

Die Artischocke - Kulinarischer Genuss und Wohltat für die Leber

Arzneilich werden die Blätter der Artischocke (lat. Cynara scolymus) verwendet. Die Artischocke gehört zur Familie der Korbblütler (lat. Asteraceae), die Pflanze ist in Äthiopien beheimatet. Heute wird die Artischocke im Mittelmeergebiet kultiviert, weiter in den Balkanländern, in Ägypten, Marokko, Nordamerika und auch in Deutschland. In Frankreich ist v. a. die Bretagne für ihre Artischocken-Kulturen berühmt.

Die Artischocke ist ein ausdauerndes Distelgewächs mit Blütenkörbchen, die bis 12 cm Durchmesser erreichen. Geerntet werden die Blütenköpfe, wenn sie noch geschlossen sind und die äußeren Schuppen leicht abstehen. Verpasst man diesen Zeitpunkt, entwickelt sich eine große, prächtige, violette Blüte. Die Artischocke ist nicht nur eine Delikatesse, sondern auch eine ausgezeichnete Heilpflanze. Aus diesem Grund wird die Artischocke bereits seit vielen Jahrhunderten als Heilpflanze eingesetzt, man vermutet, dass die Artischocke sogar schon im alten Ägypten bei verschiedenen Krankheitsbildern im Magen- und Darmbereich sowie bei Erkrankungen der Leber eingesetzt wurde.

Die Erfahrungswerte rund um die Artischocke wurden in neuerer Zeit wissenschaftlich bestätigt.

Die wirksamen Inhaltsstoffe sind Sesquiterpenlactone (darunter der Bitterstoff Cynaropikrin als Hauptkomponente), Flavonoide wie Rutin und Luteolin sowie instabile Diphenole vom Typ der Kaffeesäure, bspw. Cynarin (1,5-Dicaffeoylchinasäure).

Die Wirkung kommt durch das Zusammenspiel der verschiedenen Stoffe zustande, als wesentlicher Wirkstoff wird allerdings Cynarin angesehen.

Artischockenpräparate werden in Form von Säften, Tee, Tinkturen und als Spezialextrakt in Form von Kapseln angeboten. Isolierte Inhaltsstoffe werden nicht angeboten, weil sich herausgestellt hat, dass die Wirkung z. B. von reinen Cynarin-Präparaten nicht mit der Wirkung des Gesamtblätterextrakts mithalten kann. Artischockenpräparate stammen aus speziell gezüchteten Artischockenkulturen. Den höchsten Gehalt an Wirkstoffen weisen die Blätter auf, die sich am Grund des Stängels befinden. Die am Blütenköpfchen befindlichen Hüllblätter, die als Gemüsedelikatesse angeboten werden, besitzen einen geringeren Wirkstoffgehalt.

Artischockenpräparate sind hilfreich bei Störungen im Magen-Darm-Bereich, bspw. bei Völlegefühl, Blähungen, Krämpfen im Magen-Darm-Bereich, Übelkeit und Appetitlosigkeit. Die Verdauung wird gefördert, fettreiche Nahrung kann besser verarbeitet werden, Verstopfung wird bekämpft.

Aus diesem Grund wurden - schon lange bevor man über die Inhaltsstoffe der Artischocke Bescheid wusste - traditionell Artischocken zu fettreichem Essen gereicht, während man nach den Mahlzeiten vorzugsweise Artischockenwein zur Verdauung der Mahlzeiten kredenzte.

Weiter regen Artischockenpräparate die Gallenproduktion und den Gallenfluss an, wodurch zum einen die Verdauung angeregt wird, zum anderen wird die Lebertätigkeit unterstützt sowie die Ausscheidung von Schadstoffen gesteigert. Ferner wird die Durchblutung der Leber gefördert, auf diese Weise wird die Leistung dieses Organs gesteigert und die Bildung neuer Leberzellen in Gang gesetzt. Infolgedessen kann eine bestehende Leberschwäche aufgehoben werden sowie den Anzeichen einer Leberverfettung entgegengewirkt werden.

Artischocken schützen zudem die Leberzellen vor einer Schädigung durch freie Radikale, denen die Leber als Entgiftungsorgan in besonderem Maße ausgesetzt ist. Erhöhte Leberwerte normalisieren sich häufig, die Regeneration des wichtigen Organs wird unterstützt. Am optimalsten sind die Effekte freilich, wenn während einer Kur mit Artischockenpräparaten auf Alkohol und fettreiche Mahlzeiten verzichtet wird.

Artischockenpräparate senken unterstützend zu hohe Cholesterol- und Triglyceridwerte, weshalb auch ein gewisser Schutz vor Arteriosklerose und infolgedessen auch vor Herzinfarkt und Schlaganfall gegeben ist.

Die cholesterolsenkende Wirkung soll durch verschiedene Mechanismen, wie vermehrte Cholesterolausscheidung und Hemmung der Neubildung von Cholesterol, zustande kommen. Artischockenpräparate sind in Form von Tabletten, Dragees, Kapseln, Tropfen, Saft und als Tee erhältlich. Um eine tief gehende Wirkung zu erreichen, ist die Applikation in Form von Artischockenkapseln oder -tabletten ratsam. Optimal sind hoch dosierte Kapseln mit 600 mg Artischockenblätterextrakt. Die Kapseln werden zweimal täglich eingenommen, idealerweise im Rahmen einer Leberkur. Bei gleichzeitiger Einnahme von Artischockenpräparaten kann die Wirksamkeit von blutgerinnungshemmenden Mitteln vom Cumarin-Typ (Phenprocoumon, Warfarin) abgeschwächt werden. Weitere mögliche Nebenwirkungen sind leichte Durchfälle, auch über Überempfindlichkeitsreaktionen, wie z. B. Hautausschläge, wurde berichtet. Artischockenpräparate dürfen bei einem Verschluss der Gallenwege bzw. bei Gallensteinen nicht angewendet werden. Auch Kinder unter 12 Jahren sollten vom Gebrauch von Artischockenpräparaten absehen, ebenso - aufgrund mangelnder Erfahrungswerte - Schwangere und Stillende. Natürlich sollte man sich hin und wieder auch Artischockengemüse als besondere Delikatesse gönnen. Die zartbitter schmeckenden Artischockenherzen sind eingelegt in Öl oder frisch zubereitet ein besonderer Gaumenschmaus. Artischockenherzen - die als Bestandteil mediterraner Antipastiplatten nicht wegzudenken sind - passen etwa zu Salaten oder Nudelgerichten.

Löwenzahn - Nicht Unkraut, sondern bittere Lebenskraft

Der Gewöhnliche Löwenzahn (lat. Taraxacum officinale) gehört zur Familie der Korbblütler (lat. Asteraceae). Löwenzahn ist in Europa und Asien heimisch und in gemäßigte Gebiete weltweit verschleppt.

Löwenzahn ist eine robuste, krautige Pflanze, die eine Wuchshöhe von 10 bis 30 cm erreicht. Die ausdauernde und unverwüstliche Pflanze wächst sogar an Schutthalden, Brachflächen und Mauerritzen. Diese Zähigkeit und Lebenskraft überträgt sich auf die Menschen, welche diese vielseitige Heilpflanze zu nutzen wissen. So ist es nicht verwunderlich, dass Löwenzahn sich gerade in den letzten Jahren vom lästigen Unkraut zur hochgelobten Heilpflanze gemausert hat.

Bei den Wirkstoffen des Löwenzahns handelt es sich v. a. um Bitterstoffe, genauer gesagt um sogenannte Sesquiterpenlactone. Weiter besitzt die Pflanze einen beachtlichen Gehalt an Kalium. Löwenzahn regt den Gallenfluss an, wirkt hepatoprotektiv (leberschützend) und zeigt sogar eine positive, leicht unterstützende Wirkung bei Leberzellkarzinomen. Löwenzahn wird ferner eingesetzt bei Appetitmangel, bei Verdauungsbeschwerden, bei Völlegefühl und Blähungen.

Darüber hinaus wirkt Löwenzahn aufgrund des hohen Kaliumgehalts harntreibend. Auch eine leistungssteigernde, stoffwechselanregende und erschöpfungswidrige Wirkung wird Löwenzahn zugesprochen, weshalb man diesen gerne im Rahmen von Frühjahrs- oder Blutreinigungskuren einsetzt. Auch bei Entsäuerungskuren zur Regulierung des Säure-Basen-Haushalts spielt Löwenzahn eine wichtige Rolle, denn er gehört zu den bedeutendsten basischen Nahrungsmitteln.

Löwenzahn wird in Form von Tee eingesetzt (zur Teebereitung wird das Kraut mitsamt der Wurzel verwendet), ferner als Saft, als Frischpflanzenpresssaft, als Bestandteil von Smoothies und natürlich als Salat. Die im Herbst geernteten Wurzeln dienen geröstet als Kaffee-Ersatz - die Wurzeln schmecken stark nach Bohnenkaffee und stärken das Immunsystem.

Nicht eingenommen werden darf Löwenzahn bei Gallensteinleiden, bei Gallenverschluss sowie bei bekannter Allergie gegen Korbblütler.

Wer gezielt die Leber entgiften und entlasten möchte und die Regeneration dieses Organs fördern will, sollte idealerweise eine mehrwöchige Kur einplanen. Die Kur sollte entweder mit Löwenzahntee oder mit Frischpflanzensaft durchgeführt werden. Tee und Saft sind in Apotheken und in gut geführten Bioläden erhältlich.

Der Tee bzw. der Saft sollte zweimal täglich getrunken werden. Den Tee lässt man etwa 10 bis 15 Minuten bedeckt ziehen und seiht dann ab.

Curcuma - Das gelbe Gold Asiens

Curcuma (lat. Curcuma longa) ist in Indien und Indonesien beheimatet und wird in den tropischen Gebieten Asiens und Afrikas kultiviert. Die ausdauernde krautige Pflanze gehört zur Familie der Ingwergewächse (lat. Zingiberaceae). Verwendet wird das Rhizom (der Wurzelstock), nach der Ernte werden die Rhizome etwa eine Stunde lang in heißem Wasser gekocht. Dabei verkleistert die reichlich vorhandene Stärke, die in Exkretzellen neben ätherischem Öl vorliegenden Farbstoffe treten aus. Das Rhizom enthält ätherisches Öl (überwiegend Sesquiterpene), daneben nichtflüchtige Farbstoffe. Diese bilden die sogenannte Curcuminoid-Fraktion, welche Curcumin als Hauptkomponente enthält.

Curcuma wird nicht nur als Gewürz (Bestandteil von Curry-Pulver) und als Lebensmittelfarbstoff verwendet, sondern auch als wirksames Heilmittel. Curcuma fördert die Gallenproduktion und den Gallenfluss, die Leber wird vor toxischen Schäden bewahrt und die Regeneration neuer Leberzellen gefördert.

Curcuma wirkt außerdem als Stomachikum und Karminativum, d. h. die Verdauung besonders von fettreichen Mahlzeiten wird auf angenehme Weise erleichtert. Auch Blähungen, Völlegefühl, Verdauungsschwäche, Entzündungen und Krämpfe im Magen-Darm-Bereich werden wirksam bekämpft.

Dyspeptische Beschwerden, welche mit Übelkeit, Aufstoßen, Sodbrennen, Oberbauchschmerzen und vorzeitigem Sättigungsgefühl verbunden sind, können effektiv beseitigt werden.

Ebenso konnten entzündungshemmende und antioxidative Wirkungen nachgewiesen werden, was sich z. B. in einer positiven Wirkung bei Arthrose äußert. Weiter werden durch Curcuma Darmpolypen zurückgedrängt, wodurch letztendlich auch Darmkrebs - welcher in mehreren Schritten aus Darmpolypen entsteht - vorgebeugt wird. Man vermutet auch weitere krebshemmende Effekte, hier müssen jedoch umfangreichere wissenschaftliche Studien für Klarheit sorgen.

In der ayurvedischen Medizin wird Curcuma nicht nur bei Leberleiden und Funktionsstörungen im Magen-Darm-Bereich genutzt, sondern auch bei Hauterkrankungen, Wunden, zur Unterstützung einer gesunden Darmflora sowie zur allgemeinen Stärkung des Körpers.

Idealerweise wird Curcuma in Form von Kapseln eingenommen, es empfiehlt sich eine kurmäßige Anwendung über vier bis sechs Wochen. Hochdosierte Kapseln enthalten etwa 80 mg Curcumawurzelstock pro Kapsel und werden zweimal täglich eingenommen. Bei höheren Dosen können Reizungen der Magenschleimhaut auftreten. Nicht angewendet werden darf Curcuma bei einem Verschluss der Gallenwege sowie bei Gallensteinen.

Wer Curry mag - Curcuma ist hier für die gelbe Farbe verantwortlich - sollte häufiger entsprechende Gerichte zubereiten. Curry ist eine Mischung verschiedener Kräuter, traditionell besteht Curry aus bis zu 40 Gewürzen, die je nach Art des zu würzenden Gerichtes variieren. In Currymischungen häufig verwendete Gewürze sind Kardamom, Knoblauch, Koriander, Kreuzkümmel, Kümmel, Muskatnuss, Nelken, Paprikapulver, schwarzer Pfeffer, Senfkörner und Zimt. Je nach regionalen Vorlieben und nach Verwendungszweck ist die entstehende Geschmacksrichtung eher aromatisch, bitter, sauer, süß oder scharf. Wichtig ist, dass die einzelnen Komponenten harmonieren und doch jeder einzelne Bestandteil zur Geltung kommt.

Man sagt, dass in Indien jeder Koch seine eigene, von ihm selbst entwickelte Currymischung aufweisen kann. Sogenannte *„europäische"* Currys sind in der Regel eher mild im Geschmack. Eine besondere Note verleiht Curry insbesondere Reis-, Nudel-, Gemüse- und Fischgerichten. Perfekt passt Curry auch zu Couscous, Kichererbsen, Möhren, Kürbis, Kokos, Ananas und Orangen. Wichtig ist, dass man das Curry nicht zu warm andünstet/erwärmt, um das subtile Aroma nicht zu gefährden.

Curcumamilch (Goldene Milch) zur Stärkung der Leber

Ein außerordentlich gesundes und wohlschmeckendes Getränk ist Curcumamilch, auch goldene Milch genannt. In der ayurvedischen Medizin wird Curcumamilch schon seit Jahrhunderten als besonders reinigendes und heilendes Getränk geschätzt. Curcumamilch entgiftet, reinigt und stärkt die Leber sowie den gesamten Organismus.

Die *„goldene Milch"* stärkt das Immunsystem und schützt vor freien Radikalen. Das Verdauungssystem wird auf Trab gebracht, Blähungen, Völlegefühl, Krämpfe im Magen-Darm-Bereich sowie Verstopfung werden wirksam bekämpft.

Es gibt verschiedene Rezepte für *„goldene Milch"*, die geringfügig in den Zutaten variieren.

Curcumamilch: Rezept für 1 Person

- Ein Teelöffel Curcuma
- 120 ml stilles Wasser oder Leitungswasser
- Ein kleines Stück Ingwer (etwa 10 g)
- 350 ml Mandelmilch (alternativ Hafer-milch, Haselnussmilch oder eine andere Pflanzenmilch, möglichst ohne Zusatz von Zucker)
- Je nach Geschmack eine Prise Zimt/ schwarzer Pfeffer/ echte Bourbonvanille
- Zum Süßen ein Teelöffel Honig oder Ahornsirup

Zubereitung (ca. 15 Minuten)

Ein Teelöffel Curcuma-Pulver wird mit 120 ml Wasser in einen Topf gegeben. Die beiden Zutaten werden gut verrührt und erhitzt. Das Ingwerstück wird geschält, gerieben und dann langsam in die Flüssigkeit gegeben. Die Flüssigkeit wird so lan-ge unter Rühren erhitzt, bis sich eine homogene Paste bildet. In einem weiteren Topf erhitzt man die Pflanzenmilch, dazu gibt man unter Rühren mit einem Schneebesen die Curcuma-Paste und erhitzt die so gewonnene *goldene Milch* noch ca. drei Minuten. Dann gibt man je nach Geschmack eine Prise schwarzen Pfeffer und/oder Zimt und Bourbonvanille dazu. Wahlweise süßt man mit Honig oder Ahornsirup. Die köstlich schmecken-de goldene Milch, die eine Wohltat für Körper und Geist ist, wird sehr warm getrunken.

Mit Heiltees die Leber stärken

Während in Kapseln und Tabletten v. a. isolierte Standardextrakte einer Pflanze eingesetzt werden, werden bei der Gabe von Tee die gesamten Wirkstoffe einer Heilpflanze genutzt. Der Anwendung in Form von Kapseln ist dann der Vorzug zu geben, wenn hauptsächlich ein Inhaltsstoff für die Wirkung verantwortlich ist. Dieser Wirkstoff kann dann in einer Kapsel in standardisierter Form - d.h. die Kapseln haben immer den gleichen und damit nachvollziehbaren Wirkstoffgehalt - verabreicht werden. Optimal sind Kapseln auch, wenn die Wirkstoffe einer Pflanze bspw. schlecht in Wasser löslich sind und damit kaum bioverfügbar sind - in diesem Fall werden die Wirkstoffe nicht ins Teewasser abgegeben und können damit nicht vom Körper aufgenommen werden. Dies gilt etwa für Mariendistelfrüchte. Nichtsdestotrotz werden Mariendistelfrüchte bisweilen in Leber-Galle-Tees in unterschiedlicher Konzentration zugegeben.

Arzneitees stellen eine einfache und meist auch kostengünstige Möglichkeit dar, die therapeutische Wirkung von Heilpflanzen zu nutzen. Meist werden Kombinationen verschiedener Heilpflanzen angeboten, wodurch eine potenzierte Wirkung erreicht werden kann.

Eine gute Teemischung sollte vier bis maximal sieben Bestandteile enthalten. Eine Komposition, die aus zehn oder mehr Heilpflanzen besteht, ist unsinnig, da die einzelnen Pflanzen in diesem Fall unterdosiert sind.

Gute Beispiele für sinnvoll zusammengesetzte Teemischungen bieten einige Arzneibücher sowie die Standardzulassungen. Tee(-mischungen) sollten Sie stets in der Apotheke kaufen, weil Sie dann sichergehen können, dass die einzelnen Wirkstoffe Arzneibuchqualität aufweisen. Arzneibuchqualität bedeutet geprüfte Qualität - zum einen ist der Gehalt der Wirkstoffe ausreichend hoch, auf der anderen Seite sind die Pflanzen auf Schadstoffe überprüft.

In Leber-Gallen-Tees kommen nicht nur typische Leber- und Gallemittel zum Einsatz - auch der Zusatz von krampflösenden (lat. Spasmolytika) und verdauungsfördernden (lat. Karminativa) Heilpflanzen ist unerlässlich. Als Spasmolytika werden bspw. Pfefferminze und Kamille eingesetzt, als Karminativa hauptsächlich Angelika, Anis, Fenchel, Kamille, Koriander, Kümmel und Pfefferminze. Die in diesen Pflanzen enthaltenen ätherischen Öle wirken in unterschiedlichem Maße krampflösend, entzündungshemmend, entgiftend und blähungstreibend. So werden Magenschmerzen, Übelkeit, Sodbrennen, Krämpfe im Magen-Darm-Bereich, Druck- und Völlegefühl sowie Blähungen wirksam beseitigt.

Fragen Sie in Ihrer Apotheke auch nach speziellen Hausmischungen. Dies sind spezielle Teemischungen, die eine Apotheke nach eigener Rezeptur herstellt und die sich besonders bei einer entsprechenden Indikation bewährt hat.

Wie bei allen wirksamen Heilkräutertees sollte nach einer ca. vierwöchigen Anwendung eine Pause eingelegt werden und für den gleichen Zeitraum auf einen anderen Tee mit gleicher Wirkung zurückgegriffen werden.

Auch Überdosierungen sind bei Teemischungen zu vermeiden. Wermut bspw. enthält als Inhaltsstoff u. a. Thujon, ein Nervengift, welches bei Überdosierung zentralnervöse Störungen wie Benommenheit, Halluzinationen, Wahnvorstellungen und Verwirrtheit hervorrufen kann. Auch Erbrechen und Nierenschäden wurden beobachtet.

Bewährte Teemischungen

Gallentee I (Standardzulassung Nr. 1989.99.99), entgiftend

- 10 g Kümmel (gestoßen)
- 20 g Javanische Gelbwurz
- 30 g Löwenzahn
- 20 g Mariendistelfrüchte
- 20 g Pfefferminzblätter

Zubereitung: Etwa ein Esslöffel der Teemischung wird mit ungefähr 150 ml siedendem Wasser übergossen, bedeckt etwa 10 bis 15 Minuten ziehen gelassen und dann abgeseiht. Soweit nicht anders verordnet, wird drei- bis viermal täglich eine Tasse frisch bereiteter Tee eine halbe Stunde vor den Mahlzeiten getrunken.

Gegenanzeigen: Entzündungen oder Verschluss der Gallenwege; Darmverschluss

Leber-Gallen-Tee, krampflösend

- 5 g Kamillenblüten
- 5 g Kümmel (gestoßen)
- 20 g Pfefferminzblätter
- 20 g Löwenzahn

Zubereitung: Etwa ein Esslöffel der Teemischung wird mit ungefähr 150 ml siedendem Wasser übergossen, bedeckt etwa 10 bis 15 Minuten ziehen gelassen und dann abgeseiht. Soweit nicht anders verordnet, wird drei- bis viermal täglich eine Tasse frisch bereiteter Tee eine halbe Stunde vor den Mahlzeiten getrunken.

Gegenanzeigen: Entzündungen oder Verschluss der Gallenwege; Darmverschluss

Blähungswidriger und krampflösender Leber-Gallen-Tee

- 20 g Pfefferminze
- 10 g Löwenzahn
- 10 g Javanische Gelbwurz
- 10 g Schafgarbe
- 5 g Kümmel (gestoßen)
- 5 g Kamille

Zubereitung: Etwa ein Esslöffel der Teemischung wird mit ungefähr 150 ml siedendem Wasser übergossen, bedeckt etwa 10 bis 15 Minuten ziehen gelassen und dann abgeseiht. Soweit nicht anders verordnet, wird drei- bis viermal täglich eine Tasse frisch bereiteter Tee eine halbe Stunde vor den Mahlzeiten getrunken.

Gegenanzeigen: Entzündungen oder Verschluss der Gallenwege; Darmverschluss

Wohlschmeckender Leber-Gallen-Tee

- 40 g Artischocke
- 20 g Löwenzahn
- 20 g Schafgarbe
- 20 g Löwenzahn

Zubereitung: Etwa ein Esslöffel der Teemischung wird mit ungefähr 150 ml siedendem Wasser übergossen, bedeckt etwa 10 bis 15 Minuten ziehen gelassen und dann abgeseiht. Soweit nicht anders verordnet, wird drei- bis viermal täglich eine Tasse frisch bereiteter Tee eine halbe Stunde vor den Mahlzeiten getrunken.

Gegenanzeigen: Entzündungen oder Verschluss der Gallenwege; Darmverschluss

Bitterer Leber- und Magentee

- 20 g Pomeranzenschalen
- 20 g Wermutkraut
- 20 g Tausendgüldenkraut
- 20 g Löwenzahn

Zubereitung: Etwa ein Esslöffel der Teemischung wird mit ungefähr 150 ml siedendem Wasser übergossen, bedeckt etwa 10 bis 15 Minuten ziehen gelassen und dann abgeseiht. Soweit nicht anders verordnet, wird drei- bis viermal täglich eine Tasse frisch bereiteter Tee eine halbe Stunde vor den Mahlzeiten getrunken.

Gegenanzeigen: Entzündungen oder Verschluss der Gallenwege; Darmverschluss

Blähungswidriger und krampflösender Leber- und Magentee

- 20 g Pomeranzenschalen
- 20 g Schafgarbe
- 20 g Löwenzahn
- 5 g Kamillenblüten
- 5 g Koriander (gestoßen)

Zubereitung: Etwa ein Esslöffel der Teemischung wird mit ungefähr 150 ml siedendem Wasser übergossen, bedeckt etwa 10 bis 15 Minuten ziehen gelassen und dann abgeseiht. Soweit nicht anders verordnet, wird drei- bis viermal täglich eine Tasse frisch bereiteter Tee eine halbe Stunde vor den Mahlzeiten getrunken.

Gegenanzeigen: Entzündungen oder Verschluss der Gallenwege; Darmverschluss

Harntreibender und krampflösender Leber- und Gallentee

- 20 g Erdrauch
- 40 g Artischocke
- 10 g Gelbwurz
- 10 g Pfefferminze
- 20 g Löwenzahn

Zubereitung: Etwa ein Esslöffel der Teemischung wird mit ungefähr 150 ml siedendem Wasser übergossen, bedeckt etwa 10 bis 15 Minuten ziehen gelassen und dann abgeseiht. Soweit nicht anders verordnet, wird drei- bis viermal täglich eine Tasse frisch bereiteter Tee eine halbe Stunde vor den Mahlzeiten getrunken.

Gegenanzeigen: Entzündungen oder Verschluss der Gallenwege; Darmverschluss

Leberwickel - Feucht-warme Wohltat für die Leber

Leberwickel können die natürliche Reinigung und Entgiftung der Leber unterstützen, deshalb ist es wichtig, die Leber regelmäßig mit einem wohltuenden Leberwickel zu verwöhnen. Ein heißer, feuchter Leberwickel sorgt dafür, dass die Durchblutung der Leber angeregt wird, wodurch die Entgiftungsfunktion der Leber unterstützt wird und die Leistungsfähigkeit dieses wichtigen Organs gesteigert wird.

Ein positiver Nebeneffekt ist, dass nicht nur die Durchblutung der Leber, sondern auch die der angrenzenden Organe erhöht wird, wodurch bspw. auch Darmkrämpfe, Blähungen und Verstopfung beseitigt werden können.

Idealerweise führt man eine Leberwickel-Kur über mehrere Wochen durch, um den bestmöglichen Erfolg verbuchen zu können. Während einer mehrwöchigen Kur wird die Leber nicht nur entgiftet und gereinigt, sondern auch regeneriert und vitalisiert.

So wird der Leberwickel durchgeführt

Benötigt werden:

- Ein Handtuch
- Eine Wärmflasche
- Ein Badetuch

Für den Leberwickel wird ein feuchtheißes Tuch (Achtung! Nicht zu heiß anwenden, um Verbrennungen der Haut zu vermeiden) auf die Leber gelegt. Auf dieses Tuch legt man nochmals eine Wärmeflasche, zum Schluss wird ein großes Tuch um den Bauch gewickelt. Danach decke man sich gut zu und ruhe etwa eine halbe Stunde auf dem Rücken liegend. Nach Abnehmen des Leberwickels sollte man noch eine Nachruhezeit von etwa einer halben Stunde einplanen. Idealerweise wendet man den Leberwickel zweimal täglich an, jeweils um die Mittagszeit und abends vor dem Zubettgehen.

Aufgrund der durchblutungsfördernden Wirkung dürfen Leberwickel nicht angewendet werden bei Magengeschwüren, Magenblutungen und Zwölffingerdarmgeschwüren.

Alternative zum klassischen Leberwickel

Als Alternative zum klassischen Leberwickel kann man einfachhalber auch eine Wärmeflasche auf die Lebergegend legen. Die Art der Anwendung erfolgt wie beim klassischen Leberwickel.

Wohltuender Heublumensack

Als Variante zum klassischen Leberwickel ist auch das Auflegen eines Heublumensacks möglich. Gebrauchsfertige Heublumensäcke sind bspw. in der Apotheke erhältlich. Bei dieser Art der Anwendung kommen zum positiven Effekt der Wärmeeinwirkung noch die heilenden Eigenschaften der getrockneten Heublumen hinzu.

So wird die Anwendung durchgeführt

Der Heublumensack wird etwa 20 Minuten lang im heißen Dampf über kochendem Wasser erhitzt. Hierzu wird ein Sieb über einen Topf mit kochendem Wasser gelegt, in das Sieb wird der Heublumensack gebettet. Auf diese Weise kann der heiße Dampf in den Heublumensack eindringen. Nach Überprüfung der Temperatur (der Heublumensack darf nicht zu heiß sein) wird der Heublumensack in ein trockenes Handtuch verpackt und auf die Leber gelegt. Wie beim klassischen Leberwickel decke man sich anschließend gut zu und ruhe etwa eine halbe Stunde, auf dem Rücken liegend. Nach Ablegen des Heublumensacks plane man nochmals etwa eine halbstündige Ruhezeit ein.

Bei entzündlichen Prozessen, hohem Fieber und offenen Wunden darf kein Heublumensack aufgelegt werden.

Ernährung bei Beschwerden an Leber und Galle

Wenn die Leber als zentrales Stoffwechselorgan nicht mehr voll funktionsfähig ist, ist der gesamte Körper davon betroffen. Die Nahrung kann nicht mehr richtig verwertet werden, insbesondere die Fettverdauung ist gestört. Aus diesem Grund ist es gerade bei Beschwerden an Leber und Galle wichtig, für eine gesunde und qualitativ hochwertige Ernährung zu sorgen.

Von den noch vor einigen Jahrzehnten beliebten „Leberdiäten" hat man mittlerweile jedoch Abstand genommen - insbesondere, weil die oft faden und geschmacklosen Mahlzeiten nicht dazu geeignet waren, von den Betroffenen akzeptiert zu werden und diese so an eine gesunde, genussvolle Ernährung heranzuführen. Aus diesem Grund gehören Listen mit strengen Verboten sowie der Ausschluss von bestimmten Lebensmitteln inzwischen der Vergangenheit an.

Spezielle Ernährungsvorschriften sind allerdings bei Leberzirrhosen und anderen schweren Lebererkrankungen einzuhalten. In diesen Fällen sollte man sich von einer qualifizierten Diätassistentin oder Ernährungswissenschaftlerin instruieren lassen.

So ist hier möglicherweise auf die Zufuhr von zusätzlichen Aminosäuren, auf die Gabe von weicher Kost sowie auf eine Flüssigkeitsbeschränkung zu achten, was im Einzelfall abgeklärt werden muss. Ansonsten gibt es keine Diät oder genaue Ernährungsvorschriften, die für alle Betroffenen gültig und richtig sind. Die sogenannte leichte Vollkost hat die Schonkost abgelöst, da diese leberkranke Patienten in viel zu rigide Ernährungsvorschriften presste. Die leichte Vollkost ist hingegen eine bekömmliche Ernährung, welche den Bedürfnissen von an der Leber oder Galle erkrankten Menschen entspricht. So ist die entsprechende Ernährung zum einen leicht verdaulich, zum anderen schützt und entlastet sie Leber und Galle. Die Entgiftung und Entschlackung des Körpers wird gefördert und angeregt, während leberbelastende Faktoren möglichst umgangen werden. Durch die richtige Wahl der Nahrungsmittel werden außerdem Beschwerden wie Krämpfe, Druck- und Völlegefühl, Oberbauchschmerzen, Übelkeit und Blähungen vermieden oder zumindest gemildert.

Nützlich ist überdies auch das Führen eines persönlichen Ernährungstagebuchs, das dabei helfen kann, individuelle Nahrungsunverträglichkeiten aufzuspüren. So können Sie nach einiger Zeit selbst eine Liste erstellen, auf der vermerkt ist, welche Nahrungsmittel Sie nicht vertragen.

Grundsätzliche Empfehlungen für eine lebergesunde Ernährung

- Alkohol und Nikotin sind tabu.
- Möglichst auf stark gebratene und frittierte Lebensmittel verzichten.
- Stattdessen gedünstete, gegarte oder gekochte Nahrung bevorzugen.
- Scharf gewürzte Speisen vermeiden.
- Auch geräucherte und gepökelte Speisen werden oft nicht gut vertragen und sollten deshalb nicht/ nur in Maßen verzehrt werden.
- Fertiggerichte und Fertigsuppen enthalten meist zahlreiche Zusatzstoffe (Konservierungsstoffe, Geschmacksverstärker, Salz usw.), welche die geplagte Leber zusätzlich belasten. Daher sind Fertiggerichte nach Möglichkeit vom Speiseplan zu verbannen.
- Versteckte Fette, die sich in großen Mengen in Fertiggerichten, Wurstwaren und einigen Käsesorten befinden, überfordern die Leber und sind deshalb zu umgehen.
- Zucker nur in kleinen Mengen verzehren. Torten, Schokolade und andere Süßigkeiten sollten den Speiseplan also nicht täglich *„bereichern"*.
- Insgesamt frische, qualitativ hochwertige Nahrungsmittel bevorzugen. Die Nahrung sollte schonend und nährstofferhaltend zubereitet werden.

- Schränken Sie den Konsum von Salz (Natriumchlorid) ein. Auch auf verstecktes Salz in Fertiggerichten, Konserven, Fast Food, Knabberartikeln, Fertigsuppen, Soßen, Würzmischungen, Brühwürfeln und Wurstwaren ist zu achten. Um die Nahrung schmackhaft zu gestalten, empfiehlt sich das Würzen mit Kräutern statt mit Salz. Beim Kauf von Mineralwasser sollte man natriumarmes Mineralwasser wählen. Generell erleichtert der Einsatz von frischer, selbst gekochter Kost die Einhaltung einer natriumreduzierten Ernährung.
- Um Blähungen, Völlegefühl und andere Beschwerden zu vermeiden sowie um die Leber zu entlasten, sollte die Nahrung vorzugsweise auf sechs kleine Mahlzeiten am Tag verteilt werden.
- Wichtig ist eine ausreichende Flüssigkeitszufuhr von mindestens zwei Litern am Tag. Auf diese Weise wird die Leber in ihrer Entgiftungsfunktion unterstützt, zusätzlich wird die Verdauung angeregt. Geeignete Durstlöscher sind stilles Mineralwasser, verdünnte Säfte (im Verhältnis 1:3 mit Wasser verdünnt) sowie Kräutertees.
- Eiweiß ist nicht gleich Eiweiß. Pflanzliche Proteine sowie Milch und Milchprodukte sind verträglicher als Fleisch/Wurst sowie Fisch und Eier. Aus diesem Grund ist einer vegetarischen Ernährung der Vorzug zu geben.

- Ballaststoffe senken den Giftpegel, indem sie Toxine (Giftstoffe) absorbieren und die Darmpassage beschleunigen. Durch die verkürzte Darmpassage werden zum einen weniger Giftstoffe sowie Gärungs- und Fäulnisprodukte gebildet, zum anderen werden Toxine durch die kürzere Verweildauer im Darm von diesem in geringerem Maße aufgenommen. Aus diesem Grund ist eine ausreichende Zufuhr von Ballaststoffen zu empfehlen.

- Qualitativ hochwertige, frische Nahrung liefert ein Optimum an Vitaminen, Mineralstoffen und Spurenelementen, bei gleichzeitig reduziertem Gehalt an Schadstoffen. Deshalb beim Kauf auf ökologische Produkte achten.

- Hülsenfrüchte, Gurken, Kohlsorten (Weißkohl, Grünkohl), Paprika, Sauerkraut, Zwiebeln, Lauch und Pilze werden von vielen Personen generell nicht gut vertragen. Gerade für Menschen mit Lebererkrankungen, Leberschwäche oder Galleerkrankungen sind die genannten Nahrungsmittel noch weniger bekömmlich. Im Rahmen eines Ernährungstagebuchs ist also herauszufinden, ob diese Lebensmittel vertragen werden.

- Auch auf Nüsse und rohes Kern-/Steinobst reagieren viele Betroffene problematisch. Daher muss im Einzelfall ausgetestet werden, ob man diese Nahrungsmittel verträgt.

- Bitterstoffhaltiges Gemüse und Salate wie Radicchio und Chicorée sind bei Leber- und Galleerkrankungen besonders zu empfehlen. Gallenproduktion und Gallenfluss werden hierdurch angeregt, Völlegefühl, Krämpfe und Blähungen können auf diese Weise gemildert oder ganz beseitigt werden.

- Bei Getreideprodukten sollte auf Vollkorn gesetzt werden, Brot sollte wegen der besseren Verträglichkeit möglichst fein gemahlen sein. Nicht bekömmlich sind meist grobschrotiges Brot und Frischkornmüsli.

- Vorzugsweise Pflanzenöle, die reich an ungesättigten Fettsäuren sind, verwenden. Dagegen auf gehärtete Brat- und Backfette und tierisches Schmalz verzichten.

- Ideale Getränke sind stilles Wasser, Kräuter- und Früchtetee, Gemüse- und milde Obstsäfte sowie Molke. Nicht ratsam sind dagegen kohlensäurehaltige oder zuckerhaltige Getränke und natürlich alkoholische Getränke jeder Art. Kaffee kann in Maßen getrunken werden.

- Ab und zu sollte man Entlastungstage für die Leber einplanen. Für diese Tage bieten sich bspw. eine Obst-Reis-Diät oder spezielle Saftkuren an.

Ansonsten folgen die Ernährungsempfehlungen den Grundsätzen einer gesunden Ernährung, die für Jedermann geeignet ist.

Die enge Allianz von Leber und Darm

Zusammenhang Leberfunktion, Darmbarriere, Darmflora, Immunabwehr

Funktionsstörungen und Erkrankungen im Darm können Lebererkrankungen Vorschub leisten, während umgekehrt Störungen und Erkrankungen der Leber Darmerkrankungen auslösen können. Leber und Darm beeinflussen sich gegenseitig in weit stärkerem Ausmaß als bisher angenommen. So steuert die Leber über die Produktion von Gallensäuren auch die Funktion des Darms - denn die Gallensäuren wirken emulgierend auf die mit der Nahrung aufgenommenen Fette, wodurch eine Zersetzung der Fette durch Lipasen (fettspaltende Enzyme) ermöglicht wird. Bei mangelhafter Bildung von Gallensäuren können also Störungen der Verdauung die Folge sein. Der Darm wiederum nimmt über die Barrierefunktion großen Einfluss auf die Leistung der Leber. Ist die Barrierefunktion des Darms beeinträchtigt, kann dies zu einer erhöhten Permeabilität der Darmwand führen. Im Falle einer gestörten und mit Keimen besiedelten Darmflora können Krankheitserreger und Fäulnisprodukte ungehindert vom Darm in die Leber wandern. Durch die Übersiedelung von Keimen aus dem Darm in die Leber kann es in der Leber bspw. zu Entzündungen kommen bzw. kann einer Fettleber Vorschub geleistet werden.

Entgiftung über den Darm

Eine konsequente Darmentgiftung geschieht v. a. durch die Anregung der Darmperistaltik. Weiter sollte durch entsprechende Entgiftungsmaßnahmen der Aufbau einer gesunden Darmflora gefördert werden. Weitere Ziele einer Reinigungskur des Darms sind die Förderung der Sekretion der Verdauungssäfte und die Unterstützung der Schutzwirkung der Darmschleimhaut. Wie dies geschieht, erfahren Sie in den folgenden Kapiteln.

Aufbau einer gesunden Darmflora

Während man den Darm lange Zeit nur als Resorptions- und Ausscheidungsorgan angesehen hatte und die Bedeutung der Darmflora stark unterschätzt hatte, weiß man mittlerweile, dass der Darm ein äußerst aktives, nicht nur für die Verdauung und Ausscheidung wichtiges Organ ist. So kann der Darm sowohl eine Quelle der Gesundheit und der Vitalität sein, gleichermaßen aber auch für alle Arten von Krankheiten verantwortlich sein.

Dass Magen-Darm-Erkrankungen wie Morbus Crohn oder Durchfall und Verstopfung auf eine gestörte Darmflora zurückgeführt werden können, dürfte ohne weiteres klar sein.

Aber auch chronische Müdigkeit, Erschöpfung und Kopfschmerzen können durch eine Dysbalance in der Darmflora ausgelöst werden.

Auch häufige Erkältungen, Halsschmerzen, Nasennebenhöhlenentzündungen sowie Verdauungsstörungen, Blähungen, Allergien und Hauterkrankungen können oft auf eine ungesunde Darmflora sowie auf eine Überlastung des Darms mit Schadstoffen zurückgeführt werden.

Denn im Darm liegt das größte Abwehrorgan des Körpers, das sogenannte darmassoziierte Immunsystem - so sind sage und schreibe 80 % der Immunzellen im Darm lokalisiert. Für die Gesunderhaltung des Immunsystems im Darm ist die Darmflora verantwortlich - als solche wird die Gesamtheit aller Mikroorganismen, die im Darm leben, bezeichnet. Die Darmflora umfasst Milliarden kleinster Lebewesen, die sich aus etwa 500 verschiedenen Arten zusammensetzen. Diese fleißigen Helfer des Immunsystems sind nicht nur für immunologische Vorgänge im Darm, sondern im gesamten Körper, zuständig.

So verhindern Mikroorganismen, dass sich Krankheitserreger wie Viren, Bakterien und Pilze in der Darmschleimhaut einnisten und Infektionen auslösen. Krankheitserreger werden zudem gezielt bekämpft. Im Darm werden Abwehrstoffe gegen Krankheitserreger gebildet, welche über die Blutbahn und das Lymphsystem im ganzen Körper verteilt werden und überall dort zuschlagen, wo Keime eindringen. Die Darmflora wird u. a. durch die Zufuhr von Ballaststoffen (Gemüse und Vollkornprodukte), Probiotika und Präbiotika gesund erhalten.

Falsche Ernährung, Stress, eine ungesunde Lebensführung, bestimmte Medikamente (Antibiotika, Protonenpumpenhemmer, Hormone, H_2-Antihistaminika, Benzodiazepine, bestimmte entzündungshemmende Arzneimittel) sowie Krankheitserreger schädigen dagegen die Darmflora, es kommt zu einem Ungleichgewicht der Mikroorganismen, bei dem schädliche Darmbakterien die Oberhand gewinnen. Erste Anzeichen einer Dysbalance der Darmbakterien sind Blähungen, Krämpfe im Darm, Durchfall sowie stark riechender Stuhl.

Bei langfristiger Schädigung der Darmflora breiten sich giftige Stoffwechselprodukte aus, die den Darm belasten. Zudem können Fremd- und Schadstoffe nicht mehr ausreichend abgewehrt werden. Die Immunzellen im Darm können nicht mehr optimal arbeiten, die Abwehrkräfte werden geschwächt, was gleichzeitig mit dem vermehrten Auftreten von Krankheiten einhergeht. Weiter können Toxine nicht mehr aus dem Körper ausgeschieden werden, was zu einer schleichenden Vergiftung des Organismus führt. Folgen sind u. a. chronische Erschöpfung, bleierne Müdigkeit und Kraftlosigkeit. Um die Darmflora zu sanieren, ist neben dem Vermeiden von Stress und anderer schädigender Einflüsse die Gabe von Probiotika (z. B. Bifidobakterien, Lactobacillobakterien) zu empfehlen. Auch der Verzehr von reichlich Ballaststoffen (u. a. in Gemüse, Obst, Vollkornprodukten enthalten) führt dazu, dass sich gesunde Darmbakterien wieder vermehren können.

Symptome eines überlasteten Darms - Entgiftung ist oberstes Gebot

Folgende - teils unspezifische - Symptome können auf eine Überlastung des Darms mit Giftstoffen hinweisen: Hier besteht dringender Handlungsbedarf.

- Chronische Müdigkeit und Erschöpfung
- Allgemeine Abwehrschwäche, Infektanfälligkeit
- Konzentrationsschwäche, Leistungsabfall
- Verdauungsstörungen, wie z. B. Blähungen, Darmkrämpfe, Verstopfung usw.
- Hauterkrankungen wie Akne, Neurodermitis
- Kopfschmerzen, Migräne
- Gewichtsverlust
- Allergien
- Pilzinfektionen des Darms
- Stimmungsschwankungen, Heißhunger auf Zucker
- Nach einer Antibiotikatherapie bzw. nach Einnahme anderer Medikamente, welche die Darmflora stören können (bestimmte nichtsteroidale Antiphlogistika, osmotische Laxantien, bestimmte Antidepressiva, Benzodiazepine, Hormone wie bspw. die Anti-Baby-Pille, Protonenpumpenhemmer)
- Schlechte Ernährungsgewohnheiten (viel Zucker, Alkohol, Fast Food usw.)

Präbiotika - Stimulieren das Wachstum nützlicher Darmbakterien

Präbiotika sind lösliche, unverdauliche Nahrungsfasern, welche den Probiotika als Substrat dienen. Es handelt sich um Lebensmittelinhaltsstoffe, die das Wachstum und die Vermehrung nützlicher Bakterien (Bifidobakterien, Laktobazillen) steigern und so einen positiven Effekt auf die Darmflora ausüben. Als Präbiotika zum Schutz der Darmflora kommen v. a. Oligosaccharide wie Inulin, Frukto-Oligosaccharide (FOS) und Galakto-Oligosaccharide (GOS) in Frage. Präbiotika werden nicht im Dünndarm resorbiert und gelangen so in unveränderter Form in den Dickdarm, wo sie ihre Wirkung entfalten können. Präbiotika stimulieren selektiv das Wachstum von Bifidobakterien und Laktobazillen, ferner produzieren sie kurzkettige Fettsäuren (z. B. Butyrat). Weiter sind sie Schutzschilder für den Darm, indem sie das Eindringen pathogener Keime in die Darmschleimhaut verhindern sowie das Wachstum von Clostridien reduzieren. Das Wachstum der guten Bakterien wird also gefördert, die Vermehrung der schlechten Bakterien hingegen verhindert. Auch die Absorption von Mineralstoffen wie Calcium und Magnesium wird gesteigert. Präbiotika wie Inulin, FOS und GOS sind in zahlreichen Nahrungsmitteln enthalten. So findet man Inulin und FOS in Chicorée, Artischocken, Lauch, Schwarzwurzeln, Topinambur, Knoblauch, Zwiebeln, Bananen sowie in Weizen und Roggen. GOS werden aus Lactose gewonnen. Inulin, GOS und FOS werden auch in isolierter Form Nahrungsmitteln sowie Nahrungsergänzungsmitteln zugesetzt.

Probiotika - Freunde und Helfer für eine gesunde Darmflora

Der nützliche Effekt der Probiotika ist bereits viel länger bekannt als der der Präbiotika. Präbiotika wirken allerdings synergistisch in Kombination mit Probiotika, indem sie die Vermehrung der probiotischen Keime steigern.

Probiotika sind lebende Mikroorganismen, die sich positiv auf die Darmflora auswirken. Die meist verwendeten Probiotika sind Laktobazillen, Bifidobakterien, Echeria coli Nissle 1917 sowie Saccharomyces boulardii. Da es sich bei Sacharomyces boulardii um eine Hefe handelt, kann es streng genommen nicht als Probiotikum bezeichnet werden, obwohl es probiotische Eigenschaften hat. Die Tendenz geht dahin, dass vermehrt Kombinationen verschiedener Probiotika eingesetzt werden. Ob ein Gemisch verschiedener Probiotika wirksamer ist als ein einzelnes Probiotikum, kann letztlich noch nicht beurteilt werden.

Ich empfehle jedoch stets ein Gemisch verschiedener Probiotika, da auf diese Weise die unerlässliche Vielfalt gesunder Darmbakterien gefördert wird. Zudem entfaltet jedes Probiotikum eine ganz eigene, individuelle Wirkung, so dass durch die Kombination verschiedener Probiotika die einzelnen positiven Effekte der Probiotika am besten zum Tragen kommen.

Das Vorliegen entsprechender Probiotika ist die Grundlage einer gesunden Darmflora - Probiotika sind geeignet, eine intakte Darmbarriere herzustellen, ferner eliminieren sie Toxine und Schadstoffe.

Inwieweit probiotisch wirkende Joghurts die Magen-Darm-Passage überleben, wird kontrovers diskutiert. Schätzungsweise gelangt jedoch zumindest ein Teil der Probiotika unbeschadet in den Darm. Auf jeden Fall ist es aber sinnvoll, zur Wiederherstellung einer gesunden Darmflora auch auf Probiotika zu setzen, die in Form von magensaftresistenten Kapseln erhältlich sind. Bisweilen werden Probiotika mit Präbiotika kombiniert, um das Wachstum der in den Probiotika enthaltenen Bakterien zu fördern. Solche Kombinationspräparate sind unter dem Namen *„Synbiotika"* erhältlich.

Ballaststoffe senken den Schadstoffpegel

Ballaststoffe sorgen nicht nur für eine gute Verdauung, sondern sie senken auch den Schadstoffpegel im Darm, indem sie dort jede Art von Schadstoffen binden. Auch die Passagezeit der Nahrung im Darm ist verkürzt, so dass sich gleichzeitig weniger Giftstoffe bilden können. Da die Nahrung den Darm schneller durchläuft, werden andererseits auch weniger Schadstoffe vom Darm aufgenommen. Wichtig ist, dass die Ballaststoffe mit ausreichend Flüssigkeit aufgenommen werden, damit diese quellen können. Trinken Sie dagegen zu wenig, kann es zu gefährlichen Komplikationen kommen. Bei nicht ausreichendem Trinken müssen die Ballaststoffe die erforderliche Flüssigkeit, die sie zum Quellen brauchen, aus dem Stuhl ziehen. Infolgedessen wird dieser hart und es kommt zu Verstopfung. Je nachdem, wie lange und in welchen Mengen Sie Ballaststoffe mit zu wenig Wasser zu sich nehmen, kann die Verstopfung derart ausgeprägt sein, dass der Darm regelrecht *„dicht macht"*. Die Rede ist dann von einem Darmverschluss, bei dem lebensbedrohliche Komplikationen auftreten können.

Ballaststoffe sind in Gemüse, Obst sowie in Vollkornprodukten enthalten. Achten Sie darauf, dass Sie jeden Tag zwischen 25 und 30 Gramm Ballaststoffe zu sich nehmen.

Bei Ballaststoffen unterscheidet man grundsätzlich zwischen wasserunlöslichen und wasserlöslichen Ballaststoffen.

Unlösliche Ballaststoffe finden Sie v. a. in Vollkornbrot, Weizenkleie, Vollkornreis, Kohlarten und der Schale des Apfels. Wasserunlösliche Ballaststoffe (z. B. Cellulose) können deutlich weniger Wasser binden als wasserlösliche Ballaststoffe. Erreichen diese den Dickdarm, können Bakterien diese Ballaststoffe kaum abbauen. Hierdurch steigt das Volumen des Stuhls, was wiederum zur Folge hat, dass ein stärkerer Reiz auf die Darmwand ausgeübt wird. An der Darmwand befinden sich Muskeln, die nun stärker als bisher durch Kontraktionen den Stuhl nach außen Richtung Enddarm transportieren.

Lösliche Ballaststoffe sind in Flohsamen, Haferkleie, Leinsamen, Chiasamen sowie in vielen Obst- und Gemüsesorten enthalten. Wasserlösliche Ballaststoffe haben die Fähigkeit, viel Wasser zu binden, wodurch sie aufquellen. Lösliche Ballaststoffe werden von Bakterien, die im Dickdarm leben, abgebaut. Beim Abbau entstehen Fettsäuren (Buttersäure) und Gase - was erklärt, warum man unter Umständen vermehrt unter Blähungen leidet, wenn man seine Ernährung entsprechend umstellt. Buttersäure ist für die Darmschleimhaut deshalb wichtig, weil diese als Barriere gegen Giftstoffe und Krankheitserreger wirkt. Durch die Aufnahme wasserlöslicher Ballaststoffe wird der Stuhl weicher und es ist kein (oder kaum) Pressen mehr auf der Toilette nötig.

Da es vielen Menschen es in der heutigen Zeit nicht leicht fällt, sich ausgewogen zu ernähren, ist es sinnvoll, zur Entgiftung des Darms zusätzlich isolierte Ballaststoffe zu sich zu nehmen.

Hier bieten sich v. a. Flohsamen, Leinsamen, Chiasamen und Haferkleie an.

Flohsamen - Kleine Samen mit großer Wirkung

Flohsamen bzw. Flohsamenschalen gehören zu den wertvollsten Entgiftungs- und Abführmitteln, welche die Natur bereithält. Obwohl es auch im Mittelmeerraum beheimatete Flohsamen gibt, kommen zumindest hierzulande fast nur Indische Flohsamen zur Anwendung. Indische Flohsamen (lat. Plantaga ovata) gehören zur Familie der Wegeriche (lat. Plantaginaceae), die Pflanze ist in Indien und im Iran beheimatet und wird dort und in den benachbarten Ländern kultiviert. Der Name Flohsamen rührt von der Eigenschaft der Samen her, im reifen Zustand wie hüpfende Flöhe aus der Fruchtkapsel herauszuspringen.

Da die wirksamen Ballaststoffe in der Samenschale lokalisiert sind, werden in den letzten Jahren vermehrt reine Flohsamenschalen anstelle der ganzen Flohsamen eingesetzt. Zur Einnahme gibt man etwa 10 g Flohsamen zu ca. 100 ml Wasser und nimmt diese Menge unter Nachtrinken von mindestens 200 ml Wasser ein. Im Rahmen einer Darmreinigungskur empfiehlt es sich, täglich etwa 40 Gramm Flohsamen (dies entspricht ca. acht Teelöffeln) über den Tag verteilt einzunehmen.

Da Flohsamenschalen in der Lage sind, das 50-fache ihres Gewichts an Wasser zu binden - ganze Flohsamen können dagegen „nur" auf das 15-fache ihres Volumens aufquellen - genügt hier maximal die halbe Dosierung pro Tag (also 20 Gramm Flohsamen).

Flohsamen regen - wie bereits oben beschrieben - die Darmtätigkeit an, sie absorbieren Schlacken und Gifte, außerdem begünstigen sie das Wachstum einer gesunden Darmflora. Weiterhin senken Flohsamen erhöhte Cholesterinwerte - Cholesterin wird durch Flohsamen gebunden und somit nicht ins Blut aufgenommen. Durch die Senkung erhöhter Cholesterinwerte wird auch das Risiko für Herz-Kreislauf-Erkrankungen reduziert. Außerdem erleichtern Flohsamen das Abnehmen, weiter sind sie hilfreich bei Analfissuren und entzündlichen Darmerkrankungen.

Flohsamen dürfen nicht gleichzeitig mit anderen Medikamenten eingenommen werden, da die Wirksamkeit von einigen Medikamenten bei gleichzeitiger Einnahme mit Flohsamen reduziert wird. Es empfiehlt sich daher, einen zeitlichen Abstand von ca. zwei Stunden zwischen der Einnahme von Flohsamen und anderen Medikamenten einzuhalten. Nicht angewendet werden dürfen Flohsamen(-schalen) bei einem Darmverschluss.

Heilpflanzen zur Unterstützung der Entgiftungsfunktion des Darms

Die Natur hält eine Vielzahl ganz wunderbarer Heilkräuter bereit, welche den Darm beim Entgiften und Säubern unterstützen. So wirken Fenchel, Kamille, Koriander, Melisse, Pfefferminze und Schafgarbe krampflösend, während Anis, Fenchel, Kardamom, Kümmel und Majoran Blähungen beseitigen. Kamille und Schafgarbe bekämpfen Entzündungen im Magen-Darm-Trakt, während Anis, Kümmel und Koriander die Verdauung anregen. Basilikum, Kümmel und Koriander bekämpfen zudem Pilze, Bakterien und andere Schadstoffe im Bereich des Darms. Eibisch ist hingegen angezeigt zur Reizmilderung bei Schleimhautentzündungen im Magen-Darm-Bereich, die im Eibisch enthaltenen Schleimstoffe legen sich schützend und lindernd an die geschädigten Darmwände. Die verschiedenen Teedrogen können - um die Wirksamkeit zu steigern - miteinander kombiniert werden, hierbei sollte eine Teemischung aus drei bis maximal sieben Teekräutern bestehen.

Windtreibender Tee

- 25 g Pfefferminzblätter
- 25 g Kamillenblüten
- 25 g Kümmel (gestoßen)
- 25 g Koriander (gestoßen)

Zubereitung: Etwa ein Esslöffel der Teemischung wird mit ungefähr 150 ml siedendem Wasser übergossen, bedeckt etwa 10 bis 15 Minuten ziehen gelassen und dann abgeseiht. Soweit nicht anders verordnet, wird drei- bis viermal täglich eine Tasse frisch bereiteter Tee zwischen den Mahlzeiten getrunken.

Bekömmlicher Magen-Darm-Tee

- 25 g Fenchel (gestoßen)
- 25 g Anis (gestoßen)
- 25 g Kümmel (gestoßen)

Zubereitung: Etwa ein Esslöffel der Teemischung wird mit ungefähr 150 ml siedendem Wasser übergossen, bedeckt etwa 10 bis 15 Minuten ziehen gelassen und dann abgeseiht. Soweit nicht anders verordnet, wird drei- bis viermal täglich eine Tasse frisch bereiteter Tee zwischen den Mahlzeiten getrunken.

Beruhigender Magen-Darm-Tee

- 25 g Kamillenblüten
- 25 g Schafgarbenkraut
- 25 g Pfefferminzblätter
- 25 g Zimtrinde

Zubereitung: Etwa ein Esslöffel der Teemischung wird mit ungefähr 150 ml siedendem Wasser übergossen, bedeckt etwa 10 bis 15 Minuten ziehen gelassen und dann abgeseiht. Soweit nicht anders verordnet, wird drei- bis viermal täglich eine Tasse frisch bereiteter Tee zwischen den Mahlzeiten getrunken.

Wohlschmeckender Magen-Darm-Tee

- 20 g Kamillenblüten
- 20 g Pfefferminzblätter
- 20 g Kümmel (gestoßen)
- 20 g Koriander (gestoßen)
- 20 g Tausendgüldenkraut

Zubereitung: Etwa ein Esslöffel der Teemischung wird mit ungefähr 150 ml siedendem Wasser übergossen, bedeckt etwa 10 bis 15 Minuten ziehen gelassen und dann abgeseiht. Soweit nicht anders verordnet, wird drei- bis viermal täglich eine Tasse frisch bereiteter Tee zwischen den Mahlzeiten getrunken.

Brottrunk - Klassiker zur Entgiftung des Darms

Kanne Brottrunk - bereits vor einigen Jahrzehnten vom Bäckermeister Kanne entwickelt und in Deutschland markenrechtlich geschützt - ist ein milchsaures Gärgetränk, das aus Vollkornbrot gewonnen wird. Das Brot wird hierzu mit Quellwasser versetzt und einem Monate dauernden Gärprozess unterworfen. Brottrunk enthält viele gesunde Milchsäurebakterien, Milchsäure, Vitamine, Mineralstoffe, Enzyme und Spurenelemente.

Der pH-Wert vom Brottrunk liegt zwar im sauren Bereich, jedoch wird er basisch verstoffwechselt. Die im Brottrunk enthaltenen Milchsäurebakterien schaffen ein gesundes Darmmilieu, weshalb sich das Getränk hervorragend zur Darmsanierung eignet. Zusätzlich wird die Sekretion der Verdauungsenzyme erhöht, der Körper wird entschlackt und entwässert, außerdem wird der Stoffwechsel aktiviert. Wegen des gewöhnungsbedürftigen Geschmacks des Brottrunks kann dieser 1:1 mit Fruchtsäften gemischt werden - hier bieten sich insbesondere Pflaumensaft oder naturtrüber Apfelsaft an, weil diese Säfte zusätzlich eine gesunde Verdauung fördern.

Kaffeekohle - Bindet Gase und Bakterien

Kaffeekohle wird durch stärkeres Rösten aus-gewählter grüner Kaffeebohnen gewonnen, an-schließend werden die Bohnen getrocknet und zu Kaffeekohle gemahlen. Kaffeekohle wird v.a. wegen ihrer absorbierenden Eigenschaften ge-schätzt - so saugt Kaffeekohle Fäulnisgase, Bak-terien, Viren und weitere Schadstoffe auf, bindet die Störenfriede und scheidet diese anschließend aus. Weiter wirkt Kaffeekohle adstringierend auf die Schleimhäute, d. h., dort wird ein Schutzfilm geschaffen.

In der Naturheilkunde hat sich insbesondere ein Präparat (Myrrhinil Intest™) bewährt, das neben Kaffeekohle noch Myrrhe und Kamille enthält. Myrrhe wirkt desinfizierend und ist somit in der Lage, u. a. schädliche Pilze und Hefen zu bekämp-fen. Darüber hinaus wirkt Myrrhe entzündungs-hemmend und fördert die Wundheilung, evtl. angegriffene Schleimhäute des Darms können auf diese Weise regeneriert werden.

Kamille als Zusatz wirkt krampflösend, entzün-dungshemmend, entblähend und wundheilungs-fördernd - die drei Komponenten ergänzen sich also in sinnvoller Weise. Es ist zu beachten, dass bei Einnahme anderer Medikamente ein zeitlicher Abstand von ca. zwei Stunden zur Einnahme von Kaffeekohle eingehalten werden sollte, da Kaffee-kohle auch in der Lage ist, Arzneistoffe zu adsor-bieren - deren Wirksamkeit wird dadurch in nicht erwünschter Weise reduziert.

Was ist mit Heilerde?

Heilerde wird gemeinhin als günstiges, wirksames und nebenwirkungsfreies Mittel zur Entgiftung des Körpers angepriesen - ob in Literatur über Entgiftungsmaßnahmen oder als Werbemaßnahme von Herstellern entsprechender Präparate. Da Heilerde jedoch aus Aluminium-Silikaten besteht - sie ist in verschiedenen Feinheitsgraden (fein, mikrofein) für die innerliche oder äußerliche Anwendung erhältlich - sollte man hier Vorsicht walten lassen. Heilerde bindet zwar sehr effektiv Schadstoffe und Keime, außerdem auch Säuren. Es wird jedoch in jüngster Zeit diskutiert, ob das in Heilerde enthaltene Aluminium evtl. Erkrankungen wie die Alzheimer-Krankheit auslösen kann. Es wird zwar propagiert, dass Aluminium in Heilerde in einer oxidierten Form vorliegt, die vom Körper nicht aufgenommen werden kann - in der Fachliteratur ist es jedoch immer noch strittig, inwieweit die in Heilerde enthaltenen Aluminiumverbindungen gesundheitlich problematisch sind.

Bauchmassagen - Streicheleinheiten zur Entgiftung des Darms

Eine selbst durchgeführte Bauchmassage unterstützt die Entgiftung und Entschlackung, sie eignet sich besonders gut als begleitende Maßnahme während des Aufbaus einer gesunden Darmflora - weil eine gesunde Darmflora wiederum die Voraussetzung für eine gründliche Entgiftung des Körpers ist.

Bauchmassagen sind wirksam bei Verstopfung und Verdauungsstörungen, bei Magen-, Leber- und Gallenleiden sowie bei Störungen der Bauchspeicheldrüse. Die Aktivität von Leber, Galle und Bauchspeicheldrüse wird stimuliert, die Nieren- und Blasentätigkeit wird angeregt. Die Bauchmassage wirkt in der Tiefe des Körpers, es kommt zur inneren Reinigung, belastende Stoffe und Schlacken werden über das Verdauungssystem und die Lymphe ausgeleitet. Insbesondere Schlacken und Ablagerungen an den Darmwänden können leichter gelöst und abtransportiert werden. Allgemein wird die Stoffwechselleistung angekurbelt. Auch emotionale Spannungszustände werden abgebaut.

Vor der eigentlichen Massage wird zur Entspannung der Bauchmuskulatur eine Wärmeauflage auf die Bauchregion gebettet. Die Massage erfolgt zwischen Brustkorb und Unterleib, oft werden auch der Oberkörper und die Arme in die Massage miteinbezogen. Massiert wird mit sanft kreisenden Bewegungen und unterschiedlichem Druck.

Nicht massiert werden sollte während der Schwangerschaft und Menstruation, bei Entzündungen im Bauchraum sowie bei sonstigen entzündlichen Prozessen. Auch Grippe und akutes Fieber stellen Kontraindikationen für die Bauchmassage dar.

Bewegung ist Leben

Bewegung ist nicht nur allgemein sinnvoll, um den Körper zu entgiften - bspw. wird beim Ausüben von Sport vermehrt Sauerstoff vom Körper aufgenommen, weiter kommt es bei Bewegung zu einer verstärkten Aktivität des Stoffwechsels sowie zur Regeneration aller Zellen. Insbesondere auch der Darm wird bei ausreichender Bewegung entgiftet, weil dieser durch jede Art von Sport in seiner Funktion aktiviert wird. So wird Verstopfung bekämpft, die Nahrung hat zudem eine kürzere Darmpassage, so dass aufgrund der geringeren Verweildauer im Darm einerseits weniger Schadstoffe im Darm gebildet werden, andererseits Schadstoffe auch in geringerem Maße aufgenommen werden. Hierbei ist jede Art von Bewegung sinnvoll, um den Darm anzuregen - wählen Sie also die Sportart, die Ihnen am meisten zusagt und Ihnen Spaß macht.

Flüssigkeit aktiviert den Darm

Ein Erwachsener sollte täglich etwa 2,5 Liter Flüssigkeit zu sich nehmen - dies bringt den Stoffwechsel auf Trab, die Nierentätigkeit wird angeregt, Abbauprodukte werden ausgeschieden und die Energieverbrennung wird angekurbelt. Gerade was die Entgiftung des Darms betrifft, ist ausreichendes Trinken von enormer Wichtigkeit. Reichliches Trinken verhindert Verstopfung und harten Stuhl, weiter verkürzt sich die Darmpassage - Schadstoffe werden so schnell vom Körper ausgeschieden und auch in geringerem Maße gebildet.

Ernährung - Der Darm liebt Ballaststoffe

Eine Ernährung, die den Darm bei der Entgiftung unterstützt, sollte möglichst viele Ballaststoffe enthalten - also sollten v. a. reichlich Gemüse, Obst und Vollkornprodukte verzehrt werden. Ballaststoffe sorgen für eine gute Verdauung und binden zudem alle Arten von Schadstoffen. Ansonsten gelten auch bei der Entgiftung des Darms die Grundsätze einer gesunden Ernährung: Wählen Sie idealerweise frische, unverarbeitete Lebensmittel - Fertigprodukte, Fast Food und Süßigkeiten vergiften dagegen den Darm, diese Nahrungsmittel führen zur Bildung von Fäulnisgasen, außerdem können sie die Darmflora negativ beeinflussen.

Der Verzehr von rotem Fleisch - also von Rind-, Schweine-, Lamm- und Ziegenfleisch und entsprechenden Wurstprodukten - sollte stark eingeschränkt werden, da diese an der Entstehung von Darmkrebs beteiligt sein können. Auch der Konsum von Alkohol sollte stark reduziert werden.

Ein Apfel am Tag

Der Spruch *„ein Apfel am Tag, und mit Ärzten keine Plag"* ist nicht aus der Luft gegriffen, sondern birgt so viel Wahrheit. Nicht zu Unrecht ist der Apfel mit Abstand die beliebteste Frucht der Deutschen. Über 30 Vitamine, Mineralstoffe und Spurenelemente sind in der heimischen Frucht gespeichert, nicht zu vergessen sind auch die wertvollen Flavonoide.

Und in der gesunden Frucht steckt noch mehr Gutes. So enthalten Äpfel auch Pektin - ein natürlicher Bestandteil der Zellwände - und Pektin senkt den Cholesterolspiegel, bindet Schadstoffe und führt zu deren Ausschwemmung. Weiter führt der Genuss von Äpfeln zu einer geregelten Verdauung - Schadstoffe haben so keine Chance, lange im Darm zu verweilen.

Da bis zu 70 % der Vitamine und Mineralstoffe in der Schale sitzen, sollte man Äpfel stets ungeschält genießen. Weil Äpfel aber leider oft sehr stark chemisch behandelt sind, ist es ganz wichtig, dass Sie diese gründlich waschen und abtrocknen. Und kaufen Sie am besten heimische Äpfel aus biologischem Anbau.

Meerrettich - Verdammt scharf und gesund

Das typische Wintergemüse ist nicht nur eine sehr pikante Delikatesse, sondern obendrein noch sehr gesund. So enthält Meerrettich doppelt so viel Vitamin C wie die Zitrone, ist also ein regelrechter Vitaminprotz.

Dank seines hohen Anteils an natürlichen Senfölen, die auch für den scharfen Geschmack und das intensive Aroma verantwortlich sind, tötet Meerrettich alle Krankheitskeime ab. Aus diesem Grund hat der natürliche Bakterienkiller auch seinen Beinamen *„Antibiotikum aus dem Garten"* erhalten. Ein hoher Gehalt der Mineralstoffe Calcium, Kalium und Magnesium bewirkt außerdem Schutz für Knochen, Nerven und Herz. Meerrettich schmeckt köstlich als Soße zu Fleisch und Fisch sowie zu Nudeln und Kartoffeln.

Meerrettich fördert die Verdauung und aktiviert den Stoffwechsel - Bakterien, Viren und Pilzen wird dagegen der Garaus gemacht. Meerrettich fegt wie ein Besen durch den Darm und befreit diesen von krankheitserregenden, schädigenden Darmbakterien.

Auch Kapuzinerkresse, Rettich sowie alle Arten von Kohl (Brokkoli, Chinakohl, Rosenkohl, Grünkohl, Weißkohl und Blumenkohl) enthalten Senföle, welche die Verdauungswege entgiften und reinigen. Krankmachende Darmbakterien werden bekämpft, die Verdauung wird angeregt. Wichtig ist, dass das Gemüse schonend mit nur wenig Wasser gedämpft wird, um die wertvollen Inhaltsstoffe zu erhalten.

Sauerkraut - Früher Arme-Leute-Essen, heute unersetzlich

Sauerkraut war noch bis in die frühen Jahrzehnte des letzten Jahrhunderts als milchsauer eingelegtes Weißkraut eine der wichtigsten Vitaminquellen, wenn es im Winter keine frischen Lebensmittel gab. Anders als bei frischem Gemüse bleibt nämlich der hohe Vitamin-C-Gehalt während der Lagerung erhalten. Selbst auf langen Seefahrten wurde Sauerkraut früher in Ermangelung von Konservierungsmitteln als Proviant mitgenommen, um die gefürchtete Vitamin-C-Mangelkrankheit Skorbut zu verhindern. Heute ist das gesunde Sauerkraut leider vielfach in Vergessenheit geraten, nur am Neujahrstag wird traditionell Sauerkraut gegessen, um den Geldfluss auch im neuen Jahr zu erhalten. Üblicherweise wird am Neujahrstag Sauerkraut mit Kartoffel- und Erbsenbrei gegessen, manche Leute bevorzugen dagegen Sauerkraut mit Kassler oder Bratwürsten. Sauerkraut ist bekömmlicher als normales Weißkraut, um evtl. Blähungen zu vermeiden, wird Sauerkraut gewöhnlich mit Kümmel und/oder Lorbeeren versehen.

Sauerkraut wird durch die milchsaure Vergärung von Weißkohl (manchmal auch Spitzkohl) unter Luftabschluss gewonnen, nur dann können sich die für den Darm so hilfreichen Milchsäurebakterien entwickeln. Durch den hohen Gehalt an gesunden Milchsäurebakterien wird die physiologische Darmflora unterstützt, außerdem wird die Darmperistaltik angeregt.

Sauerkraut enthält darüber hinaus Calcium, Magnesium, Eisen sowie die Vitamine B 12, Folsäure und weitere B-Vitamine.

Sauerkraut ist in Reformhäusern und Bioläden meist frisch aus dem Fass erhältlich, auch eine eigene Herstellung von Sauerkraut ist durchaus üblich. Auf jeden Fall sollte man Sauerkraut nicht als altmodisches Gemüse aus früheren Zeiten betrachten, sondern diesem äußerst gesunden Gemüse wieder zu neuem Glanz verhelfen.

Rote Beete - Gesundheit in Knallfarbe

Unsere Urgroßmütter kannten und verwendeten sie in köstlichen Rezepten, danach war die rote Rübe längere Zeit in Vergessenheit geraten. Jetzt wird die Rübe aufgrund ihres zarten Geschmacks und ihrer exzellenten Wirkung für die Gesundheit wieder neu entdeckt. Allein der rote Farbstoff, das Betanin, wirkt in ausgeprägtem Maße zellschützend und kann sogar die Entstehung bestimmter Krebsarten verhindern.

Außerdem ist das Wintergemüse gut für die Blutbildung, da es reichlich Folsäure enthält, welches für die Entstehung von Blut mitverantwortlich ist. Rote Rüben wirken ferner harntreibend, regen Galle und Leber an und fördern die Verdauung. Auch eine blutdrucksenkende Wirkung ist bei regelmäßigem Genuss von Roter Beete festzustellen.

Rote Beete wird im Allgemeinen süß-sauer eingelegt bevorzugt - Sie sollten sich aber auch mit der milchsauer vergorenen Variante anfreunden, da diese besonders basisch wirkt und zudem aufgrund der wertvollen Milchsäurebakterien für eine gesunde Darmflora sorgt.

Der Zusammenhang zwischen Darm und Psyche

Der Darm sowie die Zusammensetzung der Darmflora besitzen einen bisher ungeahnten Einfluss auf die Psyche. Wissenschaftliche Untersuchungen belegen zwischenzeitlich, dass durch eine Veränderung der Darmflora die Gefühlslage und die Psyche verändert werden können. Wie das genau geschieht, dies ist noch Gegenstand intensiver Forschungen. Man geht aber davon aus, dass Darm und Gehirn über das enterische Nervensystem, - d. h. über das Nervensystem des Darms - das autonome Nervensystem, das neuroendokrine System sowie das Immunsystem in beiden Richtungen miteinander kommunizieren. Andererseits wirken sich psychische Belastungen negativ auf die Darmtätigkeit aus. So können Stress und Angst bspw. Durchfall, Verstopfung sowie andere Darmbeschwerden auslösen.

Deshalb gilt es zum einen, Stress abzubauen - als wirksame Waffen gegen allgegenwärtigen Stress können z. B. Meditation und Yoga eingesetzt werden - zum anderen gilt es, den Darm durch geeignete Entgiftungs- und Regenerationsmaßnahmen fit und gesund zu erhalten und so auch die Psyche zu stärken. Inwieweit die Gabe von Probiotika bspw. Depressionen und Angsterkrankungen lindern kann, wird momentan intensiv erforscht - dass die alleinige Verordnung von Probiotika aber gerade bei schweren Depressionen als Allheilmittel fungieren wird, darf indes stark bezweifelt werden.

Darmsanierung nach einer Antibiotikatherapie

Nach einer Antibiotikatherapie oder bei Anwendung von anderen Medikamenten, welche die Darmflora schädigen können (z. B. Protonenpumpenhemmer, H2-Antihistaminika, Benzodiazepine, Hormone usw.), empfiehlt es sich, dem Körper Probiotika zuzuführen. Denn Antibiotika töten nicht nur Krankheitserreger ab, sondern gleichzeitig auch eine Vielzahl nützlicher Bakterien im Darm. Man geht zwar davon aus, dass sich einige Tage nach Absetzen eines Antibiotikums bei schätzungsweise 50 bis 65 % der Patienten die gesunden Keime regeneriert haben und das normale Gleichgewicht der Darmflora wieder hergestellt ist. Bei den übrigen Anwendern von Antibiotika bleiben jedoch nicht nur die gesunden Darmkeime reduziert - nein, die pathogenen Bakterien nehmen zudem überhand und vermehren sich übermäßig. Um diesem Prozess vorzubeugen, sollten also - um eine Fehlbesiedlung des Darms zu verhindern - bei Gabe von Antibiotika stets auch Probiotika in Form von magensaftresistenten Kapseln verabreicht werden.

Fasten - Entlastung für Körper und Seele

Fasten entschlackt und reinigt den gesamten Körper, insbesondere jedoch den Darm. Bei den meisten Fastenkuren wird komplett auf feste Nahrung verzichtet - auf diese Weise kommt der Darm zur Ruhe, er kann sich erholen, die im Darm angelagerten Schlacken werden gelöst und zur Ausscheidung gebracht.

Grundsätzlich handelt es sich beim Fasten um eine zeitlich begrenzte Phase, in der Sie auf bestimmte Lebensmittel verzichten. Innere Reinigung ist ein urmenschlicher Wunsch, in allen Weltanschauungen und Religionen werden seit Jahrtausenden gewisse Fastenrituale praktiziert. Seinen Ursprung hat Fasten in der Religion - so gibt es viele Religionen, in denen die Anhänger für bestimmte Zeitabschnitte enthaltsam sind. Es gibt verschiedene Ausprägungen, teilweise fasten die Teilnehmer gemeinsam, manchmal sind nur bestimmte Gruppen betroffen. Im Gegensatz zum religiösen Fasten steht beim sogenannten Heilfasten der gesundheitliche Aspekt im Vordergrund - Wenn Sie aus gesundheitlichen Gründen fasten möchten, verspüren Sie meist den Wunsch, sich innerlich zu reinigen, zu entschlacken oder auch Müdigkeit zu vertreiben und wieder fit zu werden.

Prinzipiell gibt es verschiedene Fastenkuren, aus denen Sie auswählen können. Gemeinsam ist diesen Fastenkuren, dass Sie nur sehr wenig beziehungsweise gar keine Kalorien während der Kur zu sich nehmen. Aus diesem Grund ist eine Fastenkur freilich nie als Dauerzustand anzusehen. Die meisten Menschen fasten während eines Zeitraums zwischen einer und drei Wochen und kehren dann zu ihren bisherigen Ernährungsgewohnheiten zurück. Da Sie beim Fasten zu wenige Kalorien zu sich nehmen, mit denen der Körper seine regulären Funktionen aufrechterhalten kann, kommt es stets zu einer Umstellung im Stoffwechsel. Nun baut der Organismus nicht mehr Eiweiß und Fett aus der Nahrung ab, um daraus Energie zu gewinnen, sondern bedient sich an Ihrem Körper. Der positive Nebeneffekt, Gewicht zu verlieren, resultiert daraus, dass nun Ihre Fettreserven abgebaut werden.

Bei vielen Fastenkuren fangen Sie nicht von heute auf morgen an, nichts mehr zu essen, sondern Sie bereiten Ihren Körper langsam auf die Hungerkur vor. Im Allgemeinen geschieht dies durch ein bis zwei Vorbereitungstage, an denen Sie Ihren Nahrungskonsum bereits einschränken. Das heißt, Sie verzichten bereits auf Süßes und trinken keinen Alkohol. Außerdem sollten Sie während dieser Tage darauf achten, weniger Fett und mehr Ballaststoffe aufzunehmen.

Im Allgemeinen erfolgt vor Antritt der Fastenkur eine komplette Darmentleerung, diese erfolgt mittels Glaubersalz oder durch einen Einlauf. Es ist relativ unkompliziert, eine Darmentleerung mittels Glaubersalz durchzuführen. Nehmen Sie das Salz (in der Apotheke erhältlich) nach Vorschrift ein und schon bald verschwinden Sie auf der Toilette, um Ihren Darm zu entleeren. Verlegen Sie diese Aktion aber sicherheitshalber aufs Wochenende oder auf einen freien Tag, da es durchaus sein kann, dass Sie mehr Zeit als gewöhnlich auf der Toilette verbringen. Die zweite Möglichkeit zur Darmentleerung besteht darin, einen Einlauf durchzuführen. Die notwendige Ausrüstung dafür bekommen Sie in der Apotheke. Sie können sich den Schlauch des sogenannten Irrigators selbst rektal einführen oder bitten einen Vertrauten darum. Sitzt der Schlauch, bringen Sie darüber Flüssigkeit in den Darm, wodurch der Darm angeregt wird, sich zu entleeren.

Bezüglich der anschließend folgenden Fastenkur haben Sie zahlreiche Möglichkeiten

- Saftfasten: Hier trinken Sie lediglich hochwertige Obst- und Gemüsesäfte.
- Ebenfalls bekannt ist das Molkefasten. Hier trinken Sie neben Molke außerdem Obst- und Gemüsesäfte sowie Wasser.
- Früchtefasten: Dabei essen Sie neben Früchten auch Gemüse, Nüsse und Kräuter.
- Zu den Fastenkuren mit langer Tradition zählt das Buchinger-Heilfasten. Bei dieser Methode bekommen Sie Gemüsebrühe, Säfte und Honig. Ergänzt wird das Buchinger-Heilfasten durch verschiedene körperliche Behandlungen.
- Bekannt ist außerdem die Mayr-Kur (Franz-Xaver-Mayr-Kur oder F.-X.-Mayr-Kur). Milch und altbackene Brötchen sind bei dieser Fastenkur erlaubt, wobei die Brötchen sehr langsam gekaut und eingespeichelt werden. Auch bei dieser Kur gibt es begleitende Behandlungen.
- Nur wenn Sie gesund sind, sollten Sie sich an die extremste Form des Fastens heranwagen. Hier trinken Sie lediglich ungesüßten Tee und Wasser.

Allen Fastenkuren ist gemeinsam, dass Sie über den Tag verteilt mehrere Liter Flüssigkeit - meist Wasser oder ungesüßten Tee - trinken. Können Sie dies nicht einhalten, ist eine Fastenkur nicht die richtige Wahl für Sie. Denn nehmen Sie zu wenig Flüssigkeit zu sich, drohen relativ schnell Kreislaufprobleme und Mangelerscheinungen. Richtig durchgeführt und eventuell unter Anleitung eines Arztes, eines Heilpraktikers oder in einer Kurklinik, hat eine Fastenkur jedoch sehr positive Auswirkungen auf Ihre Gesundheit. Besonders, wenn Sie einen erhöhten Entgiftungsbedarf haben oder unter einer der folgenden Krankheiten leiden, kann Fasten für Sie eine lohnende Auszeit vom Essen darstellen.

Fasten hat sich besonders bei folgenden Krankheiten bewährt:

- Adipositas
- Erhöhte Blutfettwerte
- Bluthochdruck
- Hautkrankheiten
- Verdauungsstörungen

Fasten ist eine gute Methode, um sich auf sich und seinen Körper zu besinnen und seine Ernährungsgewohnheiten unter die Lupe zu nehmen. Viele Fastende erleben beim Verzichten auf Nahrung ein Gefühl der Willensstärke, der inneren Einkehr und eine Art meditativen Zustand.

Der Fastende kommt zudem zur Ruhe, er kann abschalten und Probleme des Alltags verlieren an Bedeutung.

Im Anschluss an eine Fastenkur werden Sie die ersten Mahlzeiten bewusst und in einem neuen Licht wahrnehmen. Häufig wird eine Umstellung der Ernährung langfristig in Angriff genommen. Das Gefühl der inneren Ruhe und der Gelassenheit kann oft noch nach Beendigung des Fastens bewahrt werden.

Bei einer akuten Krankheit sollten Sie jedoch aufs Fasten verzichten. Ihr Körper benötigt in diesem Fall ausreichend Energie, um wieder gesund zu werden. Leiden Sie unter einer chronischen Krankheit, sprechen Sie bitte mit Ihrem Arzt, ob Fasten für Sie in Frage kommt. Das ist vor allem wichtig, wenn Sie Medikamente einnehmen, da unter Umständen eine Anpassung der Dosierung notwendig ist.

Fasten Sie länger als zehn Tage, ist es auf jeden Fall empfehlenswert, die Kur von einem Arzt begleiten zu lassen. Er überprüft Ihre Blutwerte und Ihren gesundheitlichen Zustand in regelmäßigen Abständen und weiß, wann es besser ist, die Fastenkur zu beenden.

Kinder, Heranwachsende, Schwangere und stillende Frauen sowie Personen, die unter einer Essstörung oder einer psychischen Krankheit leiden sowie Untergewichtige sollten nicht fasten.

Entgiftung über die Nieren

Die Niere hat als Filterstation unseres Körpers die Aufgabe, das Blut zu reinigen. Millionen kleiner Nierenkörper und -kanäle filtern harngängige Stoffe sowie auch Schad- und Giftstoffe aus dem Harn heraus. Eine Überlastung der Nieren offenbart sich bspw. durch Ödeme an den Unterschenkeln, Knöcheln und am Lid sowie an Oligurie (verminderte Ausscheidung von Urin) oder Anurie (Ausbleiben der Ausscheidung von Urin). Auch allgemeine Kraftlosigkeit, schuppige Haut sowie übersteigerte Kälteempfindlichkeit sind Zeichen einer Überforderung der Nieren oder einer Nierenschwäche.

Ziel einer Ausleitungstherapie über die Nieren ist daher die Aktivierung und Verstärkung der Ausscheidung von Stoffwechselschlacken und toxischen Stoffen durch die Nieren, aufgrund einer Verbesserung der Durchblutung und einer erhöhten Filtrationsleistung.

Neben der Ausscheidung von Schadstoffen sowie von Endprodukten des Stoffwechsels (den sogenannten harnpflichtigen Substanzen) gehört auch die Aufrechterhaltung des Säure-Basen-Haushalts sowie des Elektrolythaushalts zu den Aufgaben der Nieren. Auch die Regulierung des Wasserhaushalts, die langfristige Blutdruckeinstellung sowie die Produktion bestimmter Hormonen gehört zum umfangreichen Aufgabengebiet der Nieren.

Wie die Nieren am effektivsten entgiftet werden und wie die empfindlichen Organe gesund erhalten werden, erfahren Sie in den folgenden Kapiteln.

Symptome überlasteter Nieren - Hier besteht Handlungsbedarf

Folgende - teils unspezifische - Symptome können auf eine Überlastung der Nieren mit Schadstoffen hinweisen. Es ist dann höchste Zeit, an eine Entgiftung der Nieren zu denken.

- Der Bereich unter den Augen ist aufgequollen (Tränensäcke sind sichtbar), auch sind die Augen bisweilen mit dunklen Schatten unterlegt.
- Die Ohren sind empfindlich, es besteht eine Neigung zu Mittelohrentzündungen (laut TCM zeigt sich eine mangelnde Nierenenergie an den Ohren).
- Ödeme, v. a. an den Unterschenkeln und Knöcheln
- Schuppige Haut
- Übersteigerte Kälteempfindlichkeit, ständiges Frösteln
- Verminderte Ausscheidung von Urin (Oligourie), Ausbleiben der Ausscheidung von Urin (Anurie)
- Übelriechende, zu Schweißbildung neigende und/oder kalte Füße
- Kraftlosigkeit, Schwäche

Die Nieren gut durchspülen

Um die Nieren gut zu durchspülen, ist die Aufnahme von reichlich Flüssigkeit oberstes Gebot. Vorzugsweise sollte warmes Wasser getrunken werden, das zuvor zehn Minuten lang zum Kochen gebracht wurde. Von diesem warmen Wasser trinke man mehrmals täglich je 250 ml, die Gesamtmenge sollte mindestens 2,5 l betragen. Um auf die benötigte Flüssigkeitsmenge zu kommen, sollten Sie sich die Getränke für einen Tag am besten schon morgens abmessen und diese über den Tag verteilt trinken. Nur so gehen Sie sicher, dass Sie wirklich die geforderte Flüssigkeitsmenge zu sich nehmen. Wichtig ist eine gleichmäßige Verteilung der Flüssigkeitsaufnahme über den ganzen Tag. Denn beim Versuch, die gesamte Flüssigkeit auf einmal aufzunehmen, wird zu viel Flüssigkeit mit dem Urin ausgeschieden.

Ausreichendes Trinken regt nicht nur die Nierentätigkeit an und bringt den Stoffwechsel auf Trab - Bei Aufnahme von genügend Flüssigkeit fällt es den Nieren auch leichter, ihre Entgiftungs- und Ausleitungsfunktion zu erfüllen. Durch das Trinken von v. a. Wasser werden Toxine, Stoffwechselabbauprodukte sowie auch sehr kleine Nierensteine mit dem Urin ausgeschwemmt.

Um die Bildung von Nierensteinen zu verhindern, ist es wichtig, auch abends vor dem Schlafengehen nochmals mindestens ein Glas Wasser zu trinken - Damit sich über Nacht keine Nierensteine bilden können. Bei Ausübung von Sport, bei hohen Temperaturen, bei vermehrter Schweißbildung, bei Saunabesuchen sowie bei schweißtreibender Tätigkeit kann mitunter eine Flüssigkeitsaufnahme von 2,5 l pro Tag nicht ausreichend sein. Hier empfiehlt es sich, evtl. auch die abgegebene Harnmenge zu messen, diese sollte bei etwa zwei Litern täglich liegen. Denn nur die ausgeschiedene Urinmenge kann tatsächlich darüber Auskunft geben, wie gut die Nieren durchspült werden und wie effektiv der Körper über die Nieren entgiftet. Auch die Farbe und Beschaffenheit des Urins sollte begutachtet werden - idealerweise ist Urin eine klare, farblose bis hellgelbe Flüssigkeit. Neben Wasser bieten sich als Getränke auch bestimmte Teesorten an, welche eine harntreibende Wirkung haben. Hierzu gehören u. a. Goldruten-, Birken-, Schachtelhalm- und Brennnesseltee, die einzelnen Kräuter können auch in Kombination als Teemischung zubereitet werden (siehe Kapitel „*Heilpflanzen zur Unterstützung der Entgiftungsfunktion der Nieren*"). Auch mit Wasser verdünnte Fruchtsäfte können getrunken werden (ideales Verhältnis Wasser zu Fruchtsaft 3 zu 1).

Zitronen - Feind von Nierensteinen

Zitronensaft ist in der Lage, bereits bestehende Nierensteine aufzulösen bzw. der Bildung von Nierensteinen vorzubeugen. Verantwortlich für diesen Effekt sind die im Zitronensaft enthaltenen Citrate, welche sowohl Oxalatsteine als auch Harnsäure- und Cystinsteine auflösen können. Für eine optimale Wirkung gibt man zwei frisch ausgepresste Zitronen in einen Liter Wasser, bei Bedarf süße man mit etwas Agavendicksaft. Die Wasser-Zitronen-Mischung wird über den Tag verteilt getrunken. Limonaden, denen oft Zitronensäure zugesetzt ist, zeigen diese Wirkung übrigens nicht, da Zitronensäure in den meisten Fällen künstlich hergestellt wird. Wer bereits einmal Nierensteine gehabt hat, sollte Zitronenwasser zum täglichen Getränk werden lassen - denn Nierensteine haben eine sehr hohe Rückfallquote, man sagt mitunter bisweilen sogar *„einmal Nierensteine, immer Nierensteine"*.

Zitronenwasser kann jedoch noch viel mehr. Obwohl Zitronensaft sauer schmeckt, wird er im Körper zu Basen verstoffwechselt - damit trägt Zitronenwasser auch zu einem ausgeglichenen Säure-Basen-Haushalt bei. Weiter entgiftet und reinigt Zitronenwasser sowohl die Nieren als auch den gesamten Körper.

Zudem regt Zitronenwasser den Stoffwechsel an, wodurch einerseits ein Entgiftungs-Turbo eingelegt wird, andererseits wird auch die Fettverbrennung unterstützt. Zitronen sind zudem gesund, u.a. stärken sie das Immunsystem. Auch schmeckt Zitronenwasser herrlich erfrischend - vielen Menschen fällt es somit leichter, mit Zitronenwasser auf die erforderliche tägliche Trinkmenge zu kommen.

Optimal ist es, bereits morgens nach dem Aufstehen ein Glas Zitronenwasser zu trinken, am besten lauwarm, so werden zusätzlich Verdauung, Stoffwechsel und Entgiftung angeregt. Idealerweise geben Sie dem Wasser außer frisch gepresstem Zitronensaft noch frischen Ingwer oder etwas Brennnesselkraut hinzu - das bringt den Körper zusätzlich in Schwung und fördert die Entgiftung. Weiter empfiehlt es sich, eine halbe Stunde vor jeder Mahlzeit ein Glas Zitronenwasser zu trinken und auch zwischendurch im Verlauf des Tages. Das bringt den Stoffwechsel auf Trab, die Nierentätigkeit wird angeregt, Abbauprodukte werden ausgeschieden und die Energieverbrennung wird angekurbelt.

Ernährung - Das lieben die Nieren

Unsere Nieren lieben eine basenüberschüssige, vorwiegend vegetarische Ernährung, die aus viel rohem und gekochtem Gemüse und Obst besteht. Gemüse und Obst enthält neben Vitaminen, Mineralstoffen und Spurenelementen auch Ballaststoffe und sekundäre Pflanzenstoffe - infolge dieser einzigartigen Kombination der Wirkstoffe ist Obst und Gemüse besonders geeignet, die Nieren zu entgiften. Insbesondere Spargel, Sellerie, Gurken und Grüne Smoothies wirken harntreibend und fördern die Urinausscheidung sowie die Ausschwemmung von Giften und Stoffwechselendprodukten. Meerrettich, Zwiebel, Knoblauch und Kresse besitzen neben einer harntreibenden Wirkung zusätzlich eine desinfizierende und antibakterielle Komponente. Bei den Obstsorten sorgen insbesondere Beeren wie Cranberries und Himbeeren, weiter Wassermelonen, Papaya und Bananen für gesunde und leistungsfähige Nieren. Kürbiskerne wiederum stärken die Blase sowie die Prostata.

Gemäß der Theorie der Traditionellen Chinesischen Medizin (TCM) sollen besonders schwarze Lebensmittel geeignet sein, die Nieren zu stärken. Ideal sind schwarze Bohnen, schwarze Johannisbeeren, schwarze Datteln und Trockenpflaumen. Auch Suppen, heiße Brühen und heißer Tee stärken die Nieren.

Nur in Maßen gegessen werden sollten dagegen Lebensmittel, welche viel Oxalat enthalten. Oxalat kann in Kombination mit Calcium zur Bildung von Oxalatnierensteinen führen, weshalb die Zufuhr von zu viel Oxalat vermieden werden sollte. Oxalat findet sich in fast allen Pflanzen, zu den Lebensmitteln mit hohem Oxalatgehalt zählen jedoch v. a. Amaranth, Portulak, schwarzer und grüner Tee, Spinat, Kakao (damit auch Schokolade), Rhabarber, Mangold, Rote Beete, Kaffee, Tofu, Süßkartoffeln. Natürlich ist hierbei zu berücksichtigen, dass manche Lebensmittel (z. B. schwarzer Tee) in viel geringerer Menge verzehrt werden als andere - Der Oxalatgehalt spielt bei der Aufnahme von kleinen Portionen freilich keine so tragende Rolle wie bei der Aufnahme von großen Portionen. Außerdem spielt auch das Verhältnis von Calcium zu Oxalat, das in der Pflanze vorliegt, eine wichtige Rolle - Denn das in Pflanzen vorhandene Oxalat ist bei Vorhandensein von Calcium an dieses gebunden und wird somit nicht mehr resorbiert.

Zu viel Fleisch - Gift für die Nieren

Ein hoher Fleischkonsum stellt eine große Belastung für die Nieren dar. Bekanntlich enthält Fleisch Protein, das wiederum aus verschiedenen Aminosäuren besteht. Aminosäuren werden im Körper zu Harnstoff verstoffwechselt, der über die Nieren abgebaut wird. Bei einem Überangebot von Fleisch - und damit einem Zuviel von Harnstoff - schaffen es die Nieren oft nicht mehr, das lästige Abbauprodukt aus dem Blut zu filtern und anschließend mit dem Urin auszuscheiden. Im schlimmsten Fall drohen Niereninsuffizienz und damit eine schleichende Vergiftung des Körpers. Vergiftungserscheinungen können von Konzentrationsstörungen und Schlafstörungen bis zu Persönlichkeitsveränderungen reichen. Zudem führt ein hoher Fleischkonsum zu einer gnadenlosen Übersäuerung des Körpers und damit auch der Nieren - diese können ihrer Ausscheidungsfunktion im sauren Milieu nicht mehr ausreichend gerecht werden, was wiederum zu einer schleichenden Vergiftung des Körpers führt.

Viele aus Fleisch gewonnene Wurstsorten enthalten neben hohen Mengen an Protein auch viel Phosphat und Fett - und gerade Phosphat gehört zu den Substanzen, welche die Nieren zusätzlich belasten. In Fleisch- und Wurstwaren enthaltenes Fett reduziert zudem die Harnsäureausscheidung.

Während ein erwachsener Mensch täglich 30 bis 60 g Eiweiß (enthalten in einer Portion Fisch oder Fleisch) benötigt, beträgt die tatsächliche Eiweißzufuhr in den westlichen Industrieländern 80 bis 150 g pro Person und Tag.

Diese Zahlen bedürfen keiner weiteren Erklärung: Ein Großteil der Menschen überschreitet die empfohlene Eiweißmenge bei weitem, nicht wenige leiden sogar unter einer sogenannten *„Eiweißmast"*. Denn für viele Menschen ist eine Mahlzeit ohne Fleisch unvollkommen, für Beilagen wie Salat und Gemüse ist dagegen eher eine undankbare Nebenrolle vorgesehen. Wer nicht auf Fleisch verzichten kann oder will, sollte sehr viel trinken, um eine geregelte Ausscheidung erhöhter Harnstoffmengen ermöglichen zu können.

Neben Protein enthält Fleisch sowie Fisch auch unterschiedliche Mengen an Purinen, welche sich ebenfalls schädigend auf die Nieren auswirken können. Beim Abbau von Purinen entsteht Harnsäure, welche mit dem Urin ausgeschieden wird. Kann die im Körper gebildete Harnsäure nicht vollständig mit dem Urin ausgeschieden werden - ob als Konsequenz von übermäßigem Verzehr von Purinen oder als Folge einer Stoffwechselstörung - so steigt der Harnsäurespiegel im Blut an. Bei einer weiter zunehmenden Konzentration von Harnsäure im Blut, kann diese nicht mehr im Blut gelöst werden - als Folge kommt es zur Ablagerung von Harnsäure in den Gelenken, in der Haut sowie in den Nieren.

Die abgelagerte Harnsäure führt in den Gelenken mit der Zeit zu Gicht, die mit starken Schmerzen verbunden sein kann. In der Niere deponierte Harnsäure kann dagegen zu Nierensteinen, Infektionen der Harnwege sowie zu Störungen der Nierenfunktion führen. Eine Störung der Nierenfunktion geht mit mangelnder Ausscheidung von harnpflichtigen Substanzen sowie von Giftstoffen einher, am Ende kann es zu völliger Funktionsunfähigkeit der Nieren kommen.

Purine sind in hoher Menge v. a. in Fleisch, Fisch und Hülsenfrüchten enthalten. Auch Kaffee, Kakao und schwarzer Tee enthalten Purine, die in diesen Lebensmitteln enthaltenen Purine werden jedoch nicht zu Harnsäure abgebaut und können daher gefahrlos genossen werden. Bei Fleischsorten sind v. a. Innereien wie Bries (Thymusdrüse), Niere, Leber, Lunge und Herz mit sehr hohen Purinkonzentrationen belastet. Spitzenreiter im Puringehalt unter den Innereien ist hierbei Bries. Auch Makrelen, Sardellen, Heringe und Forellen sind von einem stattlichen Puringehalt betroffen. Die Haut von Geflügel und Fisch stellt ebenfalls eine Purinquelle dar. Unter den pflanzlichen Lebensmitteln beeindrucken Hülsenfrüchte (Linsen, Bohnen, Soja) durch hohe Puringehalte. Wer Wert auf eine gesunde Nierenfunktion legt, sollte sich also weitgehend mit einer fleischarmen Lebensweise vertraut machen.

Kochsalz - Gefahr für die Nieren

Kochsalz - die exakte Bezeichnung ist Natrium-chlorid - ist ein lebenswichtiges Mineral. Nimmt man es aber in zu hohen Dosen ein, schadet Kochsalz dem gesamten Körper, insbesondere jedoch den Nieren. Kochsalz wird über die Nieren aus-geschieden - bei zu hohen Mengen müssen die Nieren hart arbeiten, um mit dem Überschuss an Natriumchlorid fertig zu werden. Müssen die Nieren kontinuierlich zu viel Natrium entsorgen, können die Nieren geschädigt werden - als Folge arbeiten die Nieren nicht mehr richtig und somit versagt auch ihre wichtige Ausscheidungs- und Entgiftungsfunktion. Zudem kann Natrium in hohen Konzentrationen bei sogenannten koch-salzsensitiven Menschen den Blutdruck erhöhen - und Bluthochdruck schädigt seinerseits auf lange Sicht die Nieren. Ein gefährlicher Teufelskreis, in dem Kochsalz die zentrale Rolle spielt, ist entstan-den.

Um den Konsum von Kochsalz zu reduzieren, ist es ratsam, anstelle von Salz mit Kräutern zu würzen. Hier bieten sich etwa Curcuma, Dill, Koriander, Kümmel, Oregano, Pfeffer und Thymian an. Diese wertvollen Kräuter nützen dem Körper auch insofern, als dass sie - bedingt durch ihren hohen Mineralstoffgehalt - eine stark basische Wirkung entfalten. Auch getrocknete Kräuter dienen als Basenlieferanten, denn sie verlieren bei richtiger Trocknung ihre Mineralstoffe nicht. Vergessen Sie also bei der Zubereitung Ihrer Speisen diese schmackhaften basischen Helfer nicht - würzen diese doch auch geschmackvoller und intensiver als das gefährliche Salz und sind zudem sehr gesund.

Weiterhin ist der Verzehr von kochsalzreichen Lebensmitteln wie Wurst, Käse, Brot und Knabbereien wie bspw. Salzbrezeln oder Chips stark einzuschränken. Zu beachten ist außerdem, dass die meisten Fertiggerichte sehr hohe Mengen an Kochsalz enthalten.

Alkohol - Toxisch für die Nieren

Alkohol stimuliert zum einen die körpereigene Harnsäurebildung, zum anderen hemmt er die Ausscheidung von Harnsäure. Resultat hiervon ist, dass Harnsäure in den Nierentubuli abgelagert wird, was zum Verschluss der Tubuli führen kann. Als Konsequenz können die Nieren Giftstoffe sowie harnpflichtige Substanzen nicht mehr ordnungsgemäß ausscheiden. Weiter drohen Schädigungen der Nieren bis hin zum kompletten Nierenversagen.

Beim Genuss von zu viel Alkohol dehydriert der Körper aufgrund der Ausscheidung von zu viel Wasser. Dies begünstigt wiederum die Bildung von Nierensteinen sowie eine Schädigung der Funktionen des gesamten Körpers mitsamt den Nieren.

Ferner führt Alkohol zur Übersäuerung auch des Blutes, was dazu führt, dass die Löslichkeit der Harnsäure im Blut abnimmt - als Folge kommt es zur Auskristallisation von Harnsäure in den Gelenken, in der Haut und in den Nieren. Darüber hinaus wird Alkohol zwar größtenteils über die Leber abgebaut - ein geringer Anteil von ca. 10 % wandert aber unverändert zu den Nieren, wo er die empfindlichen Organe schädigen kann. Ein weiterer ungünstiger Umstand ist die Tatsache, dass Bier Purine enthält. Die schädliche Wirkung der Purine auf die Niere haben wir im Kapitel *„Zu viel Fleisch - Gift für die Nieren"* kennengelernt.

Rauchen - Auch die Nieren leiden

Rauchen stellt nicht nur eine Gefahr für die Gesundheit allgemein dar, sondern insbesondere auch für die Nieren. So erhöht der schädliche Qualm den Blutdruck, auch die Herzfrequenz steigt - infolgedessen werden die Blutgefäße verengt, wodurch der Blutfluss zu allen wichtigen Organen, einschließlich der Nieren, eingeschränkt wird. Konsequenz hieraus ist wiederum eine verminderte Ausscheidungsleistung der Nieren, Giftstoffe sowie andere harnpflichtige Substanzen können nicht mehr ausreichend ausgeschieden werden und belasten den Körper. Durch die Verengung der Blutgefäße kommt es zudem zu einer Minderdurchblutung der Nieren, was deren Funktionsfähigkeit einschränkt. Die sensiblen Organe leiden, ihre Schädigung schreitet indessen voran. Zudem kann der durch Rauchen erhöhte Blutdruck auf lange Sicht die Nieren schädigen. Eine Schädigung der Nieren kann ihrerseits den Blutdruck erhöhen - eine gefährliche Spirale wechselseitiger Schädigung ist eingeläutet.

Wenn Sie mit dem Rauchen aufhören möchten, bietet sich die Substitution mit Nikotinpflastern, -sprays oder -kaugummis an, wobei Nikotinpflastern der Vorzug zu geben ist - wegen der kontinuierlichen und nicht bedarfsweisen Freigabe von Nikotin. Bezüglich der Anwendungsart und Anwendungsdauer von Nikotinersatz in Form von Pflastern, Kaugummi oder Spray können Sie sich in Ihrer Apotheke beraten lassen. Eine hohe Erfolgsquote erreichen auch verhaltenstherapeutische Entwöhnungsprogramme in einer Gruppe, welche z. B. im Rahmen von Raucherambulanzen an Universitätskliniken stattfinden. Auch Selbsthilfegruppen oder die Unterstützung durch den Partner/Familie können sehr hilfreich und motivierend sein.

Spargel - Königliches Gemüse für die Nieren

Einer der schönsten Frühlingsboten, welche Mutter Natur für uns bereithält, ist der königliche Spargel. Spargel schmeckt nicht nur köstlich, sondern ist auch eine der gesündesten Gemüsesorten überhaupt. Das bittersüße Gemüse lässt nicht nur die Pfunde purzeln, sondern wirkt auch entwässernd, regt die Nierentätigkeit an und wirkt entgiftend auf den ganzen Organismus. Deshalb empfiehlt sich Spargel auch zur Unterstützung bei Blasenleiden und Nierensteinen. Auch bei erhöhten Blutfettwerten und Bluthochdruck wirkt Spargel entlastend. Spargel ist in drei Varietäten erhältlich, als weißer, grüner und violetter Spargel. Während die bekannteste Variante, der weiße Spargel, mild im Geschmack ist, ist violetter Spargel kräftiger im Geschmack und grüner Spargel weist den intensivsten Geschmack auf. Bei Feinschmeckern erfreut sich grüner Spargel, der auch über der Erde wächst, zunehmender Beliebtheit. Für eine Entgiftung und Reinigung der Nieren sorgt der schöne Frühlingsbote wegen seiner einzigartigen Komposition von Inhaltsstoffen: Praktisch kalorienfrei beherbergt Spargel viel Wasser, Ballaststoffe, Magnesium, Calcium, Kalium, Vitamine der B-Gruppe, Vitamin C und Vitamin A.

Spargel kurbelt den Stoffwechsel an und entwässert und entgiftet den ganzen Körper, weshalb sich Spargel besonders für entschlackende Frühjahrskuren eignet. Da der Blutzuckerspiegel nicht beeinflusst wird, verhindert das prächtige Gemüse hervorragend Heißhungerattacken und wirkt der Einlagerung von Fettpolstern entgegen. Reichlich vorhandenes Inulin sorgt für eine verbesserte Resorption von Calcium und Kalium, außerdem fördert Inulin eine gesunde Darmflora, welche wiederum zu einer geregelten Verdauung und zur Entgiftung des Darms führt.

Aufgrund seines charakteristischen Geschmacks bedarf Spargel keiner aufwendigen Beilagen. Er schmeckt gekocht oder im Ofen gebraten, letztere Variante führt aufgrund des Garens im eigenen Saft zu einem sehr intensiven Geschmack. Um den ausgeprägten Geschmack des Spargels zu erhalten, sollte zum Garen nur sehr wenig Wasser zugegeben werden. Besonders bieten sich auch Garmethoden ohne Wasser an, etwa das Braten, das Dünsten in Folie oder das Dampfgaren. Diesem Umstand trägt auch die Entwicklung spezieller Spargeltöpfe Rechnung.

Traditionell wird zu Spargel Sauce Hollandaise oder Sauce béarnaise gereicht. Puristen genügt dagegen lediglich geklärte Butter. Gerne wird Spargel auch zu Folien- oder Pellkartoffeln gegessen, auch Nudeln schmecken vorzüglich zu Spargel. Auch mit Rühr-, Spiegel- oder gekochten Eiern mundet Spargel, sowie eingearbeitet in Quiches oder Omeletts. Mit Erdbeeren, Kirschtomaten, Artischocken oder Avocado ergibt Spargel dagegen einen köstlichen Salat.

Je nach Witterung gibt es ab Mitte April den ersten heimischen Spargel - dank beheizter Felder und Folienabbau rückt der Start der Spargelsaison jedoch immer weiter nach vorne. Traditionell endet die Spargelsaison am 24. Juni, am Johannistag. Theoretisch könnte man die Spargelsaison noch weiter ausdehnen - umso magerer würde allerdings die Ernte im kommenden Jahr ausfallen. Außerdem machen die begrenzte Verfügbarkeit (von April bis Juni), der relativ hohe Preis sowie natürlich der feine Geschmack, den Status des Besonderen aus, den Spargel besitzt.

Spargel liebt sandigen Boden, die bekanntesten Spargelanbaugebiete in Deutschland sind Schwetzingen und Beelitz. Auch Nienburg und Schrobenhausen sind bekannte Spargelanbaugebiete.

Himbeeren - Verführerisch und gesund

Himbeeren schmecken nicht nur verführerisch lecker, sie sind auch ausgesprochen gesund. Himbeeren vereinen ein feines, süßes Aroma mit einem Hauch Säure, was diese Beeren zu einem ausgesprochenen Genuss macht. Himbeeren - im botanischen Sinne keine Beeren, sondern Sammelsteinfrüchte - gehören zu den ältesten Kulturfrüchten überhaupt. Himbeeren zählen zu den Rosengewächsen, es gibt sommer- und herbsttragende Sorten. Himbeeren enthalten Vitamin C, Vitamin E, verschiedene B-Vitamine (Vitamin B 1, Vitamin B 2, Vitamin B 6), Magnesium, Calcium, Kalium, Zink und Eisen. Als ganz besonders wertvolle Inhaltsstoffe hat man kürzlich die sogenannten Himbeer-Ketone entdeckt. Hierbei handelt es sich um Enzyme, welche die Konzentration des körpereigenen Hormons Adiponectin erhöhen. Adiponectin wiederum beeinflusst den Lipid- und Glucosestoffwechsel auf positive Weise. Darüber hinaus unterstützen Himbeeren eine gesunde Verdauung, sie entgiften den gesamten Körper und haben eine vorbeugende Wirkung gegen bestimmte Krebsarten.

Für die Nieren sind Himbeeren besonders hilfreich, da sie entwässernd wirken und so für eine gute Durchspülung der sensiblen Organe sorgen. Ferner kurbeln Himbeeren die Aktivität der Nieren an, wodurch diese auch von zahlreichen Schadstoffen befreit werden.

Himbeeren schmecken roh oder gekocht, gerne werden sie zu Joghurt und Quark gereicht. Auch als leckere Beigabe zu Müsli, Haferflocken und Reis schmecken Himbeeren köstlich. Als Zutat zu jeder Art von Obstsalat zaubern Himbeeren einen ausgezeichneten Geschmack, bspw. schmecken Himbeeren zu Rhabarber, Birnen, Äpfeln, Pfirsichen oder Wassermelonen. Auch zusammen mit anderen Beerenfrüchten, z. B. mit Erdbeeren oder Blaubeeren, munden Himbeeren ausgezeichnet. Auch mit Blattsalaten und Himbeeressig werden Himbeeren bisweilen gereicht. Himbeeren sollten immer kühl und nur kurze Zeit gelagert werden. Sie sind gegen Druck empfindlich, weshalb die Beeren auch nur vorsichtig gewaschen werden sollten - auch um das geschmackvolle Aroma nicht zu verwässern.

Cranberries - Kleine Beeren mit großer Kraft

Cranberries zählen in Deutschland zu den relativen Neuentdeckungen, die sich aber immer größerer Beliebtheit erfreuen - nicht zuletzt wegen ihrer positiven Wirkung auf die Gesundheit. Cranberries - auch Großfrüchtige Moosbeeren, Kraanbeeren oder Kranbeeren genannt - gehören zur Familie der Heidekrautgewächse (lat. Ericaceae). Cranberries - üblicherweise wird die englische Bezeichnung verwendet - sind in Europa, Asien und Nordamerika heimisch, in den USA wird die Pflanze großflächig angebaut und vermarktet - u. a. auch, weil die Beeren als unverzichtbare Bestandteile des Thanksgiving-Menüs gelten.

Die Moosbeere wächst in kleinen, immergrünen Sträuchern, deren Zweige sich am Boden kriechend ausbreiten. Die leckeren, intensiv roten Früchte besitzen einen herb-sauren Geschmack. Erst im getrockneten Zustand erhalten Cranberries eine gewisse Süße, welche den herben Geschmack etwas abmildert.

Nicht nur als Leckerei, sondern auch als Heilmittel haben sich Cranberries einen Namen gemacht - insbesondere zur Vorbeugung von Blasen- und Harnwegsinfekten werden die roten Früchte sehr geschätzt. Cranberries enthalten verschiedene wertvolle Inhaltsstoffe wie Antioxidantien (z.B. Proanthocyanidine), die zur Gruppe der Flavanole gehören. Bei den Flavonolen, welche die Cranberries beherbergen, handelt es sich hauptsächlich um Oligomere des Catechins und Epicatechins. Die Oligomere verhindern, dass sich Bakterien (meist Escherichia coli-Bakterien, aber auch andere Bakterien wie Enterokokken, Proteus und Staphylokokken) an die Oberfläche der Harnwege anheften können. Die Erreger finden so keinen Halt und werden über den Urin ausgeschwemmt. Da Cranberries auch harntreibend wirken, wird die Ausscheidung von Erregern über den Urin noch beschleunigt. Außerdem wirken Cranberries desinfizierend, entzündungswidrig, ferner säuern sie den Harn an und stärken das Immunsystem.

Bei Blasen- und Harnwegsinfekten beschränkt sich die Wirksamkeit von Cranberries freilich hauptsächlich auf die prophylaktische Wirkung - um die Einnahme von Antibiotika zu umgehen, sollte deshalb besonderes Augenmerk auf die vorbeugende Wirkung von Cranberries gelegt werden. Auch eine Therapie im sehr frühen Stadium einer Blasenentzündung ist mitunter in manchen Fällen möglich, wenn Cranberries in hoher Dosierung - möglichst in Tablettenform - bei den ersten Symptomen einer Blasenentzündung eingenommen werden. Der Vorbeugung von Harnwegsinfekten und Blasenentzündungen kommt auch insofern eine wichtige Bedeutung zu, da sich beim Auftreten von vier oder mehr Blasenentzündungen im Jahr eine Reizblase entwickeln kann.

Neben Oligomeren enthalten Cranberries Vitamine der B-Gruppe, ß-Carotin und zahlreiche Mineralstoffe. Cranberries können als frische oder getrocknete Früchte genutzt werden, weiterhin in Form von Säften, Kapseln oder als Pulver. In letzter Zeit werden den gesunden Früchten immer mehr positive Wirkungen auf die Gesundheit zugesprochen - so sollen Cranberries sogar bei Herz-Kreislauf-Erkrankungen hilfreich sein (hier besteht jedoch noch intensiver Forschungsbedarf). Auf jeden Fall sorgen Cranberries für eine gesunde und frische Mundflora, indem die Anlagerung von Bakterien an die Mundschleimhaut verhindert wird. Auch stärken Cranberries das Immunsystem und lindern diverse Erkrankungen des Magen-Darm-Bereichs.

Cranberries erfreuen sich auch als Nahrungsmittel immer größerer Beliebtheit. So werden Cranberries als Backzutat, bspw. als Ersatz für Rosinen, geschätzt. So enthalten z. B. Kuchen, Torten, Cookies, und andere Arten von Keksen die herb-saure Frucht als beliebte Zutat. Insbesondere auch in Müslis und Porridges finden die gesunden Früchte Zuspruch. Auch Joghurt und Müsliriegel enthalten häufig Cranberries als Zusatz. Diverse Blattsalate werden häufig ebenfalls mit Cranberries verfeinert, besonders schmecken Salate mit Cranberries zusammen mit Walnüssen und/oder Äpfeln. Cranberries werden gerne zu Feta-Käse und Ziegenkäse gereicht, auch Fleischgerichte mit Cranberries sind bei Feinschmeckern geschätzt. Am beliebtesten sind jedoch Cranberry-Getränke, hier wird der herbe Geschmack des Cranberry-Saftes mitunter durch süße Säfte, wie bspw. Apfel- oder Birnensaft, abgemildert.

Cranberries brauchen also den Vergleich und die Konkurrenz mit anderen Früchten keineswegs zu fürchten - im Gegenteil, Cranberries sind gerade in letzter Zeit vom unbekannten Nischenprodukt zum Superfood avanciert.

Nieren lieben Wärme

Damit die Nieren einwandfrei arbeiten können, muss der Körper gut durchwärmt sein - hier benötigen die sensiblen und empfindlichen Organe unsere besondere Zuwendung. Insbesondere der Unterleib, der Rücken sowie die Füße (die bisweilen auch als dritte und vierte Niere bezeichnet werden, siehe Kapitel *„Warme Fußbäder - Die dritte und vierte Niere entgiften"*) müssen geschützt und warm gehalten werden. Um sich keine Verkühlung einzufangen, sind warme Füße stets Pflicht, das Sitzen auf kalten Flächen oder das Tragen von nasser (Bade-)Kleidung sollte dagegen vermieden werden. Die Füße sollten bei Bedarf mit dicken Socken, warmen Fußbädern und durchblutungsfördernden Salben durchwärmt werden, der Rücken wird indes durch lange Unterhemden und andere wärmende Kleidung geschützt. Die Nierengegend kann man mit einem Wolltuch oder einem Schal warm halten. Wer sich intensivere Effekte verschaffen will, kann sich auch ein Körnerkissen oder eine Wärmflasche auf die Nierengegend legen.

Auch Heublumensäckchen wärmen und entkrampfen strapazierte Nieren - hier wirkt insbesondere auch die zugeführte feuchte Wärme wohltuend. Die Anwendungsvorschrift sieht vor, dass ein Heublumensack etwa 20 Minuten lang im heißen Dampf über kochendem Wasser erhitzt wird.

Hierzu wird ein Sieb über einen Topf mit kochendem Wasser gelegt, in das Sieb wird wiederum der Heublumensack gebettet. Nach Überprüfung der Temperatur (der Heublumensack darf nicht zu heiß sein) wird der Heublumensack in ein trockenes Handtuch verpackt und unter die Nieren gelegt.

Nierenwärmer und elektrisch betriebene Heizwesten leisten ebenfalls gute Dienste. Von Nierenwärmern aus Angora sollte man jedoch wegen der damit verbundenen Quälerei der Angorahasen Abstand nehmen - Bei elektrisch betriebenen Heizdecken sollte wiederum auf einen automatischen Überhitzungsschutz geachtet werden.

Weiterhin kann der Nierenbereich mit Kupfersalbe rot von Wala eingerieben werden. Die rote Kupfersalbe harmonisiert die Nierenfunktion und fördert die Blutzirkulation durch die Nieren. Außerdem durchwärmt die Kupfersalbe die Nierengegend - Deshalb ist das Einreiben mit Kupfersalbe eine Wohltat für unsere Nieren. Schließlich bieten sich auch warme Vollbäder dazu an, dem ganzen Körper Wärme zu schenken und somit insbesondere auch den Nieren Wärme, Ruhe sowie ein ausgezeichnetes Gefühl des Wohlbefindens zu spenden.

In homöopathischer Aufbereitung dienen bspw. auch Wacholder und Berberitze der Unterstützung einer gesunden Nierenfunktion (z. B. Juniperus/Berberis similiaplex).

Heilpflanzen zur Unterstützung der Entgiftungsfunktion der Nieren

Es gibt viele bewährte Heilpflanzen, die einzeln oder in Kombination die Ausscheidungsfunktion der Niere unterstützen sowie die ableitenden Harnwege durchspülen und reinigen. V. a. Birkenblätter, Bohnenhülsen, Brennnesselkraut, Bruchkraut, Goldrute, Hauhechel, Ortosiphon und Schachtelhalm werden wegen ihrer entwässernden und teils auch entzündungswidrigen, krampflösenden und antibakteriellen Eigenschaften in Blasen- und Nierentees eingesetzt. Teils werden die Wirkstoffe einzeln eingesetzt (v. a. bei Birkenblättern, Brennnesselkraut und Schachtelhalm ist dies der Fall), die Mischung mehrerer Arzneipflanzen ermöglicht jedoch eine sinnvolle Kombination der einzelnen Heilpflanzen und somit ein umfassendes Wirkspektrum. Eine Blasen-Nieren-Teemischung enthält mindestens zwei Heilpflanzen, üblicherweise sind maximal fünf Teekräuter zugesetzt.

Entzündungshemmender und harntreibender Tee

- 25 g Birkenblätter
- 25 g Ortosiphonblätter
- 25 g Goldrutenkraut

Zubereitung: Etwa ein Esslöffel der Teemischung wird mit ungefähr 150 ml siedendem Wasser übergossen, bedeckt etwa 10 bis 15 Minuten ziehen gelassen und dann abgeseiht. Soweit nicht anders verordnet, wird drei- bis viermal täglich eine Tasse frisch bereiteter Tee zwischen den Mahlzeiten getrunken.

Bewährter Nieren- und Blasentee

- 25 g Birkenblätter
- 25 g Ortosiphonblätter
- 25 g Hauhechelwurzel
- 25 g Riesengoldrutenkraut

Zubereitung: Etwa ein Esslöffel der Teemischung wird mit ungefähr 150 ml siedendem Wasser übergossen, bedeckt etwa 10 bis 15 Minuten ziehen gelassen und dann abgeseiht. Soweit nicht anders verordnet, wird drei- bis viermal täglich eine Tasse frisch bereiteter Tee zwischen den Mahlzeiten getrunken.

Entwässernder und krampflösender Tee

- 25 g Birkenblätter
- 25 g Schachtelhalmkraut
- 25 g Pfefferminzblätter
- 25 g Bohnenhülsen

Zubereitung: Etwa ein Esslöffel der Teemischung wird mit ungefähr 150 ml siedendem Wasser übergossen, bedeckt etwa 10 bis 15 Minuten ziehen gelassen und dann abgeseiht. Soweit nicht anders verordnet, wird drei- bis viermal täglich eine Tasse frisch bereiteter Tee zwischen den Mahlzeiten getrunken.

Die Goldrute - Die wichtigste Pflanze für die Nieren

Die wichtigste Pflanze zur Ausleitung von Schad-stoffen über die Nieren ist die Echte Goldrute (lat. Solidago virgaurea), die zur Familie der Korbblüt-ler (lat. Asteraceae) gehört. Die Echte Goldrute ist in Europa, Asien (außer in subtropischen und tro-pischen Gebieten), Nordafrika und Nordamerika heimisch. Die Droge stammt aus Wildvorkom-men und wird größtenteils aus Ungarn, Bulgarien und Polen importiert. Da Echtes Goldrutenkraut im Handel kaum noch erhältlich ist, wird in den letzten Jahren meist die Riesengoldrute (lat. Soli-dago gigantea) angeboten. Die Riesengoldrute ist in Nordamerika beheimatet und in Europa einge-bürgert, beide Arten wachsen an Weg- und Wald-rändern sowie auf Kahlschlägen.

Während die Echte Goldrute eine Höhe von ma-ximal einem Meter erreicht, kann die Riesengold-rute eine Höhe von 2,5 Metern erreichen. Beide Goldrutenarten enthalten als wirksame Bestand-teile Flavonoide, Triterpensaponine und äthe-risches Öl, die Echte Goldrute weist ferner noch Phenolglykoside auf.

Für die Wirkung ist vermutlich das Zusammenspiel aller Wirkstoffe verantwortlich - die Goldrute zeigt eine diuretische Wirkung, d. h. die Niere wird angeregt, mehr Wasser auszuscheiden. Dadurch werden die Nieren sowie auch Harnleiter, Harnröhre und Blase besser durchspült und Keime sowie andere Schadstoffe werden ausgeschwemmt. Zusätzlich wirkt Goldrute entzündungswidrig und leicht krampflösend.

Nicht angewendet werden darf die Goldrute bei Ödemen (Wasseransammlungen im Körper), die durch eine Herzschwäche oder Nierenfunktionsstörung verursacht sind.

Die Goldrute wird außer als Tee auch als Phytotherapeutikum (pflanzliches Mittel) z. B. in Form von Tropfen eingesetzt (z. B. Solidagoren). Auch eine homöopathischer Aufbereitung in Kombination mit anderen homöopathischen Stoffen (z. B. Solidago comp. Heel, Phönix Solidago, Nierentropfen Cosmochema usw.) ist üblich. Die Goldrute kann ihre Wirkung nur entfalten, wenn ausreichend Flüssigkeit getrunken wird.

Zubereitung von Goldrutentee: 1-2 Teelöffel (etwa 3-5 g) Goldrutenkraut wird mit ungefähr 150 ml siedendem Wasser übergossen, bedeckt etwa 15 Minuten ziehen gelassen und dann abgeseiht. Soweit nicht anders verordnet, wird zwei- bis viermal täglich eine Tasse frisch bereiteter Tee zwischen den Mahlzeiten getrunken.

Entgiftender Ingwer-Nierenwickel

Ingwerwickel führen den Nieren heilende und entgiftende Wärme zu. Die Durchblutung der Nieren wird durch die Wärme sowie durch die erhitzende Wirkung des Ingwers gesteigert, Abbau- und Schadstoffe können so vermehrt über die Nieren abtransportiert werden. Durch das Schwitzen können die Nieren zusätzlich viele Schadstoffe über die Haut abgeben.

Benötigt werden:

- Ingwerpulver
- Innentuch
- Baumwolltuch
- Wolldecke

Durchführung

Etwa ein Teelöffel Ingwerpulver wird in ca. ½ Liter heißes Wasser gegeben und gut zu einem homogenen Brei verrührt. Anschließend wird das Innentuch gleichmäßig mit dem Brei getränkt, ausgewrungen und so warm wie möglich auf die Nierengegend gelegt. Das vorgewärmte Baumwolltuch wird über das Innentuch gelegt. Um die Wärme zu halten, wird darüber ein Decktuch aus Wolle gelegt. Anschließend lege man sich auf den Rücken, zusätzlich kann eine Wärmflasche an die Seite sowie auf die Füße gelegt werden. Der Nierenbereich ist mit einem Kissen auszupolstern. Den Wickel lässt man zwanzig bis dreißig Minuten wirken. Anschließend hält man noch zwanzig Minuten Nachruhe ein. Danach viel Wasser trinken (ca. ein Liter). Idealerweise wird die Anwendung über eine Woche durchgeführt.

Warme Fußbäder - Die dritte und vierte Niere entgiften

Eine einfache, jedoch wirkungsvolle Maßnahme zur Entgiftung der Nieren ist ein warmes Fußbad. Grund hierfür ist, dass gerade über die Fußsohlen besonders effektiv entgiftet werden kann. Für die Nieren spielen die Fußsohlen zudem eine wichtige Rolle, da in der Mitte der Fußsohle der Nierenmedian beginnt, der sich von dort hoch zum Schlüsselbein zieht. In der chinesischen Medizin werden die Füße deshalb auch als dritte und vierte Niere bezeichnet.

Entsprechende Fußbäder zur Entgiftung der Fußsohlen - und damit auch der Nieren - werden bevorzugt am frühen Abend zwischen 17 und 19 Uhr durchgeführt, weil dann die Nieren am intensivsten arbeiten.

Benötigt werden:

- Eine Fußwanne mit warmem Wasser
- Totes Meer-Salz
- Eine Wärmflasche
- Heißes Wasser (aus dem Wasserkocher)

Durchführung

Setzen Sie sich gemütlich auf einen Stuhl oder einen Sessel. Platzieren Sie die Wärmflasche im unteren Rücken in der Nierengegend. Stellen Sie die Füße in die Fußwanne mit dem Salz und geben Sie immer, wenn das Wasser etwas abgekühlt ist, heißes Wasser dazu. Idealerweise ist die Temperatur des Fußbades ansteigend. Das Fußbad sollte etwa eine halbe Stunde dauern. Planen Sie eine Nachruhezeit von etwa einer halben Stunde ein.

Entgiftung über die Haut

Bei der Entgiftung über die Haut ist es wichtig, die Durchblutung der Haut anzuregen, um die Ausscheidung von Schlacken- und Giftstoffen zu unterstützen. Die wichtigsten ausleitenden Verfahren, die Gifte über die Haut nach außen führen, werden Sie in den folgenden Kapiteln kennenlernen. So gehören das Saunieren, Wechselbäder, Wechselduschen, Basenbäder, Bürstenmassagen und das Schröpfen zu den Entgiftungsverfahren, welche über die Haut ableiten. Durch die Erwärmung bzw. die Massage der Haut wird die Durchblutung der Haut angeregt, wodurch Schlacken- und Giftstoffe leichter über die Haut entsorgt werden können. Zusätzlich wird das Immunsystem über die Reizung der Haut angeregt. Weitere Heilverfahren, welche sich die Ausleitung über die Haut zunutze machen, sind bspw. der Aderlass und das Braunscheidtieren. Während die bereits genannten Verfahren weitgehend ungefährlich sind, sind besonders der Aderlass und auch das Braunscheidtieren nicht ohne Risiken anzuwenden und sollten nur in bestimmten Fällen angewendet werden.

Entgiftende und roborisierende Maßnahmen

Die folgenden entgiftenden, entschlackenden sowie roborisierenden (kräftigend, von lat. Robur: Kraft) Maßnahmen wie Wechselbäder und -duschen, Bürstenmassagen und Saunieren werden zwar oft belächelt und nicht ernst genommen - diese roborisierenden Maßnahmen gehören aber zu den effektivsten Maßnahmen zur Entgiftung des gesamten Körpers und spielen eine wichtige Rolle für die Wiedererlangung von körperlicher und seelischer Kraft. Zudem sind die im Folgenden dargestellten Maßnahmen eine Wohltat für Körper und Seele und stärken auf angenehme Weise einen überlasteten und strapazierten Organismus.

Wechselbäder und -duschen

Durch Wechselbäder und -duschen wird der gesamte Kreislauf belebt, die Durchblutung der Organe verbessert und das Immunsystem günstig beeinflusst. Wechselbäder und -duschen haben eine außerordentlich vorteilhafte Wirkung auf die Gesundheit, gerade auch im Hinblick auf die Entgiftung des gesamten Körpers.

Beginnen Sie die Wechselduschen für bis zu drei Minuten mit sehr heißem Wasser, wechseln dann für bis zu einer Minute zu sehr kaltem Wasser und wiederholen Sie diesen Vorgang einige Male - bevor Sie die Prozedur schließlich mit kaltem Wasser beenden.

Durch Wechselbäder wird der Körper mit frischem Blut und Sauerstoff versorgt, zusätzlich werden Ansammlungen von Giftstoffen und Krankheitserregern aus zuvor schlecht durchbluteten Regionen entfernt. Durch das abwechselnd kalte und warme Wasser wird der Körper abgehärtet, durchblutet und entgiftet, ferner wird das Immunsystem gestärkt. Bei Wechselbädern bzw. -duschen werden über die Haut Temperaturreize vermittelt, welche im Körper positive Reaktionen auslösen. Durch die kurzzeitige Verengung der Blutgefäße (durch die Kälte) und die anschließende Gefäßerweiterung durch die Wärme wird die Durchblutung im ganzen Körper angeregt - hierdurch wird der Stoffwechsel aktiviert, Schadstoffe aller Art können so effektiv aus dem Körper ausgeschleust werden.

Auch in vielen Thermen gibt es Kalt-Warm-Becken. Hier verbleibt man bis zu fünf Minuten im warmen Wasser, anschließend wechselt man ins kalte Becken, wo man maximal eine Minute ausharrt. Die Prozedur wird immer mit einem kalten Bad beendet.

Weitere wirksame Wasseranwendungen

Wassertreten

Auch durch Wassertreten - bei welchem durch kaltes Wasser gewatet wird - wird das Immunsystem gestärkt, weiter wird der Stoffwechsel aktiviert und der Kreislauf in Schwung gebracht. Weiterhin sorgt Wassertreten für gesunde und vitale Venen. Durch die Aktivierung des Stoffwechsels und die Reizwirkung auf die Haut können Schadstoffe auf sanfte Weise aus dem Körper entfernt werden.

Zum Wassertreten füllt man die Badewanne bis eine Handbreit unter die Kniekehle mit kaltem Wasser (unter 18 °C). Anschließend schreitet man im Storchengang durch das Wasser, wobei ein Bein aus dem Wasser gehoben wird und dabei die Fußspitze nach unten gezogen wird. Wenn der Kältereiz zu stark wird, wird die Prozedur beendet.

Bei allen Kaltwasseranwendungen muss der Körper warm sein. Gegebenenfalls muss der Körper zuvor durch Bewegung wie z. B. Gymnastik aufgewärmt werden. Genauso wichtig ist es, den Körper nach der Kaltwasseranwendung wieder ausreichend aufzuwärmen. Warme Socken und Bettruhe sorgen für ein angenehmes Wohlgefühl.

Auch in vielen Thermen gibt es Kneipptretbecken, wo man abwechselnd durch 35 °C warmes und durch 15 °C kaltes Wasser schreiten kann. Ebenso gibt es in vielen Parkanlagen und Kurpärken Kneipptretbecken, wo Sie an der frischen Luft Wassertreten können.

Wassertreten ist nicht für Personen geeignet, die an Nieren-, Blasen- oder anderen Unterleibsbeschwerden leiden.

Armbäder

Armbäder stärken die Abwehrkräfte, fördern die Blutzirkulation, regen den Stoffwechsel an und erfrischen und regenerieren den Körper auf schonende Weise. Aufgrund des Kältereizes auf die Haut können Schadstoffe sozusagen aus dem Körper gepresst werden.

Auch bei Armbädern müssen die Arme vor der Anwendung warm sein, alsdann werden beide Arme 15 bis 30 Sekunden lang bis zum halben Oberarm in ca. 15 °C kaltes Wasser eingetaucht. Anschließend für Wiedererwärmung sorgen. Die Anwendung sollte idealerweise am späten Vormittag oder frühen Nachmittag durchgeführt werden.

Personen, die an Herzbeschwerden leiden, sollten keine Armbäder vornehmen.

Basische Bäder

Auch basische Bäder sind geeignet, um den Körper wirksam über die Haut zu entgiften. Hierzu gibt man eine nicht zu geringe Menge eines qualitativ hochwertigen basischen Salzes zum Badewasser (das Badewasser sollte einen pH-Wert zwischen 8,5 und 9,5 erreichen). Häufig wird der Zusatz von nur wenigen Esslöffeln Basenbad empfohlen, was aber einer deutlich zu niedrigen Dosierung entspricht. Durch osmotische Effekte werden die Säuren im Körper durch die zugesetzten Basen neutralisiert und dadurch zur Ausscheidung gebracht. Dies kann man sich so vorstellen: Ist der pH-Wert auf zwei Seiten einer durchlässigen Membran unterschiedlich groß, so kommt es durch Osmose zum Ausgleich der pH-Werte. Die Basen im Bad üben sozusagen eine Art Sogwirkung auf die Säuren im Körper aus, welche mittels der Basen aus der Haut herausgezogen werden. Die ideale Badetemperatur liegt bei 35 - 38 °C, höhere Temperaturen sollten nicht gewählt werden, um den Kreislauf und das Herz nicht unnötig zu belasten. Damit der osmotische Effekt ausreichend wirken kann, sollte etwa eine Stunde gebadet werden. Anschließend sollte eine Nachruhezeit von ca. zwei Stunden eingeplant werden. Nach dem Baden sollte man nicht duschen, der Körper sollte allenfalls sanft abgetupft werden - so kann sich die basische Wirkung auch nach Abschluss des Bades noch entfalten.

Bürstenmassagen

Eine klassische Anwendung zur Entgiftung des Körpers sowie zur Abhärtung und zur Steigerung des Wohlbefindens sind Bürstenmassagen. Regelmäßige Bürstenmassagen regen den gesamten Stoffwechsel an, stärken die Abwehrfunktion des Körpers, steigern die Durchblutung, beleben den Organismus und verbessern die Hautstruktur.

Bürstenmassagen wirken zum einen direkt auf die Haut, zum anderen reflektorisch über die Nervenbahnen sowie über die Freisetzung von Signalstoffen.

Durch die intensive Berührung und Bewegung tieferer Haut- und Muskelschichten wird die Durchblutung angeregt. Dadurch wird die Zufuhr von frischem Blut in allen Organen erhöht, gleichzeitig werden alle Zellen mit Sauerstoff, Nähr- und Abwehrstoffen versorgt. Neben der erhöhten Stoffwechseltätigkeit wird auch das Lymphsystem angeregt, wodurch schädliche Stoffe schneller abtransportiert werden und deren Ausscheidung beschleunigt wird.

Die Massage sollte immer von den Extremitäten ausgehend zur Körpermitte, zum Herzen hin, durchgeführt werden. Auf diese Weise wird der Rückstrom des Blutes verbessert: So werden alle Stoffe, die nicht mehr gebraucht werden oder sogar schädlich sind, aus dem massierten Gewebe abtransportiert. Die Massage unterstützt also den Blutaustausch - alle Körperzellen und Organe werden so jung und gesund erhalten oder wieder regeneriert.

Optimal zur Gesundheitsvorsorge ist eine etwa zehn- bis zwanzigminütige Bürstenmassage täglich oder alle zwei bis drei Tage, idealer Zeitpunkt für eine Massage ist der Morgen.

Für die Bürstenmassage sollte eine Bürste mit weichen, sauberen Borsten verwendet werden. Die Massage sollte als angenehm empfunden werden, starkes Bürsten ist weder notwendig noch hilfreich. Vorzugsweise sollte eine Bürste mit langem Stiel verwendet werden, um auch schwer zugängliche Körperpartien wie den Rücken zu erreichen.

Nicht durchgeführt werden dürfen Bürstenmassagen bei entzündeter Haut sowie bei entzündlichen, allergischen und infektiösen Hautkrankheiten. Weiter ist bei degenerativen Gefäßerkrankungen (z. B. bei Krampfadern), bei Neurasthenie und bei Schilddrüsenerkrankungen Abstand von Bürstenmassagen zu nehmen.

Sauna - Heißkaltes Ritual zur Entgiftung des gesamten Körpers

Saunieren ist eine ganz wesentliche Komponente zur gründlichen Entgiftung des Körpers, da Schwitzen zur Anregung des Stoffwechsels und damit zum Entgiften zwingend notwendig ist. In der Naturheilkunde sagt man sogar, dass nur derjenige, der ausreichend schwitzen kann, gesund werden kann. Durch Schwitzen werden die körpereigenen Entgiftungswege, die Hautporen, geöffnet, so dass Schad- und Giftstoffe über die Haut abgegeben werden können. Dies entspricht auch einem wichtigen Lehrsatz der Naturheilkunde, der besagt, dass eine Ausleitung immer von edlen Organen (z. B. Herz, Leber) zu den unedlen Organen (z. B. Haut, Schleimhäute) erfolgen sollte.

Daher sollten Sie Saunabesuche nicht nur im Winter zu einer schönen Regelmäßigkeit werden lassen. Denn Saunabäder stellen eine Wohltat für Körper und Seele dar, der Körper findet gerade in stressigen Zeiten zurück zu Ruhe und Entspannung. Natürlich profitiert auch das Immunsystem von regelmäßigen Saunabesuchen, die unterschiedlichen Temperaturen trainieren den Körper und härten diesen ab - auf diese Weise wird ein starkes Bollwerk gegen Erkältungen und grippale Infekte gebildet.

Regelmäßige Saunabesuche trainieren den Körper und verbessern das Wärmeregulationssystem, d.h. der Körper wird dabei unterstützt, sich besser auf Temperaturschwankungen einzustellen.

Abwechselnde Reize von Kalt und Warm beleben und entgiften den Körper, und genau dieser Wechsel von starken Reizen macht den Körper zäh und widerstandsfähig. Bei bis zu 100 °C heißer und trockener Luft wird die Durchblutung des Körpers gesteigert, es kommt zum Abtransport von Stoffwechselendprodukten, die Zahl der Giftstoffe, Schlacken, Bakterien und Viren eliminierenden Zellen steigt rapide an.

Eine ausreichende Abkühlung ist nach jedem Saunagang ein Muss, erst durch die der Hitze folgende Abkühlung kann sich die volle Wirkung des Saunierens entfalten. Durch die Abkühlung wird der Kreislauf stabilisiert, frische und unverbrauchte Luft wird in die Lungen gepumpt und der Sauerstoffgehalt des Blutes steigt an.

Die Schwitzbäder sollten kurz und intensiv sein (8-12 Minuten), danach sollte man direkt nach draußen an die frische Luft gehen. Anschließend sind Kaltwassergüsse ratsam, zusätzlich fördern Tauchbecken und Fußbäder die Durchblutung. Auch der komplette Saunabesuch wird stets mit einer Abkühlung beendet.

Zwischen den einzelnen Saunagängen sollten Sie mindestens 15 Minuten pausieren, zum Abschluss des Saunabesuchs sollten Sie sich mindestens eine halbe Stunde Ruhezeit gönnen. Außerdem gilt es, nach dem Saunabesuch viel zu trinken, vorzugsweise Wasser oder Saftschorlen.

Gerade für Saunaanfänger, aber auch generell gilt, dass man mit Maß und Ziel saunieren sollte, um den Kreislauf nicht zu überfordern. Hören Sie also auf Ihren Körper, lange Saunagänge sind nicht erforderlich, um die erwünschte Wirkung zu erzielen. Weiterhin sollte man nicht abgehetzt, mit vollem Magen oder im alkoholisierten Zustand saunieren.

Nicht sauniert werden darf bei hohem oder unstabilem Blutdruck, bei Herzrhythmusstörungen, ferner bei einer Überfunktion der Schilddrüse, bei akuten und chronischen Infektionskrankheiten, bei Magen- und Darmgeschwüren, bei Epilepsie und Multipler Sklerose. Auch bei Erkrankungen des Herzens sollte von Saunabesuchen Abstand gehalten werden. Im Zweifelsfall sollte ein Arzt konsultiert werden.

Entgiftende Massagen

Massagen dienen nicht etwa nur der Behandlung von Rückenleiden oder von Verspannungen im Nacken- und Schulterbereich - sie können vielmehr positiv auf den gesamten Organismus wirken und eine Wohltat für Körper, Geist und Seele darstellen. Berührungen und Streicheleinheiten, insbesondere von *„magischen"* und glücksbringenden Händen, bauen jede Form von Stress ab und sorgen für tiefe Entspannung. Massagen dienen ferner dem Abtransport von Schadstoffen, Toxinen und Schlacken - aber auch zum Ausleiten von seelischen Belastungen und negativen Erinnerungen. Sie wirken weiter harmonisierend und ausgleichend auf den gesamten Körper. Die Durchblutung wird angeregt, die Verdauung stimuliert, die Muskulatur entspannt.

Es erfolgt eine positive Wirkung auf Körper, Geist und Seele. Der Kopf wird wieder frei, Konzentration und Gedächtnisleistung steigen. Das Immunsystem wird gestärkt, die Massage wirkt verjüngend, befreiend, reinigend sowie ausgleichend auf die Psyche. Die intensiven Effekte betreffen also nicht nur den Körper, sondern den Menschen in seiner Gesamtheit. Bei geistiger und körperlicher Arbeit werden Stress und Disharmonien ausgeglichen.

Durch eine liebevoll durchgeführte Massage wird die ganze Kraft der Berührung für den Massierenden spürbar, durch den Kontakt können Glückshormone wie bspw. Serotonin freigesetzt werden.

Bei entgiftenden Massagen spielt insbesondere die Verwendung von reichlich Öl eine bedeutende Rolle - das Öl kann tief sitzende Schlacken, Schadstoffe und Toxine aus den Organen und Gewebestrukturen des Körpers lösen. Nach ihrer Freisetzung und Mobilisierung werden die schädlichen Stoffe durch das Fett gebunden und über die Haut oder den Magen-Darmtrakt aus dem Körper eliminiert. Auf diese Weise können Schadstoffe bspw. nach der Magen-Darm-Passage über den Stuhl ausgeschieden werden. Um dem Körper auch gleichzeitig die Möglichkeit zu geben, einen Teil der Schadstoffe über die Haut auszuleiten, werden häufig zusätzlich Dampfbäder verordnet - durch die Hitze wird die Ausscheidung von Schadstoffen über die Haut nochmals gesteigert.

Das Öl reinigt den Körper jedoch nicht nur, sondern es nährt alle Zellen und Organe des Körpers und stärkt sämtliche Körperstrukturen. Vor der Behandlung wird das Öl vorsichtig auf Körpertemperatur erwärmt, das angewärmte Öl kann so bis in die kleinsten Körperkanäle eindringen.

Auf diese Weise können die Körperkanäle von schädlichen Schlacken befreit werden - denn sind die Körperkanäle durch Schlacken blockiert, kann die Energie im Körper nicht mehr frei fließen. Wird durch die Massage der ursprüngliche Zustand der Körperkanäle hergestellt, kann die Energie wieder ungestört entlang der Kanäle fließen, die natürliche Balance ist wieder hergestellt. Die Massage mit warmem Öl bewirkt auch eine Aktivierung der Stoffwechselprozesse und eine Steigerung der Durchblutung.

Bei Massagen, die üblicherweise unter Einsatz von viel Öl ausgeübt werden, werden insbesondere fettlösliche Schadstoffe aus den Geweben und Organen gelöst und von dort mobilisiert. Einen Teil der Schadstoffe und Schlacken kann bereits durch die Massage über die Haut eliminiert und ausgeschieden werden.

Der Massage folgende Wärmeanwendungen erhöhen hierbei den Abtransport von Schlackenstoffen über die Haut. So erweitern auf eine Massage folgende Schwitzkuren (Dampfbäder, Heißwasserbäder) die Poren der Haut und erleichtern dadurch den Abtransport von Schlacken und Schadstoffen über die Haut.

Entgiftungs-Turbo Schröpfen

Durch das Schröpfen - ein klassisches Ausleitungsverfahren - werden bestimmte Reflexzonen am Rücken aktiviert - auf diese Weise werden die korrespondierenden inneren Organe und Organsysteme erreicht. Zunächst tastet der Therapeut den Rücken des Patienten ab, um Verhärtungen, Erhebungen oder Dellen zu ertasten - derartige Verhärtungen, Erhebungen und Eindellungen lassen auf eine Fehlfunktion am jeweiligen Organ, das mit der entsprechenden Stelle in Verbindung steht, schließen.

Traditionell werden beim Schröpfen Glasschröpfköpfe verwendet, die üblicherweise innen erhitzt werden, wodurch ein Vakuum erzeugt wird. Durch den entstehenden Unterdruck saugt sich das Glas beim Aufsetzen auf die Haut fest, diese Prozedur nennt man auch trockenes Schröpfen. Durch die kraftvolle Sogwirkung wird die Durchblutung gesteigert, so dass Schlacken, Toxine und andere Ablagerungen aus dem Körper transportiert werden können. Durch die örtliche Blutableitung werden angestaute Hindernisse innerhalb der Blutbewegung beseitigt, auf diese Weise entsteht ein starker Entgiftungseffekt.

Die Zirkulation von Blut und Lymphe wird stimuliert, ferner findet eine anregende Wirkung auf alle Organe sowie das Immunsystem statt. Durch den auf den Körper einwirkenden Reiz wird das Gewebe entstaut, weiter werden Blockaden gelöst und der gesamte Energiefluss im Körper wird wieder aktiviert, alle Körperzellen werden mit neuer Energie versorgt. Neben der Entgiftung stellen Rückenschmerzen, Verspannungen, rheumatische Beschwerden, Verdauungsbeschwerden, chronische Müdigkeit und Schwächezustände weitere Indikationen für das Schröpfen dar. Beim blutigen Schröpfen werden die Schröpfköpfe an zuvor mit einem kleinen Messer eingeritzten Stellen angesetzt. Auf diese Weise tritt das im gestauten Gewebe vorhandene Blut aus - auf diese Weise können Schadstoffe aus dem Körper ausgeleitet werden. Gleichzeitig wird das Blut verdünnt und somit die Fließfähigkeit des Blutes erhöht. Bei Einnahme von Blutverdünnungsmitteln, nach Operationen oder bei Bluterkrankungen ist vom blutigen Schröpfen abzusehen. Während das trockene Schröpfen eher bei chronischen Beschwerden oder zur Vorbeugung zum Einsatz kommt, ist das blutige Schröpfen speziell bei akuten Problemen, z. B. bei Schmerzen, wirksam. Um Infektionen zu vermeiden, muss beim blutigen Schröpfen auf strikte Hygiene geachtet werden.

Ausleiten von Giftstoffen durch Braunscheidtieren

Beim Braunscheidtieren handelt es sich um ein weniger bekanntes Verfahren der komplementären Medizin - es ist ein Hautableitungsverfahren, bei dem über eine großflächige Reizung der Haut ein künstlicher Heilausschlag entsteht. Hierbei wird durch Stichelung (Perforation) der Haut und anschließende Behandlung mit reizenden Ölen eine lokale Entzündung herbeigeführt. Durch den künstlichen Heilausschlag werden Nervenbahnen stimuliert, außerdem kommt es zu einer Erwärmung des entsprechenden Gewebes, welche mit einer erhöhten Stoffwechselaktivität einhergeht. Zusätzlich kommt es zu einer Stimulierung des Immunsystems und zu einer allgemeinen Tonisierung des Organismus. Beim Braunscheidtieren muss sorgfältig und sauber gearbeitet werden, auf keinen Fall dürfen Verunreinigungen und Verschmutzungen in die Haut gelangen, welche an der verletzten Haut schwere Dermatiden und auch allgemeine Infektionskrankheiten hervorrufen können. Auch allergische Reaktionen sind beim Braunscheidtieren möglich.

Kann der Aderlass empfohlen werden?

Eine weitere Entgiftungsbehandlung - bei der über die Haut abgeleitet wird - ist der Aderlass. Der Aderlass dient nach der Vorstellung einiger Heilpraktiker bzw. naturheilkundlich arbeitenden Ärzte dazu, den Körper zu entgiften sowie das Blut zu reinigen. Außerdem soll der Aderlass viele andere Erkrankungen lindern bzw. heilen. Gemäß der Theorie des Ayurveda wird bei vielen Pitta-Erkrankungen, bei denen zu viel Hitze im Körper vorhanden ist, die überschüssige Hitze durch einen Aderlass *„gelöscht"*.

In der Tat spielt der Aderlass heutzutage jedoch nur noch bei wenigen Erkrankungen eine Rolle. Bspw. werden bei einer krankhaft vermehrten Bildung von Erythrozyten (roten Blutkörperchen), die zu einer Erhöhung der Blutviskosität und zu lebensbedrohlich hohen Hämatokritwerten (teilweise über 60 %) führen kann, häufig Aderlässe in wöchentlichen Abständen durchgeführt. Auch weitere seltene Krankheitsbilder, z. B. eine Hämochromatose (eine Erkrankung des Eisenstoffwechsels, die zu einem abnorm hohen Eisengehalt führt) können eine regelmäßige Durchführung eines Aderlasses veranlassen.

Holunder - Ausleitung von Schadstoffen über die Haut

Die wichtigste Pflanze zur Ausleitung von Schadstoffen über die Haut ist - neben der Linde - Holunder.

Holunder (lat. Sambucus nigra) wird neuerdings in die Familie der Moschusgewächse (lat. Adoxaceae) eingeordnet. Der Strauch ist heimisch in ganz Europa sowie in West- und Mittelasien und in Nordafrika. Die anspruchslose und häufig anzutreffende Pflanze wird 3 bis 7 m hoch, sie wächst an Wald- und Wegrändern, in Waldlichtungen und in Hecken.

Als wirksame Bestandteile enthält Holunder ätherisches Öl, Flavonoide, Schleime und Gerbstoffe. Zur Anwendung kommen die Holunderblüten, diese werden zur Teebereitung genutzt. Holunderblütentee wirkt schweißtreibend (diaphoretisch), deshalb soll der Tee möglichst heiß getrunken werden. Holunderblüten aktivieren die Tätigkeit der Schweißdrüsen, so dass vermehrt Schadstoffe über die Haut abgesondert werden können. Der Körper wird auf diese Weise entgiftet, außerdem regen Holunderblüten den Stoffwechsel und die Verdauung an, ferner wird das Immunsystem gestärkt.

Zur Verstärkung der schweißtreibenden Wirkung werden Holunder- und Lindenblüten gerne als Teemischung im Rahmen einer entgiftenden Schwitzkur verabreicht. Für eine Entwässerungskur wird dagegen häufig eine Teemischung aus Holunderblüten und Brennnesselblättern hergestellt, hier ergänzen sich die harntreibende Wirkung der Brennnesselblätter und die schweißtreibende Wirkung der Holunderblüten.

Zubereitung von Holunderblütentee: 2 Teelöffel (etwa 3-4 g) Holunderblüten werden mit ungefähr 150 ml siedendem Wasser übergossen und nach etwa fünf Minuten durch ein Teesieb gegeben. Mehrmals täglich, besonders in der zweiten Tageshälfte, werden ein bis zwei Tassen frisch bereiteter Tee so heiß wie möglich getrunken.

Linde - Schadstoffe aus dem Körper schwitzen

Auch Lindenblüten bewirken eine Ausleitung von Schadstoffen über die Haut. Lindenblüten werden von ihren Stammpflanzen, der Winterlinde (lat. Tilia cordata) und der Sommerlinde (lat. Tilia platyphyllos) gewonnen. Lindenbäume werden heute zur Familie der Malvengewächse (lat. Malvaceae) gezählt.

Linden sind in Mittel- und Südeuropa heimisch, zum Teil werden die Bäume auch angepflanzt. Die recht selten wild vorkommenden Bäume vermögen sich an schuttreichen Hangstandorten aufgrund ihrer hohen Austriebskraft gegenüber anderen Bäumen durchzusetzen. Sie sind daher häufig in Hangschuttwäldern und Schluchtwäldern anzutreffen. Linden können eine Höhe von bis zu 40 m und einen Durchmesser von bis zu 9 m erreichen. Linden werden häufig sehr alt (bis zu 1000 Jahren), was durch viele Baumdenkmäler in Deutschland zum Ausdruck kommt. Selbst uralte, hohle Bäume sind oft noch erstaunlich vital, das Geheimnis der Langlebigkeit der Linden sind sich ständig neu bildende Innenwurzeln.

Als wirksame Bestandteile enthalten Lindenblüten - diese werden als Droge verwendet - Flavonoide, Schleim und sehr wenig ätherisches Öl. Zur schweißtreibenden und entgiftenden Wirkung wird ein Tee aus den Lindenblüten bereitet. Zubereitung von Lindenblütentee: 1 bis 2 Teelöffel (etwa 2-4 g) Lindenblüten werden mit ungefähr 150 ml siedendem Wasser übergossen und nach etwa fünf Minuten durch ein Teesieb gegeben. Mehrmals täglich, besonders in der zweiten Tageshälfte, werden ein bis zwei Tassen frisch bereiteter Tee so heiß wie möglich getrunken.

Was die Haut beim Entgiften stört

Zahlreiche Kosmetikprodukte enthalten Mineralöle (z. B. Paraffin) - Mineralöle legen sich jedoch wie ein Film auf die Haut, die Haut wird regelrecht abgedeckt, was man auch als okklusiven Effekt bezeichnet. Verständlicherweise wird durch die Okklusion die natürliche Hautatmung behindert, es kommt zu einer Art Hitzestau, wodurch die natürlichen Entgiftungs- und Regenerationsmechanismen der Haut gestört werden. Langfristig wird der Hautzustand stark geschädigt, so kommt es bspw. zu Akne und Irritationen der Haut, weiter kann nicht mehr in ausreichendem Maße über die Haut entgiftet werden. Deshalb sollte man bevorzugt Kosmetikprodukte verwenden, die auf Basis von natürlichen Ölen oder Wachsen hergestellt sind. Zudem ist Naturkosmetik üblicherweise nicht so stark mit chemischen Stoffen (Konservierungsmitteln usw.) belastet wie konventionelle Kosmetik, so dass hier auch die zusätzliche Akkumulation der Haut mit Schadstoffen entfällt. Das Gleiche gilt auch für dekorative Kosmetik, hier sollte bevorzugt auf ganzheitlich arbeitende Hersteller gesetzt werden.

Auch die Kleidung, die wir tagtäglich tragen, kann den Entgiftungsprozess der Haut beeinträchtigen. Immerhin ist die Haut, unser größtes Organ, die meiste Zeit sowie bis zu 90 % seiner Fläche durch Kleidung bedeckt - dieser Umstand sollte uns einmal mehr verdeutlichen, dass wir bei der Auswahl unserer Kleidung eine gewisse Sorgfalt walten lassen sollten. So ist in Hinsicht auf die Entgiftung der Haut - und auch ansonsten im Interesse der Bewahrung der Gesundheit - einengende Kleidung aus synthetischen Materialien zu vermeiden. Stattdessen empfiehlt sich lockere Kleidung aus pflanzlichen und umweltfreundlichen Fasern wie Baumwolle, Hanf, Leinen und Bambus. Die Kleidung sollte hierbei vorzugsweise aus ökologischer Landwirtschaft kbA (kontrolliert biologischer Anbau) stammen. Beim Einkauf von Kleidung sollte man darauf achten, dass schwermetallfreie Farbstoffe verwendet werden und dass die enthaltenen Metallteile nickelfrei sind. Nur Naturtextilien können die natürlichen Hautfunktionen unterstützen, sie sind atmungsaktiv und unterstützen die Ausscheidung von Schadstoffen über die Haut. Naturfasern gewährleisten einen guten Wärme- und Feuchtigkeitsausgleich.

Synthetische Stoffe sind dagegen nicht atmungs-aktiv, sie führen zum Stau von Hitze und Feuch-tigkeit. Zudem wird konventionelle Kleidung meist in Asien produziert, dort kommen bei der Herstellung von synthetischen Stoffen Unmengen an giftigen Chemikalien zum Einsatz - eine Kon-trolle oder Überprüfung der Kleidung auf Schad-stoffe fehlt hierbei fast völlig. Selbst beim Kauf von sehr teurer Markenkleidung ist man nicht davor gefeit, dass auch diese Kleidung mit einem wahren Giftcocktail getränkt ist.

Abgesehen vom Kauf von Kleidung aus Natur-fasern ist es ratsam, neue Kleidung vor dem ers-ten Tragen immer gründlich zu waschen. Dies gilt insbesondere für Unterwäsche, Sport- und Sommerbekleidung. Von einer chemischen Rei-nigung von Kleidungsstücken sollte man nach Möglichkeit absehen, besser ist es, die Kleidung selbst zuhause mit ökologischen Waschmitteln zu reinigen. Als Faustregel gilt: Je weiter und locke-rer die Kleidung ist, je weniger Farbe verwendet wird und je natürlich die Faser, desto niedriger ist in der Regel die zu erwartende Giftmenge. Auch Kleidung aus Second-Hand-Läden, die mitunter bereits jahrelang getragen wurde, weist meist eine geringere Schadstoffkonzentration auf.

Entgiftung über das Lymphsystem

Während etwa die Darmreinigung oder auch die Leberentgiftung ganz oben auf dem Programm jeder Entgiftungstherapie steht, wird die Entgiftung des Lymphsystems oft allzu stiefmütterlich behandelt. Die Entgiftungsfunktion des Lymphsystems ist jedoch von immenser Bedeutung, da über diesen Weg die von körpereigenen Abwehrzellen isolierten und unschädlich gemachten Fremdstoffe (Eiweißkörper, Zelltrümmer, Gifte, Schadstoffe, Bakterien und Viren) entsorgt und zur Ausscheidung gebracht werden. So sollte zu jeder Ausleitungstherapie stets auch die Anregung des Lymphsystems gehören - Denn durch die Anregung des Lymphflusses werden vermehrt Stoffwechselendprodukte, Toxine und Krankheitserreger zur Ausscheidung gebracht.

Man kann das Lymphsystem mit Fug und Recht als die Kläranlage unseres Körpers bezeichnen - und wenn diese Kläranlage nicht mehr reibungslos funktioniert, wird der Körper mit Giften, Bakterien, Viren, Pilzen, Zelltrümmern, Schlacken und entarteten Zellen überschwemmt. Dass dies der Beginn zahlreicher Krankheiten ist, braucht angesichts der drohenden Schadstoffflut in unserem Körper nicht näher erläutert werden.

Eine ganzheitliche Lymphreinigung ist also eine der wichtigsten Maßnahmen zur Heilung und Vorbeugung von Krankheiten aller Art - auf diese Weise wird das Körperwasser durch die kontinuierliche Klärung wunderbar sauber und gesund gehalten.

Man muss es dem Lymphsystem auch hoch anrechnen, dass es sich v. a. auch des groben Abfalls annimmt: So nehmen die Lymphkapillaren Bakterien, Bakteriengifte, Viren, Pilze, Schwermetalle, Chemikalien, Zelltrümmer, funktionsuntüchtige und entartete Zellen auf und transportieren diesen hochgiftigen Müll, der in der Lymphflüssigkeit schwimmt, zu den Lymphknoten. Die Reinigung der mit Abfall schwer beladenen Lymphe findet schließlich in den Lymphknoten statt, welche als Filter- und Entgiftungsstation des Lymphsystems fungieren - in den Lymphknoten werden alle Arten von Schadstoffen geschnappt und unschädlich gemacht, die gereinigte Lymphe wird anschließend in den Blutkreislauf übergeben. Dass unsere Gesundheit also maßgeblich von der Leistungsfähigkeit des Lymphsystems abhängt, darf nicht Wunder nehmen - sind doch die Lymphknoten geradewegs die Polizei und die Wächter für unsere Gesundheit.

So sind die Lymphknoten vollgepackt mit Fresszellen und Lymphozyten, welche mit großem Appetit Bakterien vernichten und Krebszellen buchstäblich auffressen. Kein Wunder, dass das Lymphsystem bei einer derartigen Leistungsfähigkeit von allen Seiten pausenlos mit Abfällen aller Art wie Giftstoffen, Fetten, Bakterien, Viren, Parasiten, Pilzen, Schlacken, Verschleimungen und entarteten Zellen überhäuft wird.

Wird das Lymphsystem aber kontinuierlich über-lastet und wird weiter die Lymphtätigkeit nicht genügend angeregt, so lässt die Leistungsfähig-keit der Lymphknoten bzw. der darin befindli-chen Abwehr- und Fresszellen nach. Die Lymphe fließt nur noch sehr langsam und schleppend, bis sich schließlich ein Lymphstau entwickelt.

Man kann den Lymphstau mit einem stehenden Gewässer vergleichen, in das Gift geleitet wird - da der Fluss des Gewässers aber behindert ist, können Gifte nicht abtransportiert werden, infol-gedessen stirbt der Fluss ab. Das drastische Bild des abgestorbenen Flusses kann man durchaus auf unser Lymphsystem übertragen: Bei Überlas-tung des Lymphsystems können Gifte und Schla-cken aus der Lymphflüssigkeit ins Blut gelangen und auf diese Weise eine schleichende Vergiftung des Körpers herbeiführen.

Ein Lymphstau kann harmlose Beschwerden wie geschwollene Augen, dicke Beine und Hände sowie Cellulite nach sich ziehen, aber auch un-erklärliche Müdigkeit, Leistungsabfall, Konzen-trationsschwierigkeiten, chronische Kopfschmer-zen, Anfälligkeit für Erkältungen, Akne und Menstruationsbeschwerden. Langfristig können sogar schwere chronische Erkrankungen, bspw. auch Krebserkrankungen, resultieren.

Da das Lymphsystem außerdem nicht nur für die Entgiftung zuständig ist, sondern neben dem Darm der wichtigste Teil unseres Immunsystems ist, kann der ganzheitlichen Lymphreinigung gar nicht genug Beachtung geschenkt werden. Daneben gibt es noch ein besonders Merkmal des Lymphsystems, welches dessen regelmäßige Entgiftung umso wichtiger werden lässt. Die Gefäße des Lymphsystems verlaufen parallel zu den Blutgefäßen. Dennoch gibt es einen signifikanten Unterschied zwischen dem Blutkreislauf und dem Lymphsystem: Während der Blutkreislauf von der Pumpe des Herzens angetrieben wird, hat das Lymphsystem keine derartige Pumpe und damit keinen Antrieb, um die Flüssigkeit zirkulieren zu lassen.

Daher hat eine gründliche Lymphreinigung des gesamten Lymphsystems vor allem zwei Hauptziele:

- Da die Lymphflüssigkeit nicht eigenständig zirkuliert, muss der Lymphfluss angeregt und aktiviert werden, damit die Lymphe rasch und ungehindert fließen kann und somit auch Schlacken, Krankheitserreger, Krebszellen und Gifte schnell und effektiv aus dem Körper geschleust werden können. Durch die Anregung der Lymphtätigkeit wird auch der so gefürchtete Lymphstau vermieden.

- Auch die anderen entgiftenden Organe sollten entlastet und gereinigt werden, damit sich das Lymphsystem von Zeit zu Zeit der Regeneration widmen kann. Von einer Reinigung und Entgiftung von Leber, Darm und Nieren profitiert letztendlich auch das Lymphsystem - denn sind diese Organe mit Schadstoffen belastet, leidet auch das Lymphsystem, weil die anderen Entgiftungsorgane nur allzu gerne ihren anfallenden Müll an das Lymphsystem abgeben.

Nun wollen wir uns aber Klarheit darüber verschaffen, wie wir das Lymphsystem gesund erhalten. Die im Folgenden genannten Maßnahmen sorgen dafür, dass die Lymphe sauber und im Fluss gehalten wird.

Keine Lymphreinigung ohne Entgiftung des Darms

Aufgrund der engen Verbindung von Darm und Lymphsystem sollten bei einer Reinigung des Lymphsystems immer auch Maßnahmen ergriffen werden, die dem Aufbau einer gesunden Darmflora dienen. Denn bei Vorhandensein einer großen Menge von Giftstoffen, Schlacken und anderen Abfallstoffen im Darm kann die Lymphe nicht zum Fließen gebracht werden, da der Darm einen Teil seiner Abfallstoffe stets an die Lymphe abgibt. Deshalb sollte man bei einer Lymphreinigung bspw. nicht auf die Einnahme eines hochwertigen Probiotikums verzichten - denn dieses sorgt dafür, dass sich die Darmschleimhaut regenerieren kann und Störenfriede wie Fäulnisbakterien und Pilze vernichtet werden. Zusätzlich stärkt das Probiotikum auch das Immunsystem des Darms, dessen Entgiftungsfunktion wird unterstützt. Eine Lymphreinigung empfiehlt sich als Abschluss einer Darmreinigung oder als parallel verlaufende Maßnahme im Rahmen einer Entgiftungskur.

Die Lymphe flüssig halten

Trinken Sie ausreichend, d. h. mindestens 2,5 Liter täglich, und zwar vorzugsweise (stilles) Wasser, Früchte- und Kräutertee oder verdünnte Säfte. Allein die Tatsache, dass unser Körper zwei- bis dreimal so viel Lymphflüssigkeit wie Blut enthält, macht den enormen Flüssigkeitsbedarf der Lymphe deutlich. Je flüssiger die Lymphe ist, umso besser kann sie fließen und damit ihrer Entgiftungsfunktion nachkommen. Trinkt man indes zu wenig, dickt die Lymphe ein und es kommt schlimmstenfalls zum gefürchteten Lymphstau. Ist die Lymphe zähflüssig, umso länger verbleiben außerdem schädigende Gifte, Bakterien, Schlacken und Krebszellen im Körper und umso wahrscheinlicher ist es, dass sich infolgedessen Krankheiten entwickeln. Nur bei Aufnahme von genügend Flüssigkeit kann die Lymphe gereinigt werden - und allein dann können alle anderen Entgiftungsmaßnahmen überhaupt Wirkung zeigen.

Das Lymphsystem muss aktiv stimuliert werden

Bewegung ist unerlässlich, damit auch die Lymphe ausreichend bewegt wird. Da das Lymphsystem nicht wie das Herz über eine Pumpe verfügt, welche die Flüssigkeit bewegt, muss das Lymphsystem aktiv stimuliert und die Lymphflüssigkeit voran geschoben werden. Dies kann bspw. durch tiefe Bauchatmung und v. a. durch körperliches Training wie z. B. Schwimmen, Wandern, Tanzen, Radfahren oder auch strammes Spaziergehen geschehen - auf diese Weise wird die Zirkulation der Lymphe gewährleistet und das Lymphsystem in Gang gehalten. Die Zirkulation der Lymphe ist abhängig vom Druck in den Geweben, in den Muskeln, in der Wand der Lymphgefäße und auch von der Bewegung des gesamten Muskelsystems. Durch Bewegung wird ein Druck in den Geweben erzeugt, welcher die Lymphe vorwärtstreibt. Neben der alltäglichen Bewegung sollte man sich jeden Tag mindestens 30 Minuten spezifische Bewegung gönnen.

Neben Schwimmen und Laufen ist insbesondere auch Schwingen und Federn auf einem Minitrampolin eine sehr effektive Übung zur Reinigung des Lymphsystems. Es wird geraten, dreimal täglich zehn Minuten zu trainieren. Da das Trampolin in der Regel in den eigenen vier Wänden aufgestellt wird, kann man dieses jederzeit ohne großen Aufwand nutzen. Auch Seilspringen eignet sich, um das Lymphsystem auf Vordermann zu bringen.

Auch langsame, fließende Bewegungen in Verbindung mit tiefem, bewusstem Atmen aktivieren und stimulieren den Lymphfluss. Deshalb eignen sich v. a. Yoga, Chi Gong und Tai Chi zur Aktivierung und Reinigung des Lymphsystems.

Die Wirbelsäule sollte ebenfalls beweglich erhalten werden, um den Fluss vom Liquor in unserem Rückenmark zu stimulieren. Dies kann durch wellen- oder spiralförmige Bewegungen der Wirbelsäule geschehen. Die wellen- und spiralförmigen Bewegungen der Wirbelsäule sind grundlegende Elemente des Yoga, neben der Stimulation des Liquors in der Wirbelsäule fördern sie auch Beweglichkeit, Energie und Kraft der Wirbelsäule.

Bewusste Atmung putzt das Lymphsystem

Eine bewusste, tiefe Atmung sowie auch die Feueratmung reinigt und putzt das Lymphsystem. Durch tiefe Atemzüge werden u. a. die Lunge und das Zwerchfell in Bewegung versetzt, die Bewegungen der Organe aktivieren wiederum den Lymphfluss (siehe auch Kapitel *„Die richtige Atmung kann wahre Wunder bewirken"* und Kapitel *„Die Feueratmung"*).

Bevorzugen Sie eine basenüberschüssige Ernährung

Bevorzugen Sie eine basenüberschüssige Ernährung mit viel Gemüse und Obst.

Wählen Sie idealerweise frische, unverarbeitete Lebensmittel. Fertigprodukte, Fast Food und Süßigkeiten belasten unseren Körper zusätzlich mit Schlacken und Schadstoffen. Auch der Konsum von Fleisch sollte stark eingeschränkt werden, auf Schweinefleisch sollte im Rahmen einer Lymphreinigung gänzlich verzichtet werden. Dagegen ist es ratsam, ein Glas Selleriesaft vor jeder Mahlzeit zu trinken - zur Entgiftung und Anregung des Lymphsystems.

Lymphdrainagen und Akupunkturmassagen reinigen die Lymphe

Auch Lymphdrainagen, durchgeführt von einem speziell ausgebildeten Physiotherapeuten, sind zu empfehlen. Mit einer bestimmten Technik, bei der Druck auf Lymphknoten und Lymphbahnen ausgeübt wird, kann die Reinigungsfunktion des Lymphsystems gestärkt werden. Die Massage wird in wellen- und kreisförmigen Bewegungen sowie mit Pump- und Drehgriffen ausgeführt - auf diese Weise wird das Lymphsystem aktiviert und entgiftet, weiter wird die Lymphe in ihrer natürlichen Fließrichtung weiter geschoben. Auf diese Weise wird die Lymphentleerung um ein Vielfaches gesteigert.

Die sogenannte Akupunkturmassage nach Penzel - die ohne Nadeln durchgeführt wird - eignet sich, die Lymphe und die Körperenergie wieder zum Fließen zu bringen.

Roborisierende Maßnahmen

Wechselduschen mit abwechselnd kaltem und warmem Wasser bringen den Lymphfluss in Schwung. Als Richtwert gilt, während der gesamten Wechseldusche die Temperatur alle 30 Sekunden zu ändern. Beendet wird die Dusche stets mit kaltem Wasser (siehe auch Kapitel *„Wechselduschen und -bäder"*).

Das Lymphsystem wird ferner durch Trockenbürstenmassagen aktiviert. Beim Bürsten der Haut werden die Lymphgänge stimuliert und trainiert (siehe Kapitel *„Bürstenmassagen"*).

Saunabesuche reinigen und aktivieren das Lymphsystem und sollten in Betracht gezogen werden, wenn keine Erkrankung dagegen spricht (siehe Kapitel *„Sauna - Heißkaltes Ritual zur Entgiftung des Körpers"*).

Basismittel zur Regulation des Lymphsystems

Basismittel für die medikamentöse Ausleitung über das Lymphsystem sind Lymphtropfen bzw. -tabletten (Vorsicht: Nicht einnehmen bei Schilddrüsenüberfunktion). Lymphtropfen bzw. -tabletten gibt es von zahlreichen Herstellern homöopathischer Arzneimittel, zu erwähnen wären etwa Lymyphomyosot, Lymphdiaral und Jso Lymphmittel. Die Wirkung wird durch die Anwendung einer Lymphsalbe (zweimal täglich anwenden) nochmals verstärkt. Calcium carbonicum (Calciumcarbonat) ist Regulator für das Lymphsystem - durch dieses Salz wird der Lymphfluss angeregt.

 207

Steinklee beseitigt Lymphstauungen

Der Echte Steinklee (lat. Melilotus officinalis) gehört zur Familie der Schmetterlingsblütler (lat. Fabaceae). Das anspruchslose Kraut - das in Europa und Asien weit verbreitet ist - ist eine bis zu einem Meter hohe, zweijährige Pflanze, die an Acker- und Wegrändern, an Bahngeländen und Steinbrüchen sowie auf Schutthalden oder Brachland zu finden ist. Seiner Vorliebe für steinige Standorte verdankt der Steinklee vermutlich seinen Namen, der lateinische Name ergibt sich wohl aus dem süßlichen Geruch der nach Honig duftenden Blüten.

Steinkleekraut (lat. Meliloti herba) wird traditionell in Form von Tee oder Kapseln zur Anregung des Lymphsystems und zum Abbau von Lymphstauungen verwendet. Insbesondere die im Steinklee enthaltenen Cumarine beseitigen Flüssigkeitsansammlungen und Stauungen in den Geweben. Zudem werden die Durchblutung und die Durchflussrate im Venen- und Lymphsystem gesteigert. Steinklee stärkt die Widerstandskraft der Blutgefäße und vermindert die Kapillarpermeabilität, außerdem wirkt das Kraut entzündungshemmend.

Indikationen für den Einsatz von Steinkleekraut sind neben chronischer Venenschwäche und Entzündungen der Venen daher auch Lymphstauungen und eingeschränkte Lymphtätigkeit.

Zur Zubereitung von Steinkleekraut-Tee wird ein Teelöffel des Krauts mit ca. 200 ml Wasser übergossen. Nach zehn Minuten wird das Kraut abgeseiht. Da die im Steinklee enthaltenen Cumarine blutverdünnend wirken, darf Steinkleekraut-Tee nicht zusammen mit Gerinnungshemmern eingenommen werden. Auch ist wegen der enthaltenen Cumarine eine Überdosierung bei der Anwendung von Steinkrauttee unbedingt zu vermeiden. Da der Gehalt an Cumarinen in Steinkrauttee natürlichen Schwankungen unterliegt, ist der Einnahme von Steinkrautkapseln der Vorzug zu geben.

Umschläge mit Steinkleekraut

Steinklee kann äußerlich auch in Form von Umschlägen angewendet werden. Umschläge mit Steinkleekraut steigern die Durchblutung sowie den Abtransport der Lymphflüssigkeit im gestauten Gewebe. Zur Bereitung eines Umschlags übergieße man zwei Esslöffel Steinkraut mit einem Liter Wasser.

Das Steinkraut wird etwa zwanzig Minuten im Wasser gekocht, nach Abseihen des Krauts können Mullbinden oder Kompressen mit dem Auszug getränkt werden und auf die entsprechende Körperstelle gelegt werden. Die Kompresse oder Mullbinde wird mit einer weiteren Mullbinde befestigt.

Steinklee-Öl

Steinklee-Öl wirkt durchblutungsfördernd, entstauend und antiödematös. Zur Herstellung des Öls wird das Steinkleekraut sorgfältig zerkleinert, danach wird zu etwa 20 g Steinkleekraut ein hochwertiges Pflanzenöl (etwa Olivenöl oder Weizenkeimöl) gegeben. Der Ansatz wird vier bis sechs Wochen stehen gelassen, wobei dieser täglich geschüttelt werden muss, damit die Wirkstoffe des Steinklees ins Öl übergehen. Alsdann wird abfiltriert, das Öl wird in einer dunklen Flasche aufbewahrt. Steinklee-Öl wird äußerlich angewendet, es regt den Lymphfluss an, macht müde Beine wieder fit und hilft unterstützend bei Erkrankungen der Venen und bei Ödemen.

Storchschnabel - Entgiftet die Lymphe

Zum Entgiften der Lymphe wird der bekannteste Vertreter der großen Gruppe der Storchschnäbel, das Ruprechtskraut (lat. Geranium robertianum), verwendet. Ruprechtskraut ist auch unter den Namen Ruprechtsstorchschnabel und stinkender Storchschnabel bekannt. Der Name Storchschnabel rührt von den Fruchtgrannen her, welche an den Schnabel eines Storches erinnern. Storchschnabelarten gehören zur Familie der Storchschnabelgewächse (lat. Geraniaceae). Die zahlreichen Arten (etwa 400) kommen auf allen Kontinenten vor, sogar in der Arktis und Antarktis sind sie vertreten. Geranium-Arten benötigen ein kühl-gemäßigtes Klima, sie gedeihen weiterhin auf feuchten Böden. Die robusten Storchschnabel-Arten sind überwiegend ausdauernde, seltener ein- oder zweijährige krautige Pflanzen.

Das Ruprechtskraut ist eine einjährige Pflanze, die eine Höhe von 20-50 cm erreicht. Verwendung findet das Kraut des Ruprechtsstorchschnabels, das innerlich und äußerlich (in Form von Umschlägen, Salben) angewendet wird. Zu den Inhaltsstoffen des stinkenden Storchschnabels gehören der Bitterstoff Geraniin, Gerbstoffe, Flavonoide und ätherisches Öl.

Ruprechtskraut hat eine reinigende, entgiftende, ziehende und lösende Wirkung - auf diese Weise werden körperliche und seelische Vergiftungszustände gleichsam aus dem Körper *„gezogen"* und gelöst. Insbesondere aktiviert und stimuliert Ruprechtskraut aber den Lymphfluss, infolgedessen wird das Lymphsystem wirksam entgiftet und gereinigt.

Weiterhin wird Ruprechtskraut zur Stärkung der Nerven angewandt, insbesondere bei Angstzuständen und bei Traumata. Auch auf seelischer Ebene besteht eine entgiftende Wirkung - Schockzustände und psychische Gifte werden gelöst und aus dem Körper *„gezogen"*.

Ferner wird Ruprechtskraut wegen seiner adstringierenden und entzündungswidrigen Wirkung bei Entzündungen im Mund- und Rachenraum angewendet, hier wird mit   Ruprechtskrauttee gegurgelt. Auch bei Entzündungen im Magen-Darm-Trakt, bei Durchfall sowie bei Hautkrankheiten wie schlechten heilenden Wunden, Ekzemen und auch bei Insektenstichen hat sich Ruprechtskraut bewährt.

Zur Bereitung des Tees werden ein bis zwei Teelöffel Ruprechtskraut mit ca. 200 ml siedendem Wasser übergossen und abgedeckt. Nach zehn Minuten wird das Kraut abgeseiht. Zwei bis vier Tassen Tee werden über den Tag verteilt getrunken, vorzugsweise zwischen den Mahlzeiten.

Weitere Möglichkeiten zur Entgiftung der Lymphe

Auch entwässernd wirkende Heilpflanzen wie Goldrute, Birke und Brennnessel reinigen die Lymphe, indem sie einen bestehenden Lymphüberschuss aus dem Gewebe nehmen. Auch Schachtelhalm wirkt entwässernd, das enthaltene Silicium festigt zusätzlich das Bindegewebe.

Bromelain, das Enzym, welches aus den Früchten der Ananas (lat. Ananas comosus) gewonnen wird, hilft, die Lymphe zu entgiften und den Lymphfluss anzuregen. Zellfragmente und entzündungsauslösende Stoffe werden durch Bromelain abgebaut, ferner wird der Abtransport dieser Stoffe über das Blut und die Lymphe erleichtert. Bromelain spaltet außerdem Proteine, welche Ödeme verursachen, Schwellungen werden auf diese Weise abgebaut. Ferner fördert Bromelain die Durchblutung. Bromelain ist in Form von magensaftresistenten Kapseln erhältlich.

Meiden Sie einengende Kleidung

Meiden Sie Ihrer Lymphe zuliebe einengende Kleidung.

Denn durch einschnürende Kleidung werden die Lymphbahnen abgequetscht, die Lymphe kann nicht mehr frei und ungestört fließen - tragen Sie deshalb vorzugsweise bequeme, lockere Kleidung. Kompressionsstrümpfe bzw. -bandagen verhindern dagegen durch Druck von außen den Rückfluss der Lymphe.

Vorsicht bei der Verwendung von Deos

Die Entgiftung der Lymphe wird durch die Anwendung von Antitranspirantien (insbesondere
von Aluminiumverbindungen, welche die ober-
flächlichen Schweißdrüsenausgänge verschließen) unterdrückt. Die langfristige Unterdrückung
der Schweißbildung kann zur Übersäuerung des
Körpers und zum Stau von Schadstoffen aller
Art in den Schweißdrüsen führen. Da die Achselhöhlen die Hauptlymphzentren im Körper sind,
kann es durch Blockierung der Schweißdrüsen in
den Achseln neben einer Überlastung mit Schadstoffen zur Entstehung von ernsten Krankheiten
kommen. So wird bspw. ein Zusammenhang zwischen der Entstehung von Brustkrebs und der
Verwendung von aluminiumhaltigen Antitranspirantien diskutiert, auch wenn dieser Zusammenhang noch nicht bewiesen ist.

Was also tun? Niemand will wohl als müffeln-
des Stinktier durch die Gegend marschieren und
beim Auftreten in Gesellschaft wegen seines Ge-
ruchs Anstoß erregen. Nun, soweit muss es natürlich nicht kommen.

Viel ist schon durch regelmäßiges Rasieren der Achselhaare gewonnen - Da die Oberfläche der Achselhaare eine große Oberfläche für den Angriff von Bakterien bietet, welche für Schweißgeruch sorgen, kann die Entfernung der Achselhaare hier eine sinnvolle Maßnahme sein. Auch die Verwendung eines Deos, das unangenehme Gerüche bindet, ist eine hilfreiche Alternative zu Antitranspirantien, welche die schweißbildenden Poren verschließen. Ein Deo reduziert im Gegensatz zum Antitranspirant nicht die Schweißproduktion, so dass auch die natürliche Funktion der Schweißdrüsen nicht beeinträchtigt wird. Schließlich ist bei der Wahl der Kleidung luftdurchlässige Baumwollkleidung zu bevorzugen - enganliegende, synthetische Kleidung fördert die Transpiration sowie einen üblen Geruch des Schweißes.

Entgiftung über die Lunge

Um die Ausscheidung von Gift- und anderen Schadstoffen über die Lunge zu erhöhen, ist es wichtig, das Lungenvolumen, d. h. die Leistungsfähigkeit der Lunge, zu erhöhen. Während es ein Erwachsener auf ein durchschnittliches Lungenvolumen von zwei bis vier Litern bringt, weisen Leistungssportler ein Lungenvolumen von bis zu zehn Litern auf.

In den nachfolgenden Kapiteln werden Sie erfahren, wie die richtige Atmung auch eine vermehrte Ausscheidung von Schadstoffen nach sich ziehen kann. Auch die reinigende Wirkung von Inhalationen in Salinen werden Sie kennenlernen. Natürlich dient auch Sport, insbesondere kontinuierlicher Ausdauersport, dazu, das Lungenvolumen und damit die Leistungsfähigkeit der Lunge zu verbessern.

Die richtige Atmung kann wahre Wunder bewirken

Jeder von uns atmet - doch kaum jemand atmet richtig und bewusst. Dabei kann eine ruhige, gleichmäßige Bauchatmung eine verbesserte Lungenleistung und damit auch eine vermehrte Ausscheidung von Schadstoffen bewirken. Die richtige Atmung ist also ein einfaches, aber sehr effektives Entgiftungsverfahren. Vorteilhaft ist, dass man die Methode des richtigen Atmens ganz mühelos erlernen kann und praktisch in jeder Situation unauffällig praktizieren kann. Gerade in stressigen Situationen wie auch generell atmen wir zu schnell und zu flach. Insbesondere in Zeiten von großer Belastung ist es aber wichtig, tief und langsam zu atmen - so wird der Körper mit ausreichend Sauerstoff versorgt und innere Spannungen werden gelöst. Bei einer bewussten, tiefen Atmung wölbt sich der Bauch beim Einatmen nach vorne, beim Ausatmen entspannt sich das Zwerchfell wieder und die Bauchdecke wölbt sich nach innen, verbrauchte Luft wird so herausgepresst. Wichtig ist ganz besonnenes, tiefes und langsames Atmen - schon während dieser Atemübung werden Sie feststellen, wie sich Geist und Körper beruhigen und entspannen. Üben Sie am besten täglich 10 x ca. 2 Minuten.

Die Feueratmung

Die Feueratmung ist eine spezielle Form der Reinigungsatmung, welche dazu geeignet ist, den Körper gründlich zu entgiften. Da bei dieser Form der Atmung sehr schnell geatmet wird, wird die Lunge gereinigt und der Sauerstoffgehalt des Blutes wird stark erhöht. Die Lungenkapazität erhöht sich, Kreislauf- und Herztätigkeit verbessern sich, der Körper wird mit neuer Energie versorgt. Die Atemwege werden gründlich gereinigt, daher ist die Feueratmung eine gute Vorbeugung von Heuschnupfen, Asthma, verstopften oder entzündeten Nasennebenhöhlen sowie Erkältungskrankheiten. Weiter werden Leber, Herz und Magen auf wohltuende Weise massiert. Der ganze Körper wird gereinigt, und entschlackt, Stoffwechselvorgänge werden verbessert. Das Sonnengeflecht wird aktiviert und das innere Feuer wird angeregt.

Üblicherweise wird die Schnellatmung im Sitzen ausgeführt, sie kann aber auch im Stehen oder Gehen erfolgen. Die Atmung erfolgt mit deutlicher Betonung der Ausatmung, welche kraftvoll und aktiv ist, während die Einatmung passiv ist und reflektorisch erfolgt. Der Übende konzentriert sich ganz auf die Ausatmung, die Einatmung erfolgt automatisch.

Die verstärkte Ausatmung bedingt die stark reinigende Kraft dieser Übung. Beim Einatmen hebt sich die Bauchdecke, beim Ausatmen senkt sie sich. Es wird tief und entspannt geatmet. Man beginnt zunächst mit ca. 20 Atemstößen, später kann man auf 40 bis 60 Atemstöße steigern.

Während der Übung verharren Kopf und Oberkörper in Ruhe, nur die Bauchdecke wird bewegt. Die Feueratmung wird häufig mit der Wechselatmung kombiniert, welche nach der Schnellatmung praktiziert wird.

Die Schnellatmung wird auch als Mittel zur Bewusstseinsveränderung eingesetzt. Der Kopf wird leer und frei, die Gedanken werden unterbrochen. Deshalb dient die Schnellatmung auch zur Vorbereitung der Meditation.

Gesundes Salz aus der Saline

Zum Inhalieren von gesunder salzhaltiger Luft bieten sich besonders Gradierwerke an, die hauptsächlich in Kurstädten zu finden sind. Mit Hilfe von Pumpen wird Sole auf das Gradierwerk gepumpt. Dort verteilt sich die Sole auf Rinnen und tropft dann langsam auf die Gradierung herab. Die Gradierung besteht aus mehreren Metern hohen Reisigzweigen, die meist aus Schwarzdorn bestehen. Ein Teil des Wassers verdunstet, auf diese Weise entstehen heilsame Wasserpartikel, die leicht eingeatmet werden können (sogenannte Aerosole). Der Salzgehalt der Natursole (8-10% Salz) wird durch die Verdunstung des Wassers auf 25 % erhöht. Die winzigen Wassertröpfchen in der Luft stabilisieren das Immunsystem und steigern die körperliche und geistige Leistungsfähigkeit. Durch tiefes Durchatmen gelangt das Aerosol bis tief in die Lunge und stimuliert dort auf natürliche Weise die Durchblutung und den Sauerstofftransport ins Blut. Das über die Lunge aufgenommene Salz unterstützt die Selbstreinigungsprozesse des Körpers. Die natürliche Heilwirkung der Inhalation wirkt wie eine Frischekur für den Körper und entfaltet sich in jeder einzelnen Körperzelle. Gelegentlich befinden sich auch in Schwimmbädern und Thermalbädern Reisiginstallationen, die wie Gradierwerke funktionieren, aber deutlich kleiner sind als solche in Kurparks.

Sport verbessert die Leistungsfähigkeit der Lunge

Natürlich dient auch Sport, insbesondere kontinuierlicher Ausdauersport, dazu, das Lungenvolumen und die Leistungsfähigkeit der Lunge zu verbessern. Ideal sind Spaziergänge an der frischen Luft, um Sauerstoff zu tanken und lästige Schadstoffe loszuwerden. Auch ein Aufenthalt am Meer kann wahre Wunder vollbringen. Insbesondere das Reizklima der Nordsee ist dazu geeignet, die Atemwege abzuhärten, die Durchblutung der Lunge anzuregen und den Körper von Schad- und Giftstoffen zu befreien. Hinzu kommt, dass die reine Meeresluft weitgehend schadstoff- und allergenfrei ist. Das durch die Atemluft in Form von Aerosolen aufgenommene Meersalz ist eine Wohltat für die Lungen, zusätzlich wird Bakterien und Viren der Garaus gemacht. Für die häusliche Anwendung eignen sich Inhaliergeräte, mittels derer man Sole inhalieren kann.

Schüßler-Salze zum Entgiften und Stärken der Organe

Schüßler-Salze sind empfehlenswert bei jeder Art von Leber-Galle-Beschwerden, da diese sanft und ohne Nebenwirkungen wirken. Schüßler-Salze sind Mineralsalze in homöopathischer Dosierung. Die Therapie geht auf den homöopathischen Arzt Dr. med. Wilhelm Heinrich Schüßler (1821-1898) zurück. Schüßler ging davon aus, dass sämtliche Krankheiten durch Störungen des Mineralstoffhaushalts in den Körperzellen entstehen und entsprechend durch die Gabe homöopathischer Dosen der Mineralsalze geheilt werden können. Schüßler führte zudem die sogenannte Antlitzdiagnose durch - wonach verschiedene fehlende Mineralstoffe an bestimmten Merkmalen im Gesicht erkennbar sind.

Schüßler-Salze sind nicht mit einer Substitution von Mineralstoffen in hoher Dosierung vergleichbar - Schüßler-Salze sind vielmehr entwickelt, um den Mineralstoffhaushalt der Zellen zu regulieren und so die Selbstheilungskräfte des Körpers zu aktivieren. Die speziell aufbereiteten Salze können direkt von den Zellen aufgenommen werden und dort die chemischen Abläufe normalisieren. Auf diese Weise wird das natürliche Gleichgewicht der Zellen wieder hergestellt, die Ursache der Erkrankung wird beseitigt.

Schüßler-Salze erfreuen sich immer größerer Beliebtheit, da sie wirksam, fast frei von Nebenwirkungen und zudem preiswert sind. Die Zahl der Anhänger der Schüßler-Salze wächst daher kontinuierlich und immer mehr Leute setzen auf die bewährte Therapie.

Schüßler-Salze werden als potenzierte Mittel in Tablettenform angewendet, diese lässt man langsam im Mund zergehen. Je länger das Mineralsalz Kontakt mit der Mundhöhle hat, desto intensiver ist die Wirkung. Schüßler-Salze gibt es in verschiedenen Potenzen, wobei D 6 als die Regelpotenz gilt. Es gibt 12 Schüßler-Funktionsmittel und weitere 15 Ergänzungsmittel.

Schüßler-Salze können direkt von den Zellen des Körpers aufgenommen werden, da sie nicht den Verdauungstrakt passieren müssen. So kann sich die Wirkung auf subtile, aber effektive Weise in jeder Zelle entfalten.

Was die Dosierung der Salze betrifft, gibt es unterschiedliche Meinungen. Manche Homöopathen empfehlen die hoch dosierte Anwendung - gerade zu Beginn der Behandlung. Ich empfehle allerdings eher die Standardempfehlung von 3 x tgl. 1 Tablette (Ausnahme: die Heißen 7). Die Schüßler-Tabletten können direkt eingenommen werden oder aber zuvor in heißem Wasser aufgelöst werden. In diesem Fall trinkt man das heiße Wasser mit den aufgelösten Tabletten schlückchenweise, vor dem Schlucken belässt man die Flüssigkeit noch für einige Zeit in der Mundhöhle. Löst man die Tabletten in Wasser auf, so verwende man einen Plastik- oder Holzlöffel, niemals einen Metalllöffel.

Auch über die Anzahl der Schüßler-Salze, die man gleichzeitig einnehmen kann, herrscht Uneinigkeit. Manche Homöopathen empfehlen, nur ein Schüßler-Salz zu nehmen, manche sehen dagegen überhaupt kein Limit bei der Anwendung von Schüßler-Salzen. Ich spreche die Empfehlung aus, nicht mehr als drei Schüßler-Salze gleichzeitig anzuwenden.

Schüßler-Salze zum Entgiften und Stärken der Leber

Schüßler-Salz Nr. 12: Calcium sulfuricum D 6

(Calciumsulfat)

Calciumsulfat ist das wichtigste Mineral zur Entgiftung der Leber, da Giftstoffe, die an Schwefel gekoppelt sind, über die Gallensäuren ausgeschieden werden können. Calciumsulfat regt den Gallenfluss an und aktiviert die Stoffwechselvorgänge in allen Zellen. Calciumsulfat wirkt zudem entzündungswidrig bei allen Arten von chronischen Entzündungen. Calciumsulfat kommt im Körper u. a. in Leber und Galle vor. Da lt. der Theorie von Dr. Schüßler Krankheiten immer durch einen Mangel an lebensnotwendigen Mineralstoffen im Körper entstehen, deuten Leber-Galle-Beschwerden auch auf einen Mangel an diesem Salz hin. Die Zufuhr von Calciumsulfat in homöopathischer Dosierung regt den Körper u. a. dazu an, die Nahrung wieder besser verwerten zu können - auf diese Weise wird auch die Aufnahme von Mineralstoffen durch den Körper verbessert.

Schüßler-Salz Nr. 6: Kalium sulfuricum D 6

(Kaliumsulfat)

Kalium sulfuricum fördert alle Entgiftungs- und Ausscheidungsvorgänge. Belastende Schlacken, Gifte und Stoffwechselendprodukte, die den Körper schwächen und ermatten, werden durch dieses Schüßler-Salz ausgeschwemmt. Der Körper wird grundlegend entgiftet, auch unser wichtigstes Entgiftungsorgan, die Leber, wird gereinigt, wodurch sich deren Leistungsfähigkeit wieder verbessert.

Kalium sulfuricum aktiviert den müden und strapazierten Zellstoffwechsel der Leber und schenkt so wieder neue Kräfte. Das Salz verbessert zudem die Nährstoffversorgung des Körpers, es ist v. a. auch bei einer Umstellung der Ernährung angezeigt.

Kalium sulfuricum ist auch bei nervöser Erschöpfung angezeigt, Schlafstörungen und chronische Müdigkeit werden beseitigt, das Nervenkostüm wird stabilisiert. Die wohltuende und entspannende Wirkung breitet sich im ganzen Körper aus, auch die Leber profitiert von der sanft beruhigenden Wirkung.

Neben den Schüßler-Salzen in Tablettenform gibt es auch zwölf Schüßler-Salben für die äußerliche Anwendung. Die Entgiftung mit Kalium sulfuricum-Tabletten kann unterstützt werden, indem man mit Schüßler-Salbe Nr. 6 (Kalium sulfuricum) zweimal täglich die Lebergegend leicht massiert.

Schüßler-Salz Nr. 10: Natrium sulfuricum D 6

(Natriumsulfat)

Natriumsulfat wird auch das Salz der *„inneren Reinigung"* genannt. Es wirkt direkt auf die Ausscheidungs- und Entgiftungsorgane, Giftstoffe und Schlacken werden vermehrt ausgeschieden. Die Leber wird in ihrer Stoffwechsel- und Entgiftungsfunktion unterstützt, auch die Regeneration dieses wichtigen Organs wird angekurbelt, Verdauungsstörungen bessern sich nachhaltig. Der Gallefluss wird angeregt, somit wird die Aufspaltung und Verdauung von Fetten beschleunigt und aktiviert.

Schüßler-Salze zum Entgiften und Stärken des Darms

Schüßler-Salz Nr. 8: Natrium chloratum D 6

(Natriumchlorid)

Natrium chloratum unterstützt insbesondere die Entgiftungsfunktion des Darms. Es reguliert und aktiviert die Schleimabsonderung des Darms und bekämpft auf diese Weise Durchfall und Verstopfung. Das Salz regeneriert ferner ausgetrocknete und empfindliche Darmschleimhäute, die zu Rissen und Blutungen neigen.

Natriumchlorid unterstützt v. a. die Ausscheidung von Metallen, Chemotherapeutika und biologischen Giften. Insbesondere bei Amalgam-Ausleitungen ist Natrium chloratum auch zentraler Bestandteil der Entgiftung. Auch für die Entgiftung von Alkohol ist Natrium chloratum voraussetzender Funktionsstoff und kann wesentlich zur körperlichen Entlastung der Folgen von zu reichlichem Alkoholgenuss beitragen. Auch zur Unterstützung während und nach einer Chemotherapie ist Natrium chloratum wesentlich. Hier haben sich allerdings Dosierungen von 50 bis zu 100 Tabletten pro Tag als notwendig erwiesen.

Natrium chloratum ist auch deshalb als ein Grund-pfeiler der Entgiftung anzusehen, weil es den Wasser- und Säurehaushalt der Zellen reguliert. Es sorgt für die richtige Verteilung der Flüssig-keiten innerhalb und außerhalb der Körperzellen. Natriumchlorid fungiert weiter als Transportmit-tel, das Nährstoffe in die Zelle bringt und die Ab-fallstoffe aus den Zellen ausleitet. Auch die Neu-bildung und Regeneration der Zellen des Darms wird durch Natriumchlorid angeregt.

Für einen dauerhaften Erfolg der Anwendung von Natrium chloratum ist die Einschränkung der Zufuhr von Kochsalz notwendig, da der in-trazelluläre Mangel durch übermäßige Zufuhr von extrazellulärem Kochsalz weiter verstärkt wird.

Schüßler-Salz Nr. 10: Natrium sulfuricum D 6

(Natriumsulfat)

Natriumsulfat, das Salz der *„inneren Reinigung"*, entgiftet nicht nur effektiv die Leber, sondern auch den Darm. Wie auch Natrium chloratum und alle anderen Natriumsalze ist es an der Regulierung des Flüssigkeitshaushalts beteiligt. In der Biochemie gilt Natriumsulfat als das wichtigste Mineral zur Entgiftung und Entschlackung des Körpers, denn es schafft das mit Schlacken und Giftstoffen angereicherte Gewebswasser schnell aus dem Körper. Deshalb wird Natriumsulfat auch als *„Salz der Ausscheidung"* bezeichnet. Natriumsulfat wirkt auch spezifisch auf den Darm, indem es Verstopfung beseitigt - Abfallstoffe, die als Folge der Obstipation im Körper verbleiben, können so rasch aus diesem beseitigt werden. Auch bei wässrigen Durchfällen und Blähungen ist Natriumsulfat hilfreich.

Schüßler-Salz Nr. 3: Ferrum phosphoricum D 12

(Eisenphosphat)

Eisenphosphat entgiftet den Darm, da es die Darmperistaltik anregt. Gift- und Schlackenstoffe können so schneller aus dem Körper ausgeschieden werden, eine Neubildung von Schlackenstoffen wird durch die schnellere Darmpassage reduziert. Eisenphosphat reguliert die Darmtätigkeit hierbei insofern, da es sowohl bei Verstopfung als auch bei Durchfallerkrankungen wirkungsvoll eingesetzt werden kann. Die Wirkung kommt durch eine Stärkung der Darmmuskulatur zustande. Durchfall kann weiter entstehen, wenn die Darmzotten funktionsunfähig werden, weil ihnen Eisenphosphat fehlt. Ist die Bewegung der Darmzotten gestört, ist die Resorption von Flüssigkeit eingeschränkt, Durchfall resultiert.

Eisenphosphat stärkt ferner die körpereigenen Abwehrkräfte, auch das Immunsystem des Darms wird gestärkt.

Da Ferrum phosphoricum fast unlöslich in Wasser ist, wird hier die Einnahme der Dezimalpotenz (D12) empfohlen.

Schüßler-Salze zum Entgiften und Stärken der Nieren

Schüßler-Salz Nr. 9: Natrium phosphoricum D 6

(Natriumphosphat)

Während Natrium chloratum - wie wir gelesen haben - den Wasserhaushalt reguliert, ist Natrium phosphoricum das zentrale Salz des Stoffwechsels. Natriumphosphat ist insbesondere ein wichtiger Mineralstoff für den Säureabbau im Körper, bei einem Defizit an Natrium phosphoricum kann es zu einer Überlastung des Organismus mit Säuren kommen. Als basische Verbindung baut Natrium phosphoricum Säuren ab, und entlastet insofern v. a. die Nieren, da die Säureausscheidung über diese Organe reduziert wird. Natrium phosphoricum beugt weiter Nieren- und Gallensteinen vor, da diese als Zeichen einer Überlastung der Säurepuffer gewertet werden. Auch Harnsäure steht im Zusammenhang mit einer Übersäuerung des Organismus - da die Ablagerung von Harnsäurekristallen auch die Nieren beeinträchtigt, stellt Natrium phosphoricum auch in dieser Hinsicht ein sehr wertvolles Mineral für die Nieren dar.

Natrium phosphoricum wirkt langsam und stimmt den Organismus grundlegend um. Daher ist eine Anwendung über einen längeren Zeitraum empfehlenswert.

Schüßler-Salz Nr. 10: Natrium sulfuricum D 6

(Natriumsulfat)

Natriumsulfat entgiftet nicht nur effektiv Leber und Darm, - wie wir gelesen haben - sondern ist auch ein sehr wertvolles Mineral für die Nieren. Natriumsulfat gilt zu Recht als das *„Salz der Ausscheidung"*, es spielt auch eine wichtige Rolle für den Erhalt der Funktion sowie der Regeneration der Nieren. Da überschüssiges Wasser bei Gabe von Natriumsulfat rasch aus dem Körper ausgeschieden wird, unterstützt es die reibungslose Funktion der Nieren, die Tätigkeit der Nieren wird angeregt. Weiter aktiviert Natriumsulfat die Bildung von Harn, ein Mangel an Natrium sulfuricum führt dagegen zu Harnverhalten.

Natriumsulfat ist weiter ein wichtiger Funktionsstoff für den Abbau von Ödemen, im Körper gestaute Flüssigkeitsansammlungen werden durch Natriumsulfat aufgelöst und ausgeschieden.

Schüßler-Salz Nr. 11: Silicea D 12

(Siliciumoxid)

Silicea ist in vielfacher Hinsicht ein wichtiger Mineralstoff für die Gesunderhaltung und Entgiftung der Nieren. So ist Silicea ein notwendiger Mineralstoff bei Erkrankungen, die im Zusammenhang mit einer chronischen Übersäuerung des Körpers stehen, wie bspw. Nierensteine. Weiter gilt Silicea als wichtiger Stoff zum Aufbau und zur Regeneration des Epithelgewebes - Epithelgewebe sind überall dort im Körper zu finden, wo Oberflächen zum Schutz der Organe abgedeckt werden. Bei chronischen Entzündungen und Verletzungen des Epithelgewebes, v. a. des Gewebes der Nieren und der Harnblase, leistet Silicea wertvolle Dienste. Weiter führt die Gabe von Silicea zur Lösung angestauter Harnsäure und wird daher zur Ausleitung und Regulierung der Harnsäure verabreicht.

Da Silicea schwer löslich in Wasser ist, wird die Einnahme in der zwölften Dezimalpotenz (D 12) empfohlen. Da Silicea sehr langsam vom Körper aufgenommen wird, erfordert gerade diese Mineralstoffverbindung eine langdauernde Einnahme.

Schüßler-Salze zum Entgiften der Haut

Schüßler-Salz Nr. 9: Natrium phosphoricum D 6

(Natriumphosphat)

Da Natriumphosphat insbesondere ein wichtiger Mineralstoff für den Säureabbau im Körper ist, unterstützt es nicht nur die Entgiftungsfunktion der Nieren, sondern auch die der Haut.

Bei einem Defizit an Natrium phosphoricum kann es zu einer Überlastung des Organismus mit Säuren kommen. Als basische Verbindung baut Natrium phosphoricum Säuren ab, und entlastet insofern auch die Haut. da die Säureausscheidung über dieses Organ bei zu viel Säure reduziert ist. Zeichen einer akuten Übersäuerung der Haut ist bspw. ein saurer, übel riechender Schweiß. Natriumphosphat unterstützt den Abbau von Säuren und verhindert damit auch die Bildung von übermäßigem, stark riechendem Schweiß.

Natrium phosphoricum wirkt langsam und stimmt den Organismus grundlegend um. Daher ist eine Anwendung über einen längeren Zeitraum empfehlenswert.

Schüßler-Salz Nr. 10: Natrium sulfuricum D 6

(Natriumsulfat)

Das Salz der *„inneren Reinigung"* fördert auch eine vermehrte Ausscheidung von Giftstoffen und Schlacken über die Haut. Werden durch ein Defizit an Natrium sulfuricum Stoffwechselendprodukte und andere Schadstoffe nicht ausreichend ausgeschieden, kann es zu einer Anreicherung der Stoffe in der Haut führen. Diverse Hauterkrankungen, wie nässende Ausschläge, Akne usw. können die Folge sein. Die Anreicherung der Schadstoffe in der Haut ist häufig auch mit starkem Juckreiz verbunden. Bei großer Schadstoffbelastung sucht sich der Körper oftmals sogar in einem offenen Bein einen Ausgang, um angestaute Schlackenstoffe über die Haut loszuwerden. Durch kontinuierliche Einnahme von Natrium sulfuricum kann die Ausscheidung der Schadstoffe gesteigert werden, so dass Hauterkrankungen und selbst das offene Bein abheilen können.

Schüßler-Salz Nr. 11: Silicea D 12

(Siliciumoxid)

Silicea gilt als wichtigstes Mineral für den Aufbau und den Erhalt einer gesunden Haut. Das Mineral dient aber nicht nur als Verjüngungs- und Schönheitsmittel für die Haut, sondern stärkt alle Hautschichten, so dass diese funktionsfähig und vital erhalten werden. Auch für die Regulierung einer gesunden Schweißbildung ist Silicea verantwortlich. Auf diese Weise kann die Entgiftung über die Haut aufrecht erhalten bzw. gefördert werden.

Da Silicea schwer löslich in Wasser ist, wird die Einnahme in der zwölften Dezimalpotenz (D 12) empfohlen. Da Silicea sehr langsam vom Körper aufgenommen wird, erfordert gerade diese Mineralstoffverbindung eine langdauernde Einnahme.

Schüßler-Salze zum Entgiften und Stärken der Lymphe

Schüßler-Salz Nr. 7: Magnesium phosphoricum D 6

(Magnesiumphosphat)

Magnesiumphosphat hat einen entscheidenden Einfluss auf die Fließfähigkeit der Lymphe, es kann regelrecht als Betriebsstoff der Lymphe angesehen werden. Da das Lymphsystem - wie wir gelesen haben - keine eigene Pumpe besitzt, wie es das Herz für den Blutkreislauf ist, sind verschiedene Faktoren für die Fließfähigkeit der Lymphe entscheidend. Hierzu gehört die Fähigkeit der Lymphgefäße, sich zu kontrahieren, damit die Lymphflüssigkeit bewegt wird. Da Magnesium phosphoricum die selbsttätige Bewegung der Lymphgefäße unterstützt, kann die Lymphe in ihrer Fließfähigkeit unterstützt werden.

Magnesium phosphoricum ist der einzige Mineralstoff, der in heißem Wasser aufgelöst eine besondere Wirkung zeigt. Zur Bereitung der sogenannten *„Heißen Sieben"* löst man sieben Tabletten Magnesium phosphoricum in ca. 250 ml abgekochtem, heißem Wasser auf. Die gewonnene Lösung wird heiß und schluckweise in den Mund genommen, dort einen Moment gehalten und dann geschluckt.

Magnesium phosphoricum kann jedoch auch - besonders bei länger andauernder Einnahme - wie alle anderen Mineralstoffe gelutscht werden.

 237

Schüßler-Salz Nr. 10: Natrium sulfuricum D 6

(Natriumsulfat)

Natriumsulfat spielt eine wichtige Rolle für alle Entgiftungsorgane - so auch für die Lymphe. Durch osmotischen Druck wird Wasser aus den Zellen und Geweben angezogen und anschließend ausgeschieden. Natrium sulfuricum bewirkt auf diese Weise eine Ausscheidung von Wasser aus den Geweben und ist daher die wichtigste Mineralstoffverbindung für die Ausleitung und Ausscheidung von Schadstoffen.

Ferner aktiviert Natrium sulfuricum die Tätigkeit der Lymphe, indem es die Zellen der Lymphgefäße reizt.

Schüßler-Salz Nr. 12: Calcium sulfuricum D 12

(Calciumsulfat)

Calciumsulfat - das zweiwertige Sulfatsalz des Calciums - besitzt wie alle Sulfate eine reinigende und entgiftende Wirkung.

Calciumsulfat fördert die Ausschwemmung von Stoffwechselabfallprodukten, Giften und Krankheitserregern in der Lymphe. Auch bei eitrigen Entzündungen der Lymphknoten hat sich Calciumsulfat bewährt, hier wird die Vernichtung und Ausscheidung des Eiters unterstützt. Durch seine stark anregende Wirkung auf die Lymphknoten schlägt Calciumsulfat bei eitrigen Entzündungen vielfach besser an als die übrigen Schüßler-Salze. Eiter und Entzündungsmediatoren sowie andere Gifte werden viel rascher aus dem Körper gespült.

Calcium sulfuricum ist schwer wasserlöslich, so dass es bevorzugt in der zwölften Dezimalpotenz eingesetzt wird.

Schüßler-Salze zum Entgiften und Stärken der Lunge

Schüßler-Salz Nr. 4: Kalium chloratum D 6

(Kaliumchlorid)

Kaliumchlorid spielt eine große Rolle bei der Entgiftung der Lunge, auch ist das Mineral in der Lage, entzündliche Prozesse in der Lunge vorzubeugen oder zu behandeln. Kalium chloratum macht viele in die Lunge eindringende Giftstoffe unschädlich. Das gilt insbesondere auch für gasförmige Narkotika, so wird Kaliumchlorid häufig zur Nachbehandlung von Narkosen eingesetzt. Weiter bekämpft Kalium chloratum Entzündungen im zweiten Stadium, welche durch fibrinöse Absonderungen und seröse Exsudate gekennzeichnet sind. Ist der Körper nicht in der Lage, die Entzündungen durch körpereigene Abwehrreaktionen in Schach zu halten, so breitet sich die Entzündung rasch im Körper aus. Solche Entzündungsprozesse zeigen sich z. B. in Form von schleimigem Husten sowie Katarrhen mit Absonderungen.

Bei der Anwendung von Kalium chloratum ist auch die äußerliche Applikation in Form von Salben oder Breiauflagen hilfreich.

Schüßler-Salz Nr. 5: Kalium phosporicum D 6

(Kaliumphosphat)

Kaliumphosphat unterstützt die Regenerationskraft des gesamten Körpers, insbesondere auch die der Lunge - sämtliche Zellen und Gewebe werden erneuert. Kaliumphosphat wird generell zur Kräftigung und Roborisierung eingesetzt, sowohl beim kranken als auch beim gesunden Organismus. Auch die Funktion der Lunge wird gestärkt und vitalisiert. Deshalb ist Kaliumphosphat gerade auch bei Lungenerkrankungen, die mit allgemeiner Schwäche einhergehen, indiziert.

Da Kaliumphosphat auch antiseptisch und entzündungswidrig wirkt, ist es ebenfalls bei entzündlichen Lungenerkrankungen einsetzbar.

Kaliumphosphat gilt als Energiemittel zur Stärkung der Lebenskräfte und kann grundsätzlich bei jeder Krankheit und bei großer Erschöpfung eingesetzt werden.

Kalium phosphoricum sollte immer über einen längeren Zeitraum eingenommen werden. Aufgrund der anregenden Wirkung empfiehlt sich die Einnahme in den Vormittags- oder frühen Nachmittagsstunden.

Schüßler-Salz Nr. 24: Arsenum jodatum D 12

(Arsentrijodid, Jodarsen)

Arsenum jodatum gehört zu den biochemischen Erweiterungsstoffen. Die biochemischen Erweiterungsmittel sollten grundsätzlich in der Potenz D 12 eingenommen werden. Diese Empfehlung rührt von der Tatsache her, dass die Erweiterungsstoffe nur in sehr feiner Verdünnung im Körper vorkommen.

Arsenum jodatum stärkt die Lungenfunktion, indem es auf die serösen Häute der Lunge wirkt. Es wird hauptsächlich als Stärkungsmittel bei verminderter Lungenfunktion empfohlen, bei Schwächung der Lunge bei/nach Lungenkrankheiten und bei zähem Bronchialsekret. Auch bei chronischer Bronchitis und Bronchialasthma leistet Arsenum jodatum gute Dienste, insbesondere wenn die Krankheitsbilder mit Schwäche einhergehen. Denn Arsenum jodatum gilt auch als allgemeines Stärkungsmittel, sowie als Entgiftungsmittel für alle Zellen. Arsenum jodatum hat eine ausgesprochen reinigende und den Zellstoffwechsel regulierende Wirkung. Arsen mobilisiert in Geweben fixiertes Gift, Jod bringt es zur Ausscheidung.

Mein Tipp

Wenden Sie alle genannten Schüßler-Salze im Rahmen einer Entgiftungskur an. Durch die kombinierte Anwendung der Salze wird der gesamte Körper gereinigt und entgiftet. Während der Kur empfiehlt sich - um die Wirkung der Anwendung zu steigern - moderate Bewegung (z. B. Spazierengehen), auf diese Weise werden alle Organe optimal durchblutet und die entgiftende Wirkung der Schüßler-Salze kann sich bestmöglich entfalten. Trinken Sie während der Kur mindestens 2,5 Liter stilles Wasser pro Tag, um den Entgiftungs- und Entschlackungsprozess zu unterstützen. Eine vier- bis sechswöchige Durchführung der Kur ist ratsam.

Will man zunächst nur ein Organ entgiften, so empfiehlt sich hier die Kombination der dafür vorgesehenen Schüßler-Salze.

Homöopathische Mittel zum Entgiften und Stärken der Organe

Der Wunsch nach natürlichen und möglichst nebenwirkungsarmen Behandlungsmöglichkeiten führt immer mehr Menschen zur Homöopathie.

Die Homöopathie wurde von dem deutschen Arzt **Samuel Hahnemann (1755-1843)** begründet, seine Thesen sind in seinem Werk **Organon der Heilkunst** (1. Auflage 1810) festgehalten. Bereits die 1. Auflage enthält alle wesentlichen Theorien der Homöopathie, das Werk wurde aber später noch erheblich umgearbeitet und ergänzt.

Im Gegensatz zur Allopathie - wo meist die Symptome einer Krankheit und nur selten die Ursachen behandelt werden - werden bei der Homöopathie die Selbstheilungskräfte des Körpers aktiviert.

Weiter soll in der Homöopathie *„Ähnliches durch Ähnliches geheilt werden."* (lat. *„Similia similibus curentur"*). Das bedeutet, dass ein Reiz gesetzt wird, der ähnlich den zu behandelnden Beschwerden wirkt - auf diese Weise werden die Selbstheilungskräfte des Körpers in Gang gesetzt.

Dies kann man so verstehen: Berührt man etwa Brennnesselblätter, so bilden sich schmerzhafte Blasen auf der Haut. Aus diesem Grund kann die Brennnessel (lat. Urtica urens) in der Homöopathie bspw. bei Verbrennungen und Sonnenbrand angewendet werden.

Ein weiteres Beispiel ist die Küchenzwiebel (lat. Allium cepa). Jede Hausfrau weiß, dass Zwiebelschneiden kein leichtes Unterfangen ist – treibt es doch Tränen in die Augen und fließt die Nase ohne Unterlass. Diese Tatsache hat sich die Homöopathie zunutze gemacht: Hier wird die Küchenzwiebel in potenzierter Form bei Fließschnupfen, verbunden mit tränenden Augen, angewendet.

Lassen Sie mich ein letztes Beispiel nennen: Wer koffeinhaltige Getränke (Kaffee, schwarzer Tee, Cappuccino usw.) als Schlummertrunk zu sich nimmt, braucht sich freilich nicht über Schlaflosigkeit, Unruhe oder gar Herzklopfen zu wundern. Nimmt man dagegen Coffea (Coffein) in homöopathischer Form am Abend zu sich, so wirkt dieses Mittel bestens bei Schlaflosigkeit, weiter bei unruhigem Schlaf und Aufgedrehtsein.

Wie man sieht, gründet sich die Homöopathie also auf dem Grundsatz, dass ein Wirkstoff, der in seiner Reinform bei einem gesunden Menschen bestimmte (Krankheits-)Symptome oder gar Vergiftungserscheinungen hervorruft, bei einem Kranken mit eben diesen Symptomen hilft, durch Aktivierung der Selbstheilungskräfte wieder gesund zu werden. Nach der Gesundung sind auch die Symptome wie Schnupfen usw. kuriert.

Zu beachten ist, dass bei Anwendung der Hochpotenzen ab D 30, sowie der C-Potenzen und der LM- oder Q-Potenzen, aufgrund der stärkeren Wirkung ein kompetenter Heilpraktiker/homöopathisch arbeitender Arzt zu Rate gezogen werden sollte.

Denn je höher die Potenz ist, umso stärker wirkt das Mittel, da die Energie potenziert wird. Der Körper interagiert mit der auf ihn einwirkenden Energie, auf diese Weise wird die Heilung in Gang gesetzt. Eine Selbstbehandlung ist dagegen bei den Potenzen D 3 bis D 12 vorgesehen. Generell gilt für homöopathische Mittel, dass es am Anfang der Therapie nach einigen Tagen zu einer sogenannten Erstverschlimmerung kommen kann, was aber als Zeichen dafür gewertet werden kann, dass das richtige homöopathische Mittel gewählt wurde.

Die Erstverschlimmerung muss aber nicht immer auftreten, diese tritt vor allem bei langwierigen und chronischen Krankheiten auf.

Weiter ist zu beachten, dass bei Anwendung von Homöopathika vom Arzt verordnete schulmedizinische Medikamente keinesfalls abgesetzt werden dürfen oder durch Homöopathika ersetzt werden dürfen.

Jedoch können fast alle Homöopathika mit schulmedizinischen Arzneimitteln kombiniert werden, Wechselwirkungen sind hierbei im Regelfall nicht zu befürchten - im Gegenteil, eine Kombination von schulmedizinischen Arzneimitteln und Homöopathika kann oftmals sehr sinnvoll sein.

Zeigt sich bei der Behandlung mit einem homöopathischen Mittel nach 14 Tagen keine Besserung, so ist auf ein anderes homöopathisches Mittel umzustellen.

Die Behandlung erfolgt so lange, bis die Beschwerden verschwunden sind. Therapiert man über den Zeitpunkt der Heilung hinaus, kehren die Beschwerden oftmals wieder zurück.

Homöopathika sollen stets unabhängig von einer Mahlzeit, also eine halbe Stunde vor dem Essen oder zwei Stunden nach dem Essen, eingenommen werden. Während der Anwendung von Homöopathika sollte auf pfefferminzhaltige bzw. mentholhaltige Zahnpasten verzichtet werden - es gibt spezielle mentholfreie Zahnpasten für homöopathische Zwecke, welchen hier der Verzug gegeben werden sollte.

Auch sollte man bei Einnahme von homöopathischen Mitteln vom Verzehr von Pfefferminzbonbons, Pfefferminztee, Lakritz und Kaugummis (Ausnahme: spezielle homöopathieverträgliche Kaugummis ohne Menthol oder Pfefferminzöl) absehen. Weiter sollte auf scharfe Gewürze, Knoblauch, Alkohol, Nikotin und Cola verzichtet werden. Ist dies nicht möglich, sollte zwischen der Anwendung von Homöopathika und dem Gebrauch der genannten Nahrungs-/Genussmittel ein großzügiger zeitlicher Abstand (ca. zwei Stunden) eingehalten werden. Letztlich sollte man bei der Anwendung von homöopathischen Mitteln auch auf den Genuss von Kräuterlikören und -schnäpsen sowie von chininhaltigen Getränken (z. B. Schweppes) verzichten.

Globuli oder Tabletten sollten niemals mit einem Metalllöffel (Wechselwirkungen mit dem Metall sind möglich), sondern immer mit einem Plastik- oder Holzlöffel eingenommen werden.

 247

Globuli, Tabletten und Dilutionen sind stets an einem trockenen, kühlen Ort aufzubewahren - niemals jedoch im Kühlschrank oder in der Nähe von elektrischen Geräten.

Globuli sollte man zur besseren Resorption (Aufnahme) langsam im Mund zergehen lassen, das Gleiche gilt für Tabletten. Tabletten kann man auch in die Wangentasche legen oder alternativ in warmem Wasser auflösen und dann in kleinen Schlucken trinken. Vor dem Schlucken sollte die Flüssigkeit eine Zeit lang im Mund belassen werden.

Im Folgenden werden Homöopathika zur Entgiftung der diversen Organe beschrieben. Die Behandlung erfolgt entsprechend den vorliegenden Symptomen.

Homöopathische Mittel zum Entgiften und Stärken der Leber

Mandragora officinalis

Bei Mandragora officinalis L., der Alraune, handelt es sich um ein Nachtschattengewächs (lat. Solanaceae). Die Alraune wächst wild im gesamten Mittelmeerraum von Portugal bis Griechenland und der Türkei, außerdem in Nordafrika und im Nahen Osten. Sie liebt Sandboden und wächst bevorzugt an trockenen, sonnigen bis halbschattigen Standorten, bspw. an Wegen, in Olivenhainen, an Hängen und auf brachliegenden Feldern. Alraunen sind niedrige, dem Boden geradezu verhaftete, mehrjährige krautige Pflanzen. Die Blätter bilden eine Rosette, deren gewaltiger Durchmesser bis zu 1,5 m betragen kann.

Die Alraune ist die wohl bekannteste Zauber- und Giftpflanze überhaupt, kaum eine andere Pflanze ist seit der Antike mit so vielen Mythen und Sagen verwoben wie die Alraune. Die Alraune wurde verehrt und verteufelt, als Heilmittel eingesetzt und als Giftdroge, als Aphrodisiakum (Liebesmittel) und als Bestandteil von Hexensalben.

In neuerer Zeit wurde die Alraune homöopathisch aufbereitet und u. a. bei verschiedenen Erkrankungen von Leber und Galle eingesetzt. In Potenzen ab D 4 ist Mandragora rezeptfrei in der Apotheke erhältlich, für Mandragora D 3 wird ein Rezept benötigt.

Da die Alraune sehr giftig ist, wird sie nur in homöopathischer Form eingesetzt, pflanzliche Präparate (Phytotherapeutika) existieren nicht.

Die Alraune wird bei rechtsseitigen Oberbauchbeschwerden im Leber- und Gallebereich eingesetzt, ferner bei dyspeptischen Beschwerden wie häufigem Aufstoßen und Völlegefühl. Auch bei Unverträglichkeit v. a. gegenüber fetten Speisen und Kaffee, nüchternem Schmerz im Magen sowie bei Durchfall wird die Alraune erfolgreich eingesetzt. Besonders wirksam ist Mandragora bei festsitzenden Blähungen im unteren Bauch und in der Lebergegend sowie bei Brennen/Schmerzen im rechten Oberbauch mit Ausstrahlung zum rechten Schulterblatt. Eine seltene Indikation sind Herzbeschwerden aufgrund von Blähungen.

Mandragora hilft auch bei Depressionen, Ruhelosigkeit und vegetativen Bewegungsstörungen.

Symptome, die für die Einnahme von Mandragora sprechen:

Der Alraune-Typ ist ruhelos, kann schlecht abschalten und sich entspannen. Weiter ist er nervös, reizbar, depressiv und hat ein hohes Schlafbedürfnis. Er friert leicht, es besteht eine Überempfindlichkeit gegen Geräusche und Gerüche. Der Mandragora-Typ isst und trinkt gerne. Es besteht ein Verlangen nach scharfen Speisen und Süßigkeiten, beides wird aber schlecht vertragen.

Iris versicolor

Iris versicolor (Die buntfarbige Schwertlilie) ist eine in den gemäßigten Zonen der Nordhalbkugel beheimatete Pflanze aus der Familie der Schwertliliengewächse (lat. Iridiaceae). Die Farbe der Blüte kann über Weiß und Gelb bis zu Dunkelrot, Blau und Lila variieren.

In der Homöopathie umfasst Iris versicolor den gesamten Verdauungsapparat, insbesondere Leber, Galle und Bauchspeicheldrüse. Das Homöopathikum wird eingesetzt bei Schmerzen im Oberbauch sowie bei Störungen im Bereich der Verdauungsorgane (Übelkeit, Völlegefühl, Blähungen, Erbrechen, kolikartige Schmerzen, Sodbrennen, saures Aufstoßen, Durchfall).

Bei Entzündungen von Leber, Galle und Bauchspeicheldrüse wirkt Iris antiinflammatorisch (entzündungswidrig). Krampfartige Schmerzen im Oberbauch und der Lebergegend verschwinden oder nehmen ab.

Sehr wirksam ist Iris versicolor bei Kopfschmerzen, die von der Leber herrühren (sogenannte hepatogene Migräne).

Symptome, die für die Einnahme von Iris versicolor sprechen:

Leitsymptome sind Leberschwäche sowie Säurebeschwerden im Verdauungstrakt, wie z. B. Brennen im Magenbereich, Übelkeit und Erbrechen von saurem Mageninhalt. Der Bauch ist aufgebläht und hervorstehend. Der Stuhl ist fettglänzend und riecht säuerlich. Die Beschwerden treten in einem bestimmten, regelmäßigem Rhythmus auf. Die Beschwerden nehmen bei Wärme, in Ruhe sowie abends und nachts zu.

 251

Chelidonium majus

Schöllkraut (lat. Chelidonium majus) ist in den gemäßigten Zonen Europas und Asiens beheimatet. Die zur Familie der Mohngewächse (lat. Papaveraceae) gehörige Pflanze liebt die Nähe von menschlichen Wohnstätten, so wächst sie auf Schuttplätzen, an Wegesrändern und sogar in Mauerritzen.

Schon seit langer Zeit wurde das Schöllkraut mit Leber und Galle in Verbindung gebracht - man setzte die gelbe Farbe des Milchsaftes mit der gelben Gallenflüssigkeit in Verbindung und schloss so auf eine Anwendungsmöglichkeit des Schöllkrautes bei Beschwerden im Leber-Galle-Bereich.

Während Schöllkraut früher auch in nicht homöopathischer Form als Phytotherapeutikum (pflanzliches Arzneimittel) eingesetzt wurde, wird es heute aufgrund seiner toxischen Wirkung nur mehr in der Homöopathie eingesetzt.

Schöllkraut ist in homöopathischer Form wirksam bei allen Leiden, die auf eine gestörte Funktion der Leber zurückzuführen sind. Ferner ist das Mittel hilfreich bei Krämpfen im Bereich der Gallenwege und im Magen-Darm-Trakt. Ebenso ist Schöllkraut wirksam bei Leber- und Gallebeschwerden, wie Schmerzen im Oberbauch sowie bei Völlegefühl.

Auch bei Aufstoßen, Übelkeit und Durchfällen hilft Chelidonium.

Symptome, die für die Einnahme von Chelidonium majus sprechen:

Der Chelidonium-Typ fühlt sich oft niederge-schlagen, müde und depressiv. Schmerzen im Oberbauch, die bis zum rechten Schulterblatt aus-strahlen. Charakteristisch sind weiter eine beleg-te Zunge und ein bitterer Mundgeschmack. Der Stuhlgang wechselt von Verstopfung zu Durchfall und ist gelblich gefärbt. Gesicht und Skleren (die weiße Augenhaut) sind häufig gelblich gefärbt. Die Beschwerden verschlechtern sich morgens. Allgemeine Verschlechterung der Beschwerden durch Kälte.

Lycopodium clavatum

Bärlapp (lat. Lycopodium clavatum) ist eine moosartige Pflanze, die hauptsächlich in Mittel- und Nordeuropa beheimatet ist. Die Pflanze gehört zur Familie der Bärlappgewächse (lat. Lycopodiaceae), sie gedeiht oft in Nadelwäldern, in Mooren und an Abhängen.

Lycopodium ist in der Homöopathie das Lebermittel schlechthin. Es wird als Konstitutionsmittel bei Leberschwäche eingesetzt, ferner bei allen weiteren Funktionsstörungen der Leber sowie bei mangelnder Verdauungskraft. Lycopodium wirkt bei Aufstoßen, Blähungen, Völlegefühl, Appetitlosigkeit und vorzeitigem Sättigungsgefühl.

Symptome, die für die Einnahme von Lycopodium sprechen:

Oft schlechte Laune und Ängste. Blähungen, bei Vorhandensein eines kugeligen Bauchs. Großes Verlangen nach Süßigkeiten, Völlegefühl tritt jedoch schon bei kleinsten Nahrungsmengen ein. Die Beschwerden bessern sich durch frische Luft, Wärme sowie durch die Aufnahme von warmen Speisen und Getränken. Nachmittags und abends verschlimmern sich die Beschwerden.

Homöopathische Mittel zum Entgiften und Stärken des Darms

Nux vomica

Nux vomica, die gewöhnliche Brechnuss, gehört zur Familie der Brechnussgewächse (lat. Loganiaceae). In der Homöopathie werden die reifen und getrockneten Samen des Brechnussbaumes (lat. Strychnos nux-vomica) eingesetzt. Der Baum ist in Westafrika, Südostasien und Nordaustralien beheimatet. Nux vomica wird nur homöopathisch eingesetzt, da die Samen das starke Nervengift Strychnin beherbergen.

Nux vomica ist eines der am häufigsten eingesetzten homöopathischen Mittel, es ist angezeigt bei vielen Magen-Darm-Erkrankungen, ferner ist es äußerst hilfreich bei der Entgiftung und Entschlackung des Körpers. Brechnuß ist weiter das Mittel der ersten Wahl bei akuten und chronischen Auswirkungen einer ungesunden Lebensweise (u. a. exzessiver Alkohol- und Kaffeegenuss, intensive Einnahme von Medikamenten, Bewegungsmangel). Nux vomica beruhigt Nerven und Geist sowie auch den Magen-Darm-Trakt. Nux vomica wird sehr oft bei akuten Magen-Darm-Beschwerden wie Übelkeit, Erbrechen und Blähungen eingesetzt.

Symptome, die für die Einnahme von Nux vomica sprechen:

Stress, geistige Anstrengung, Reizbarkeit, Wut, Ungeduld, Ehrgeiz, Arbeitswut. Der Nux vomica-Typ ist häufig dünn bis mager, nervös und hektisch. Er greift gerne und häufig zu Genussmitteln wie Alkohol, Kaffee und Tabak. Isst häufig reichlich und stark gewürzt. Neigt zu Verdauungsstörungen. Intoleranz gegen Kälte, Lärm, Licht, Gerüche. Verbesserung der Beschwerden bei Ruhe. Ärger und zu starke geistige Anstrengung wirken sich negativ aus.

Okoubaka

Der Okoubakabaum (lat. Oboubaka aubrevillei) gehört zur Familie der Sandelholzgewächse (lat. Santalaceae). Der bis zu 40 m hohe Baum wächst im Urwald von Westafrika (Ghana, Nigeria und Elfenbeinküste). Das Arzneimittel Okoubaka wird aus der getrockneten und gepulverten Rinde des seltenen Baumes hergestellt.

Okoubaka wird in der Homöopathie erst seit den 70er Jahren des vergangenen Jahrhunderts verwendet - das Mittel wirkt bevorzugt auf den Magen-Darm-Trakt (insbesondere bei Vergiftungen), jedoch werden auch die Leber, Galle und Bauchspeicheldrüse sowie das Immunsystem gestärkt. Okoubaka wirkt stark entgiftend auf den Darm, insbesondere wenn die Intoxikationen auf den Verzehr von verdorbenen Nahrungsmitteln oder auf mit Schädlingsvernichtungsmitteln gespritztem Obst und Gemüse zurückzuführen sind.

Symptome, die für die Einnahme von Okoubaka sprechen:

Reizbarkeit, Zorn, Ängste. Konzentrationsschwäche und Erschöpfung nach Grippe. Magen-Darm-Störungen nach Verzehr von verdorbener Nahrung. Verzehr von gespritztem Obst / Gemüse. Übelkeit, Erbrechen, Blähungen, Magenschleimhautentzündung, Sodbrennen. Verstopfung, Darmentzündungen, Leber-Galle-Beschwerden.

Asa foetida

Asa foetida - bekannt unter der deutschen Bezeichnung Asant, Stinkasant oder Teufelsdreck - ist eine Pflanzenart aus der Familie der Doldenblütler (lat. Apiaceae). Das Verbreitungsgebiet reicht von Afghanistan, Iran, Russland bis ins westliche Pakistan. Asant wächst als ausdauernde, krautige Pflanze, die bis 3 m hoch wird. Asa foetida wird aus der angeschnittenen Wurzel gewonnen, der austretende Saft wird durch Trocknung in ein gummiartiges Harz umgewandelt. Das Harz hat ein starkes, knoblauchartiges Aroma, woher auch der Name Stinkasant rührt.

Asa foetida wirkt beruhigend auf den gesamten Magen-Darm-Trakt, Krämpfe und Reizzustände werden beseitigt. Weiter wirkt Asa foetida dämpfend und entspannend auf das vegetative Nervensystem, Nervosität und Stimmungsschwankungen werden gemildert.

Symptome, die für die Einnahme von Asa foetida sprechen:

Nervöse, hypochondrische, hysterische Menschen. Blähungen. Reizmagen, Magenschleimhautentzündung, Aufstoßen. Symptome verschlechtern sich im Sitzen und bei Berührung, Bewegung verbessert die Beschwerden.

Cochlearia

Das Löffelkraut (lat. Cochlearia officinalis) gehört zur Familie der Kreuzblütengewächse (lat. Brassicaceae). Löffelkräuter sind ein- oder mehrjährige, bis zu 30 cm hohe, krautige Pflanzen, die in der nördlichen Hemisphäre vorkommen. Für die Herstellung des homöopathischen Mittels Cochlearia werden die frischen, zur Blütezeit gesammelten, oberirdischen Teile verwendet.

Cochlearia normalisiert die Verdauungsdrüsen und beschleunigt die Ausscheidung von Giftstoffen über den Darm. Cochlearia regt die Verdauung an und unterstützt den Darm bei seiner Tätigkeit, was sich positiv auf Verstopfung und Darmträgheit auswirkt. Die Darmpassage wird beschleunigt, was zu einer schnelleren Ausscheidung von Schadstoffen führt. Cochlearia regt den Stoffwechsel an, ferner besitzt es desinfizierende und Krankheitserreger abwehrende Wirkungen. Die Schleimhäute werden vor eindringenden Krankheitskeimen geschützt. Der Körper wird allgemein entsäuert und entgiftet.

Symptome, die für die Einnahme von Cochlearia sprechen:

Magen-Darm-Beschwerden (Magenverstimmung, Magenkrämpfe, Verstopfung. Reizdarm). Appetitlosigkeit. Schlecht heilende Wunden. Heuschnupfen. Allergien. Zahnfleischentzündungen. Augenentzündungen.

Homöopathische Mittel zum Entgiften und Stärken der Nieren

Berberis

Berberis vulgaris - die Gemeine Berberitze, auch Sauerdorn genannt - gehört zur Familie der Berberitzengewächse (lat. Berberidacae). Die 1-3 m hohen Sträucher sind hauptsächlich in Ostasien und im Himalaya verbreitet. Auch in den südamerikanischen Anden ist die Pflanze anzutreffen, in Europa sind nur wenige Arten heimisch. Das homöopathische Mittel Berberis wird aus der Stammrinde, der Wurzelrinde oder der ganzen Wurzel gewonnen.

Berberis ist in der Homöopathie ein wichtiges Mittel bei Blasenbeschwerden, Harnwegsinfekten und bei Steinen im Harntrakt, Berberis ist hierbei sowohl für Männer als auch für Frauen geeignet. Auch bei einer Reizblase, bei Schwierigkeiten beim Wasserlassen sowie bei Gallenblasen- und Nierenkoliken kommt Berberis zum Einsatz. Die Nierenbeschwerden strahlen oft in den Rücken aus. Auch Erkrankungen der Leber, der Gallenwege, der Bauchspeicheldrüse sowie Beschwerden im Magen-Darm-Trakt können positiv beeinflusst werden. Berberis hilft der Leber dabei, Stoffwechselprodukte besser abbauen zu können.

Symptome, die für die Einnahme von Berberis sprechen:

Beschwerden, die sich schnell verändern oder wandern. Müdigkeit, Erschöpfung. Stechende Rückenbeschwerden. Augenringe. Druckgefühl im Oberbauch. Juckreiz. Große Kälteempfindlichkeit. Heftiger Harndrang. Starker Durst und trockener Mund.

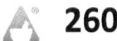

Chimaphila

Chimaphila umbellata - das Dolden-Winterlieb oder Dolden-Wintergrün - gehört zur Familie der Heidekrautgewächse (lat. Ericaceae). Die Pflanze kommt im nördlichen Mitteleuropa vor, weiter in Nordeuropa und in Russland - am häufigsten wächst die Pflanze in lichten Kiefernwäldern. Die in Deutschland sehr seltene Pflanze unterliegt hierzulande dem Artenschutz. Die Pflanze wächst als Halbstrauch und wird etwa sieben bis fünfzehn Zentimeter hoch. Für die Gewinnung des Homöopathikums werden die frischen, oberirdischen Pflanzenteile verwendet.

Chimaphila wirkt entwässernd und harntreibend und wird deshalb v. a. bei Beschwerden der Nieren und der Harnwege eingesetzt. Außerdem wirkt Chimaphila harndesinfizierend und bekämpft Harnwegsinfekte und Entzündungen der Blase. Auch bei chronischem Blasen- und Nierenkatarrh wird Chimaphila eingesetzt, eine weitere Indikation sind Entzündungen der Prostata. Bei starkem Harndrang, bei Harnverhalt sowie bei Schmerzen im Bereich der Harnwege wird Chimaphila ebenfalls angewendet. Entzündungen der Brustdrüse sind ein weiteres Einsatzgebiet.

Symptome, die für die Einnahme von Chimaphila sprechen:

Schmerzen beim Wasserlassen, Oligourie (nur wenig Harn wird ausgeschieden). Wasseransammlungen im Körper. Lymphknotenschwellungen.

Acidum nitricum

Acidum nitricum (Salpetersäure) ist ein wichtiges Konstitutionsmittel in der Homöopathie, es hat ein umfangreiches Wirkungsspektrum auf Körper, Psyche und Geist.

Das homöopathische Mittel wird eingesetzt bei krampfartigen Schmerzen im Bereich der Niere und Blase. Weitere Indikationen sind Nephritis, schmerzhafte Harnverhaltung und Harninkontinenz. Auch bei blutigen und schleimigen Absonderungen aus der Harnröhre wird Acidum nitricum eingesetzt. Acidum nitricum wird auch bei Geschwüren der Haut, bei Fissuren, Rhagaden, Warzen und Schleimhautentzündungen eingesetzt. Weitere Anwendungsgebiete sind Blähungen, Durchfall, entzündliche Darmerkrankungen sowie Magenschleimhautentzündung und Magengeschwüre.

Symptome, die für die Einnahme von Acidum nitricum sprechen:

Ruhelosigkeit, Erschöpfung, Schwäche. Ständige Angst um die eigene Gesundheit. Streit- und rachsüchtige Menschen, die schnell wütend werden. Misstrauisch. Können mit der Vergangenheit nicht abschließen. Neigung zu Erkältungen und Schwäche. Zittern und Frösteln. Absonderungen des Körpers riechen unangenehm. Schlanker, sehniger Körper.

Apocynum

Apocynum cannabinum - Hundsgift, auch Indianerhanf genannt - gehört zur Familie der Hundsgiftgewächse (lat. Apocynaceae). Das Verbreitungsgebiet umfasst die gemäßigten Gebiete Nordamerikas und Eurasiens. Apocynum-Arten wachsen meist als ausdauernde krautige Pflanze, manchmal auch als Sträucher. Zur Herstellung der homöopathischen Arznei wird der frische Wurzelstock verwendet.

Apocynum wird als Homöopathikum eingesetzt, um die Ausscheidung von Wasser über die Nieren zu fördern, weshalb das Mittel gerne bei Nierenschwäche sowie bei großen Wasseransammlungen im Körper verabreicht wird. Außerdem verstärkt Apocynum auch die Produktion und Absonderung von Schweiß sowie von anderen Körperflüssigkeiten. Apocynum wird ferner bei Herzschwäche mit einhergehenden Ödemen eingesetzt sowie bei Bluthochdruck. Eine weitere Indikation ist Brechdurchfall.

Symptome, die für die Einnahme von Apocynum sprechen:

Oft verwirrt und niedergeschlagen. Drückendes Angstgefühl, Druck auf der Brust. Ödeme. Geschwollenes Gesicht. Über Nacht oft Bildung von gelbem, zähem Schleim in Nase, Hals und Rachen. Verbesserung der Symptome durch Wärme, Verschlechterung durch Kälte und Liegen.

Homöopathische Mittel zum Entgiften der Haut

Ledum

Ledum palustre - der Sumpfporst - gehört zur Familie der Heidekrautgewächse (lat. Ericaceae). Der immergrüne Strauch wächst in den Hochmooren Nord- und Osteuropas, Nordamerikas und Nordasiens.

Zur Gewinnung des homöopathischen Arzneimittels Ledum werden die getrockneten Zweige und Blätter zu einem Pulver verrieben und anschließend potenziert. Ledum werden positive Wirkungen v. a. auf die Haut zugesprochen, so ist es ein wichtiges Mittel bei Verletzungen der Haut (Insektenstiche, größere Stichwunden, Bisse, Verletzungen von Muskeln, Sehnen, Bändern und Gelenken). Gerade auch bei infizierten und eitrigen Wunden zeigt Ledum große Erfolge. Insbesondere bei Verletzungen am Auge, sowie bei Prellungen, Quetschungen und Verstauchungen hat sich Ledum bewährt. Einsatz auch bei rheumatischen Schmerzen.

Symptome, die für die Einnahme von Ledum sprechen:

Ledum-Typen sind häufig aggressiv, unzufrieden und ungesellig. Es fehlt häufig an Lebenswärme. Einschlafstörungen, häufig Kopfschmerzen. Starker Juckreiz, der durch Kratzen schlimmer wird. Schmerz strahlt in die Tiefe des Gewebes aus. Schwellungen. Kälte und Ruhe bessern die Symptome, während Wärme und Bewegung die Beschwerden verschlechtern.

Borax

Borax - auch Natriumborat genannt - ist ein natürlich vorkommendes Mineral, das als Sediment bei der Austrocknung von Seen entsteht. Es kristallisiert im monoklinen Kristallsystem, die Kristalle sind meist von weißer oder grauer Farbe. Selten sind die Kristalle durchsichtig.

Borax ist in homöopathischer Dosierung das Mittel schlechthin für Haut und Schleimhäute. Es wird bei vielerlei Erkrankungen der Haut und der Schleimhäute eingesetzt, so bei schlecht heilenden Wunden, Infektionen, Entzündungen, Pilzbefall in Mund oder Vagina, Blasenbildung und Rötungen. Auch bei Neurodermitis und Milchschorf ist Borax ein bewährtes Mittel. Ferner wirkt Borax auf das zentrale Nervensystem, so hilft Borax bei Angst, Gereiztheit und Schwindel. Auch bei Menstruationsbeschwerden, Magen-Darm-Grippen und Brechdurchfall verspricht Borax gute Erfolge. Ein weiteres Einsatzgebiet ist die Reisekrankheit.

Symptome, die für die Einnahme von Borax sprechen:

Nervöse, gereizte Menschen. Überempfindlichkeit gegenüber Geräuschen. Schwindel bei Abwärtsbewegungen (z. B. im Aufzug oder auf Treppen). Die Haut regeneriert sich nur langsam und neigt zu Eiterungen. Weiße, extrem schmerzhafte Bläschenbildung in den Körperhöhlen. Juckende, schuppige Haut. Verschlimmerung der Symptome bei Abwärtsbewegungen und bei Kälte.

Graphites

Graphit ist eine natürliche Form des Kohlenstoffs, die weltweit in unterschiedlich strukturierten Kristallen oder als körnige Substanz vorkommt. Graphit bildet undurchsichtige, graue bis schwarze Kristalle in sechseckiger, tafeliger, schuppiger oder stängeliger Form, die auf den Metallflächen glänzen.

In homöopathischer Form wird Graphites bei zahlreichen Beschwerden und Erkrankungen der Haut eingesetzt, insbesondere bei chronischen Hautausschlägen, juckenden Ekzemen, Neurodermitis und Psoriasis. Auch bei Erkrankungen der Augen, wie bspw. Bindehautentzündungen oder Gerstenkörnern, wird Graphites erfolgreich angewendet. Weitere Anwendungsgebiete sind Schnupfen, Verstopfung und Übergewicht.

Symptome, die für die Einnahme von Graphites sprechen:

Kräftige Menschen mit gereizter Grundstimmung. Geistig träge, arbeitet langsam, entscheidungsunfähig, ängstlich, gedrückte Stimmung. Oft zu Übergewicht und Verstopfung neigende Menschen. Kälteempfindlich, friert oft. Neigt zu eiternden Wunden, nässenden Ausschlägen und rissigen, juckenden Hautausschlägen. Verbesserung der Beschwerden durch frische Luft. Verschlechterung durch Wärme, süße Speisen und in der Nacht.

Mercurius solubilis

Mercurius solubilis, lösliches Quecksilber, ist das einzige bei Zimmertemperatur flüssige Metall. In homöopathischen Dosen ist das ansonsten gefährliche Quecksilber ungiftig.

Mercurius solubilis wird in der Homöopathie bei eitrigen Hautentzündungen eingesetzt (Abszesse, infizierte Ausschläge und Geschwüre), bei offenen Wunden sowie bei verkrusteten Hautveränderungen. Auch bei Mandel-, Hals- und Mittelohrentzündungen und entzündetem Zahnfleisch ist Mercurius hilfreich. Weitere Einsatzgebiete sind Fieber, krampfartiger Husten, Erkältungen und Schnupfen.

Auch bei Augenerkrankungen wie Bindehautentzündungen oder verklebten und geschwollenen Augen leistet Mercurius gute Dienste.

Symptome, die für die Einnahme von Mercurius solubilis:

Wankelmütige, unentschlossene, unruhige Menschen. Leicht reizbar, impulsiv, verschlossen, introvertiert. Verstärkte Bildung von Speichel und Schweiß sowie starker Tränenfluss. Starker Durst. Häufig Schwindel beim Aufstehen und Schwarzwerden vor den Augen. Brennende oder stechende Schmerzen in den Schläfen. Anhaltender Schnupfen. Besserung der Beschwerden durch Ruhe. Verschlimmerung bei kalter Luft, Wetterwechsel, Hitze, Berührung, nach dem Essen.

Homöopathische Mittel zum Entgiften und Stärken der Lymphe

Phytolacca

Phytolacca americana - die Amerikanische Kermesbeere - gehört zur Familie der Kermesbeergewächsen (lat. Phytolaccaceae). Bei der Amerikanischen Kermesbeere handelt es sich um eine ausdauernde krautige Pflanze, die eine Wuchshöhe von 1 bis 3 m erreicht. Die Kermesbeere stammt ursprünglich aus Nordamerika, hat sich mittlerweile aber fast weltweit angesiedelt.

Phytolacca hat als Homöopathikum eine starke Wirkung auf das Lymphsystem, besonders auf die Lymphknoten im Bereich des Halses und der Brust. Phytolacca wird eingesetzt bei grippalen Infekten, bei Halsschmerzen, Mandel- sowie Rachen- und Ohrspeicheldrüsenentzündungen. Bei Stillproblemen sorgt Phytolacca für eine Anregung des Milchflusses, entzündete Brustwarzen heilen schneller.

Symptome, die für die Einnahme von Phytolacca sprechen:

Der Phytolacca-Typ ist häufig gleichgültig, lustlos, reizbar, unruhig. Geschwollene Drüsen. Schluckbeschwerden. Starke Kopf- und Rückenschmerzen. Muskel- und Gelenkschmerzen. Der Hals ist dunkelrot und brennt. Immer wiederkehrende Angina. Die Brustdrüsen sind hart und geschwollen, beim Stillen kommt es zu Schmerzen. Für eine Verbesserung der Symptome sorgen kalte Getränke, Ruhe, frische Luft und trockenes Wetter. Zu einer Verschlechterung führen nasskaltes Wetter, heiße Getränke, Anstrengung und Bewegung.

Conium

Der Gefleckte Schierling (lat. Conium maculatum) gehört zur Familie der Doldenblütler (lat. Apiaceae). Der Gefleckte Schierling wächst als zweijährige krautige Pflanze und erreicht Wuchshöhen von 1 bis zu 2 m. Charakteristisch ist der starke Geruch der Pflanze nach Mäuseurin. Das Verbreitungsgebiet des Gefleckten Schierlings umfasst ganz Europa sowie Teile Asiens und Nordafrikas. In Amerika sowie in Neuseeland kommt die Pflanze verschleppt und eingebürgert vor. Der Gefleckte Schierling wächst an Wegen, auf Äckern, Schuttplätzen und Brachflächen. Der Gefleckte Schierling gehört zu den giftigsten Arten der Doldengewächse, mit einem Trank aus seinen Früchten oder Wurzeln wurden im Altertum zum Tode Verurteilte hingerichtet, so z. B. der griechische Philosoph Sokrates. Arzneilich wird Conium heutzutage nur noch in homöopathischen Dosen eingesetzt.

In der Homöopathie wird Conium bei Verhärtungen und Schwellungen der Lymphknoten eingesetzt. Weitere Einsatzgebiete sind Schwäche, Depressionen, Müdigkeit, Verlust der Kräfte und Impotenz. Weiter hilft Conium bei physischer und psychischer Lähmung und innerlicher Erstarrung. Ein häufiges Einsatzgebiet von Conium sind Knoten in der weiblichen Brust sowie eine Vergrößerung der Prostata. Auch bei Schwindel, trockenem Husten sowie bei Sodbrennen und saurem Aufstoßen zeigt Conium eine gute Wirkung.

Symptome, die für die Einnahme von Conium sprechen:

Geistig träge, vergesslich, teilnahmslos. Erschöpfung von Körper und Geist. Hysterische, sture Persönlichkeiten. Weint oft. Schwindel. Starke Lichtempfindlichkeit. Gelbliche, verhornte Haut. Nachtschweiß. Verbesserung der Beschwerden bei Bewegung und Dunkelheit. Verschlimmerung nachts, nach Genuss von Alkohol und bei sexueller Enthaltsamkeit. Verträgt keine Milch.

Clematis

Clematis recta - die aufrechte Waldrebe - gehört zur Familie der Hahnenfußgewächse (lat. Ranunculaceae). Wie ihr Name schon sagt, unterscheidet sich die aufrechte Waldrebe von anderen Waldreben-Arten durch ihre aufrechte, nicht kletternde Wuchsform. Die als gefährdet geltende, ausdauernde krautige Pflanze erreicht eine Höhe zwischen 50 und 150 cm. Sie ist in den Buschwäldern und -lichtungen von Mittel-, Ost- und Südeuropa bis in den Kaukasusraum anzutreffen. Die homöopathische Arznei wird aus den zu Beginn der Blüte geernteten Stängeln mit Blüten und Blättern hergestellt.

Clematis hat eine starke Wirkung auf die Lymphknoten, v. a., wenn diese verhärtet und angeschwollen sind. Insbesondere die Lymphknoten der Leisten werden durch Clematis in ihrer Funktion unterstützt. Weitere Hauptangriffspunkte sind die Harnwege, die männlichen und weiblichen Geschlechtsorgane und alle Drüsen (z. B. die Prostata).

Auch schmerzhafte und verhärtete Hoden und Brustdrüsen können durch die Gabe von Clematis geheilt werden. Bei Harnröhrenentzündung, Harnverhaltung und Blasenentzündung erweist Clematis ebenso gute Dienste. Ein weiteres Einsatzgebiet von Clematis sind juckende Hautausschläge, Entzündungen der Haut, sowie Flechten. Auch bei Schlafstörungen hat sich Clematis als hilfreich erwiesen.

Symptome, die für die Einnahme von Clematis sprechen:

Clematis-Typen sind oft traurig, verärgert, erschöpft, müde, unzufrieden, mürrisch, zerknirscht. Kopfschmerzen, bevorzugt abends. Sehr unruhiger Schlaf, oft verbunden mit Nachtschweiß. Juckende Hautausschläge. Brennen der Harnröhre. Verbesserung der Beschwerden durch frische Luft. Verschlechterung durch Berührung, Bewegung, Bettwärme, kaltes Wetter und nachts.

Scrophularia

Die Knotige Braunwurz - lat. Scrophularia nodosa - gehört zur Familie der Braunwurzgewächse (lat. Scrophulariaceae). Es handelt sich um eine ausdauernde krautige Pflanze, die eine Wuchshöhe zwischen 50 und 100 cm erreicht. Die Pflanze wächst an mäßig nährstoffreichen, feuchten Stellen in Wäldern, an Waldrändern, in Gebüschen und an Flussufern. Die Knotige Braunwurz kommt in Europa und im westlichen Asien bis zum Kaukasus und Westsibirien vor. Ins östliche Nordamerika wurde sie eingeschleppt.

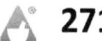 **271**

Scrophularia wird in der Homöopathie bei allen Erkrankungen des Lymphsystems, wie Schwäche des Lymphsystems sowie bei Verhärtungen und Schwellungen der Lymphknoten eingesetzt. Generell wird durch Scrophularia eine Fehlfunktion des Lymphsystems wieder normalisiert.

Weitere Einsatzgebiete sind Abwehrschwäche, Erkältungen, chronischer Schnupfen, chronische Bronchitis, Mandel-, Rachen- und Mittelohrentzündungen.

Ein weiterer Einsatzbereich von Scrophularia ist der Magen-Darm-Trakt, so werden etwa Verdauungsschwäche und Magen-Darm-Krämpfe wirksam bekämpft. Auch bei Hautjucken ohne erkennbare Ursache, bei schwer heilenden, entzündeten Wunden, bei Ekzemen und Neurodermitis hat sich Scrophularia bewährt.

Symptome, die für die Einnahme von Scrophularia sprechen:

Mutlos, niedergeschlagen. Gefühl von Schläfrigkeit und Benommenheit. Schwindel. Schnelle Erschöpfbarkeit. Starke Lichtscheu. Häufig Kopfschmerzen am Morgen. Trockener Schnupfen mit Niesen. Verbesserung der Symptome im warmen Zimmer. Verschlechterung nach dem Essen, in kalter Luft sowie durch Liegen auf der rechten Seite.

Homöopathische Mittel zum Entgiften und Stärken der Lunge

Antimonium tartaricum

Brechweinstein - lat. Antimonium tartaricum (auch: Tartarus stibiatus) - ist ein Salz der Weinsäure. Es ist farblos und durchsichtig, wird unter Lufteinwirkung jedoch weiß und undurchsichtig. Das Salz liegt in kristalliner Form vor. Der Name Brechweinstein rührt daher, dass die Substanz starken Brechreiz auslöst und demzufolge früher als Brechmittel verabreicht wurde. Heute wird Brechweinstein arzneilich nur noch in der Homöopathie eingesetzt.

Die homöopathisch aufbereitete Arznei hat einen starken Bezug zur Lunge. So findet sie z. B. Anwendung bei heftigem Husten mit starker Schleimproduktion in den Bronchien und rasselnder Atmung. Der Auswurf des Sekrets wird erleichtert, da der Patient oft zu schwach ist, den Schleim auszuwerfen. Auch bei Asthma, COPD und Tuberkulose wird Antimonium tartaricum unterstützend gereicht. Bei Ängsten wird Antimonium tartaricum ebenfalls eingesetzt, bspw. bei Angst davor, allein gelassen zu werden.

Symptome, die für die Einnahme von Antimonium tartaricum sprechen:

Niedergeschlagen, ängstlich, hoffnungslos, ruhelos, müde. Benommenheit, Schläfrigkeit, extreme Entkräftung. Will nicht angesehen oder angefasst werden. Starke Kreislaufprobleme mit Schwindel. Gequälte Atmung. Husten mit Schleim. Gesicht blass oder zyanotisch, eingefallen, bedeckt mit kaltem Schweiß. Ständig Durst, verlangt nach frischem Obst. Abwechselnd Schwitzen und Schüttelfrost. Verbesserung der Symptome durch frische Luft sowie durch aufrechtes Sitzen, zur Verschlechterung des Befindens kommt es durch Wärme, nach Genuss von Milch sowie nach dem Hinlegen und abends.

Bryonia

Die Weiße Zaunrübe (lat. Bryonia alba) ist eine seltene Kletterpflanze aus der Familie der Kürbisgewächse (lat. Cucurbitaceae). Sie ist eine mehrjährige, schnell wachsende, krautige, 3 bis 5 m lange Rankenkletterpflanze mit einer rübenartigen, verdickten Wurzel. Die Weiße Zaunrübe stammt aus Südeuropa und ist von Skandinavien über Mitteleuropa bis in den Iran und nach Russland eingebürgert. Die Pflanze wächst in Hecken, Zäunen, Mauern sowie an Feld- und an Waldrändern. Generell benötigt die Zaunrübe eine Stütze, um einen sicheren Halt zum Emporwachsen zu finden. Die Weiße Zaunrübe wird auch kultiviert. Die ursprünglich von Hahnemann geprüfte Weiße Zaunrübe (auch Schwarzbeerige Zaunrübe genannt) wird heutzutage in der Homöopathie oft durch die Rotfrüchtige Zaunrübe (lat. Bryonia dioica = Zweihäusige Zaunrübe) ersetzt.

Die Zaunrübe ist extrem giftig, die homöopa-thische Zubereitung dagegen bringt die hohe Wirkkraft der Pflanze - Zur Herstellung des Ho-möopathikums wird die rübenartige, verdickte Wurzel herangezogen. Bryonia ist in der Homöo-pathie ein Leitmittel bei Lungenerkrankungen, es wirkt bei Infektionen der oberen Atemwege, bei trockenem und schmerzhaftem Husten sowie bei Stechen im Brustraum.

Außerdem hilft Bryonia bei Erkältungen und grippalen Infekten, bei Schupfen, bei Nasenne-benhöhlen- und Stirnhöhlenentzündungen, sowie bei Hals- und Ohrenschmerzen.

Weitere Anwendungsgebiete sind Verstopfung und Bauchkoliken. Auch Kopf- und Gelenk-schmerzen gehören zu den Einsatzgebieten von Bryonia. Bei Rheuma und Arthritis werden eben-falls Erfolge bei der Einnahme von Bryonia gelobt.

Symptome, die für die Einnahme von Bryonia sprechen:

Gereizt, mürrisch, jähzornig, will seine Ruhe ha-ben. Schweigsam, verschlossen. Beschwerden werden durch kleinste Bewegungen ausgelöst oder verschlimmert. Quälender, trockener Hus-ten. Stechende Schmerzen. Verstopfung. Trocke-ne Schleimhäute. Großer Durst auf Kaltes. Ver-besserung der Beschwerden durch Ruhe, frische Luft, feuchtes Wetter, kalte Getränke und Speisen. Verschlechterung der Symptome durch warme Räume, äußere Hitze, nach dem Essen, nach Be-wegung, Anstrengung, Husten, aufgrund von fi-nanziellen Problemen, Ärger und Aufregung.

 275

Acalypha indica

Acalypha indica - das Indische Brennkraut - gehört zur Familie der Wolfsmilchgewächse (lat. Euphorbiaceae). Die einjährige, strauchige Pflanze wird bis zu 50 cm hoch. Acalypha indica stammt aus dem tropischen Afrika sowie dem tropischen Asien. Die Pflanze ist in allen Teilen giftig und wird daher nur in homöopathischen Dosen verwendet. In der Homöopathie verwendet man das frische, blühende Kraut, das entsprechend den Vorschriften des Homöopathischen Arzneibuchs potenziert wird.

Acalypha indica hat eine ausgeprägte Wirkung auf die Atmungsorgane sowie den Magen-Darm-Trakt. Hauptanwendungsbereich ist die Lunge, so wird Acalypha indica bei Bronchitis, Krampfhusten und blutigem Husten angewendet. Weiterhin ist das Mittel wirksam bei Durchfall mit Blähungen sowie bei Bauchschmerzen

Symptome, die für die Einnahme von Acalypha indica sprechen:

Extrovertiert, reizbar, überfordert. Schwäche, v. a. am Morgen. Trockener Husten. Gefühl von Zusammenschnüren der Brust. Brennen im Hals. Allgemeine Verschlechterung der Beschwerden am Morgen.

Phosphorus

Phosphor (griech. lichttragend) ist ein chemisches Element mit dem Symbol P. In der Natur kommt Phosphor nicht in reiner Form vor, sondern nur in chemischen Verbindungen in Form von Phosphaten.

Gelber Phosphor ist äußerst giftig, ätzend, flüchtig, leichtentzündlich und reaktionsfreudig. Er entzündet sich von selbst an der Luft (mit Sauerstoff) und leuchtet als einziges nicht radioaktives Element, woher auch der Name Phosphor stammt. Als Arzneimittel wird nur der homöopathisch aufbereitete elementare gelbe Phosphor verwendet, der in weißen bis gelben, durchscheinenden Kristallen vorliegt.

Phosphorus hat einen sehr großen Anwendungsbereich, v. a. für Menschen, welche die Atemwege als Schwachpunkt haben. Insbesondere Erkrankungen der unteren Atemwege, wie trockener, harter Husten mit Atemnot, eine raue Stimme oder Stimmverlust sprechen gut auf Phosphorus an. Auch Magenschwäche, Sodbrennen, Übelkeit und Erbrechen werden durch Phosphorus gelindert oder geheilt. Bei großer Erschöpfung, Kreislaufschwäche und Ängsten ist Phosphorus ebenfalls hilfreich.

Symptome, die für die Einnahme von Phoshorus sprechen:

Ängstlich, furchtsam. Angst vor Dunkelheit und Gewitter. Sucht Trost. Schwächezustände, fragiles Nervenkostüm. Abneigung gegen körperliche und geistige Ertüchtigung. Feingliedriger, graziler Körperbau. Schwindel beim Aufstehen. Husten mit Atemnot und Engegefühl in der Brust. Heiserkeit. Die Beschwerden verbessern sich durch Kälte, Schlaf, kaltes Essen und kalte Getränke, Massagen, Ruhe und Trost. Zu einer Verschlechterung kommt es am Abend, bei Liegen auf der linken Seite, bei Bewegung, Gewitter, Lärm, nach Genuss von warmem Essen oder Trinken, Reden, Überanstrengung und bei seelischer Belastung.

Allgemeine Maßnahmen zur Entgiftung des gesamten Körpers

Bei einer Entgiftungskur werden neben der Stimulierung der Entgiftungsorgane auch das Immunsystem angeregt sowie allgemein entgiftende Maßnahmen vorgenommen. Allgemeine Maßnahmen zur Entgiftung des gesamten Körpers sehen vor, dass durch Ankurbeln des Stoffwechsels Schlacken, Gifte und Stoffwechselendprodukte aus den Körperdepots mobilisiert und abtransportiert werden. Weiterhin sollten die Selbstheilungskräfte des Körpers angeregt und das Immunsystem aktiviert werden. Grundsätzlich sollte bei jeder Ausleitungstherapie genügend getrunken werden (ca. 2,5 l am Tag, vorzugsweise stilles, warmes Wasser und Kräutertees), außerdem sollte eine gesunde Ernährung und eine moderate sportliche Betätigung angestrebt werden. Ferner sollte, wenn möglich, auf Alkohol, Nikotin sowie auf die Einnahme von Medikamenten (soweit möglich - Eine Dauermedikation darf niemals eigenmächtig abgesetzt werden) verzichtet werden. Auch auf den Genuss von Kaffee sollte weitgehend verzichtet werden.

Neben mechanischen Verfahren wie Schröpfen (siehe oben) usw. kommen zum Ausleiten vor allem pflanzliche Mittel und Homöopathika zum Einsatz. Hersteller von homöopathischen Arzneimitteln sind bspw. DHU, Phönix, Heel und Wala. Neben Arzneimitteln und Methoden, die auf einzelne Organe wirken, gibt es auch sogenannte Universalheilmittel, welche eine Entgiftung des gesamten Körpers bewirken. Zu diesen Mitteln gehören bspw. Birkenkohle und Algen.

In der Homöopathie hat sich besonders Sulfur als *„Universalentgiftungsmittel"* bewährt. Schon Paracelsus stellte fest, dass Sulfur (Schwefel) alle Krankheitskeime durch das Feuer, das in ihm steckt, verzehrt. Sulfur regt die Stoffwechseltätigkeit sehr stark an, das Arzneimittel sollte vorzugsweise in der Potenz D 12 eingenommen werden. Weitere Mittel zur universellen Entgiftung sind Arsenicum album (weißes Arsen) in der Potenz D12 und Antimon D12. Beliebt zur Ausleitung sind auch die Kombinationsmittel Derivatio (Firma Pflüger) und Entoxin (Firma Spenglersan).

Zu jeder Ausleitungstherapie gehört auch die Optimierung des Säure-Basen-Haushalts.

Aufgrund ungesunder Lebensführung und Ernährung ist ein Großteil der Menschen übersäuert, mittels Indikatorpapier oder -streifen (in jeder Apotheke erhältlich) kann ohne weiteres der pH-Wert des Urins festgestellt werden. Wichtig ist - um reproduzierbare Werte zu erhalten - eine mehrmals tägliche Messung des pH-Werts des Urins über einen Zeitraum von mindestens einer Woche. Um einen ausgeglichenen Säure-Basen-Haushalt zu gewährleisten, ist es unerlässlich, insbesondere den Verzehr von Fleisch- und Wurstwaren einzuschränken. Basenreich sind dagegen fast alle Gemüse- und Obstsorten (Genauere Informationen sind dem Kapitel *„Auf einen ausgeglichenen Säure-Basen-Haushalt achten"* zu entnehmen).

Weiterhin ist es nötig, während einer Ausleitungstherapie das Immunsystem auf Vordermann zu bringen. Dies kann durch verschiedene Maßnahmen geschehen - Saunabesuche, Bürstenmassagen und moderate Bewegung wurden als Maßnahmen zur Entgiftung sowie als Schritte zur Stärkung des Immunsystems bereits vorgestellt. Natürlich helfen auch einige Vitamine (z. B. hoch dosiertes Vitamin C), Spurenelemente (z. B. Zink) und Pflanzen bzw. pflanzliche Präparate (z. B. Sanddorn, Sonnenhut, Eleutherococcus) und Enzyme dem Immunsystem auf die Sprünge.

Sulfur - Universelle Entgiftung des Körpers

Sulfur (Schwefel) ist in der Homöopathie das Mittel zur universellen Entgiftung und Reinigung des Körpers. Schwefel wird auch als *„Brennendes Prinzip der Natur"* bezeichnet - denn er wirkt wie Feuer, das alle Keime und Gifte verbrennt. Sulfur sollte immer in die Therapie von chronischen Erkrankungen mit einbezogen werden, er schwemmt Giftstoffe, Schlacken und Rückstände von Medikamenten aus dem Körper, so dass sich dieser ganz auf seine Heilung besinnen kann. Die Anwendung zu Beginn einer Therapie sichert die gründliche Ausleitung von Schadstoffen, die jede Erkrankung stets mitverursachen. Durch die umfassende Entgiftung des Körpers werden dessen Selbstheilungskräfte aktiviert. Die Stoffwechselleistung wird befeuert, Regenerationsprozesse unterstützt. Insbesondere eine durch zu viel Alkohol, Medikamente und Infektionen geschwächte Leber wird gestärkt und entlastet. Sulfur besitzt die Fähigkeit, grundlegend umstimmende Wirkungen zu entfalten.

Symptome, die für die Einnahme von Sulfur sprechen:

Träge und erschöpfte Menschen mit herabgesetzter Stimmung und wenig Vitalität. Leberstörungen. Unreine Haut und Juckreiz. Großer Durst. Nach dem Essen treten Blähungen auf, der Bauch ist geschwollen. Verstopfung und Hämorrhoiden sind vorhanden. Hitze wird schlecht vertragen.

Birke - Weckt alle Lebensgeister

Die Birke (lat. Betula pendula) - auch Hängebirke, Maibaum, Sandbirke, Weißbirke, Raubirke genannt - gehört zur Familie der Birkengewächse (lat. Betulaceae). Die Birke ist in Mittel- und Nordeuropa heimisch, in Südeuropa nur im Gebirge. Die Birke ist ein Pionierbaum, d. h. sie besiedelt als einer der ersten Bäume kahle Flächen und neue Standorte. Der schnell wachsende Baum, der auch als Inbegriff der Jugend gilt, erreicht ein Alter von nur maximal 160 Jahren. Im germanischen Volksglauben spielt die Birke eine wichtige Rolle. Schon lange vor der Eiche und der Linde wurde die Birke als heiliger Baum verehrt. Aus dieser Zeit stammt auch der Brauch, einen Maibaum aus dem Wald zu holen und diesen auf dem Dorfplatz aufzustellen. Auf diese Weise wollte man den erwachenden Frühling und die Natur ins Dorf holen. Bis zum heutigen Tag wurde die Tradition des Maibaums beibehalten. Die Birke steht als Inbegriff des Frühlings, des Neuanfangs und des wieder erwachenden Lebens. In diesem Sinne erweckt die Birke auch beim Menschen alle Lebensgeister - Schlacken und Gifte werden aus den Gliedern vertrieben, der Organismus wird wieder belebt und empfängt neue Kräfte.

Gerade im Frühjahr und Herbst eignen sich Birkenblätter (als Tee, Saft oder Elixier) zur kurmäßigen Anwendung - der Körper wird gereinigt, entschlackt und entgiftet. Ablagerungen, Säuren und weitere Stoffe, die den Körper belasten und schwächen, werden ausgeschwemmt, die Nierentätigkeit wird angeregt. Allgemein steht die Birke für alle Durchfluss- und Erneuerungsprozesse. Durch die vitalisierende Wirkung der Birke wird Erschöpfung und Schwäche wirksam Paroli geboten. Auch äußerlich kann Birkenöl zur Entschlackung und Kräftigung des Körpers angewendet werden. Für die positiven Eigenschaften der Birkenblätter sind hauptsächlich Flavonoide verantwortlich, weiter auch ätherisches Öl, Saponine, Gerbstoffe, Bitterstoffe und Vitamin C. Die einfachste Anwendungsform ist aus Birkenblättern hergestellter Tee. Auch Birkenelixier (die jungen Birkenblätter werden hierbei schonend gekocht und mit Zucker haltbar gemacht) eignet sich zur kurmäßigen Anwendung.

Ingwer - Intensive Wärme entgiftet

Ingwer (lat. Zingiber officinale) ist eine ausdauernde krautige Pflanze, die Wuchshöhen von 50 bis über 150 cm erreicht. Die schilfartige aussehende Pflanze gehört zur Familie der Ingwergewächse (lat. Zingiberaceae). Ingwer wächst in den Tropen und Subtropen, kultiviert wird die Pflanze v. a. in Indien, Sri Lanka, Indonesien, Vietnam, China, Japan und Nigeria. Die wirksamen Inhaltsstoffe befinden sich im Wurzelstock, bei den Wirkstoffen handelt es sich v. a. um Scharfstoffe (Gingerol) und ätherisches Öl (Zingiberen, Curcumen).

Der Geschmack des Ingwers ist brennend scharf, wodurch uns die Knolle von innen wärmt. Die wärmende Wirkung des Ingwers kommt uns nicht nur an kalten Wintertagen zugute - durch die wärmende Wirkung werden die Verdauung, die Durchblutung und der Stoffwechsel angekurbelt, die Wärmeproduktion des Körpers steigt, weshalb der Organismus dazu angeregt wird, Giftstoffe auszuleiten. Der regelmäßige Verzehr von Ingwer hilft auch dabei, die Leber gesund zu erhalten und deren Leistungsfähigkeit zu steigern. Daneben stärkt Ingwer das Immunsystem, Erkältungskrankheiten wird durch regelmäßiges Trinken von Ingwertee effektiv vorgebeugt.

Auch die Magensaft- und Gallenproduktion wird durch Ingwer angeregt, ferner wird Reiseübelkeit vorgebeugt.

Schon 5 g Ingwerwurzel am Tag genügen für eine entgiftende Wirkung.

Zur Bereitung eines Tees schält man ein ca. zwei cm dickes Stück Ingwerwurzel, schneidet dieses in Scheiben, übergießt die Wurzel mit heißem Wasser und lässt den Tee fünf Minuten ziehen. Man kann reinen Ingwertee trinken, eine besonders reinigende Wirkung besitzt auch ein Tee, bestehend aus Ingwerwurzel, Brennnesselblättern und Zitronensaft. Ingwerwurzel schmeckt auch köstlich zu grünem Tee, durch die Kombination der beiden Teesorten erzielen Sie eine doppelte entgiftende Wirkung. Auch in Kombination mit anderen Teesorten, z. B. mit Zitronengras, schmeckt Ingwer hervorragend. In Fruchtsäften (z. B. Orangensaft, Grapefruitsaft) wird Ingwer ebenfalls gerne verwendet. Auch die so beliebten Smoothies werden sehr häufig mit Ingwer angereichert.

So findet man häufig Rezepte für Möhren-Ingwer-Smoothies, Gurken-Ingwer-Smoothies oder Rote Beete-Mango-Ingwer-Smoothies. Der individuellen Kreativität sind hier natürlich keine Grenzen gesetzt. Ingwer wird insbesondere auch als Zutat für Soßen und Suppen verwendet, häufig stammen entsprechende Rezeptvorschläge aus dem asiatischen Raum. So erfreuen sich Kartoffel-Ingwer-Suppen großer Beliebtheit, ebenfalls Kokos- und Kürbissuppen mit Ingwer, Möhren-Orangen-Suppe mit Ingwer, Linsensuppen mit Ingwer oder auch asiatische Nudelsuppen mit Ingwer. Auch scharfe Currygerichte enthalten oft Ingwer, weiter Gemüsegerichte und Obstvariationen (z. B. Birnen mit Ingwer). Auch bei Fleisch- und Fischgerichten wird nicht auf Ingwer verzichtet.

Ölziehen

Ölziehen dient der Reinigung und Entgiftung des gesamten Körpers und wird in der Naturheilkunde bei vielen Beschwerden und Krankheitsbildern angewendet.

Die Naturheilkunde sieht den Menschen in seiner Ganzheitlichkeit, diese Sichtweise schließt auch die Erkenntnis vom Zusammenhang zwischen einem gesunden Mund/Zähnen sowie gesunden Organen mit ein. Gemäß naturheilkundlichen Richtungen besteht ein enger Zusammenhang zwischen den Zähnen sowie den Strukturen der Mundhöhle und allen Organen des gesamten Körpers. Mit anderen Worten: Der Zustand der Zähne und der Mundhöhle beeinflusst die Gesamtgesundheit des Menschen. In der Alternativmedizin sieht man den Menschen stets als Einheit, kein Organ und kein Körperteil existiert für sich. Wenn der Gesamtorganismus gesund ist, sind auch die Zähne/der Mundraum gesund - umgekehrt ist bei Schäden oder Erkrankungen der Zähne/des Mundraums in der Regel auch das korrespondierende Organ im Körper erkrankt. So verfügt jeder Zahn über Akupunkturpunkte, welche jeweils einem bestimmten Organ im Körper zugeordnet sind - die Zähne spiegeln also den Zustand des gesamten Körpers wider.

Diese These kommt auch durch das Zitat von **Paracelsus** *„An jedem Zahn hängt immer auch ein ganzer Mensch"* zum Ausdruck.

Der gesamte Mundbereich gilt indes als Sammelbecken für Gifte aller Art - insbesondere im Schlaf werden Gifte und Schlacken vom ganzen Körper in den Mundbereich transportiert. Praktisch bedeutet dies, dass dem Mundraum zur Gesunderhaltung des gesamten Körpers besondere Aufmerksamkeit geschenkt werden sollte. Aus diesem Grund sollten über Nacht angehäufte Schlacken, Säuren und Toxine bevorzugt am Morgen mittels Ölziehen aus dem Körper eliminiert werden. Selbstverständlich sollte die gründliche Pflege der Zähne und des Mundraums täglich durchgeführt werden.

Ölgurgeln reinigt und entgiftet aber nicht nur den gesamten Körper, es wirkt zudem entzündungshemmend und beugt Krankheiten vor. Bereits bestehende Erkrankungen können gelindert oder geheilt werden. Außerdem stärkt Ölziehen den Kieferknochen, auch lockere Zähne werden wieder fest im Zahnfleisch verwurzelt. Entzündetes Zahnfleisch, Zahnfleischbluten sowie Mundgeruch können verhindert oder gelindert werden.

Man geht in der Alternativmedizin davon aus, dass viele akute oder chronische Erkrankungen durch Störfelder an den Zähnen/ am Kiefer/ im Mundbereich ausgelöst werden. Das bedeutet, dass Erkrankungen der Zähne nicht lokal auf diese beschränkt bleiben müssen, sondern Schaden an anderen Organen sowie im gesamten Organismus anrichten können - umgekehrt können die Ursachen für diverse Zahnprobleme aber auch in gänzlich anderen Bereichen des Körpers zu finden sein.

So können kranke Zähne „*mundfremde*" Erkrankungen auslösen - umgekehrt können aber auch Krankheiten an bestimmten Organen zu Schäden an den korrespondierenden Zähnen führen. Man geht hierbei davon aus, dass jedem Zahn ein bestimmtes Organ zugeordnet ist, mit dem es in wechselseitiger Beziehung steht. So gehören Niere und Blase bspw. zu den Schneidezähnen, Leber und Galle werden den Eckzähnen zugeordnet. Die Backenzähne im Oberkiefer sowie die Mahlzähne im Unterkiefer stehen dagegen mit Lunge und Dickdarm in Beziehung - die Backenzähne im Unterkiefer sowie die Mahlzähne im Oberkiefer korrespondieren dagegen mit dem Magen sowie mit Milz/Pankreas. Die Weisheitszähne wiederum beeinflussen Herz und Dünndarm.

Die wechselseitige Beziehung von Zähnen und Organen kann man folgendermaßen erklären: Zum einen gelangen Gifte und andere Schadstoffe von den Zähnen und dem Zahnfleisch über die Lymphe und die Blutbahn in den Körper. Zum anderen verbinden Energieleitbahnen, die sogenannten Meridiane, die Zähne mit bestimmten Organen des Körpers. Weiter wird durch kranke Zähne/kranke Organe die Balance, das natürliche Gleichgewicht im Körper, geschwächt, weshalb Schäden an den korrespondierenden Stellen im Körper entstehen können.

Als Störfelder im Zahn-/Mundbereich erweisen sich insbesondere entzündete/eitrige Zähne, Parodontitis, wurzelbehandelte Zähne, unbehandelte Zahnfleischtaschen sowie Störungen des Bisses und der Kiefergelenke - diese gefährlichen Störfelder können sich nachteilig auf den gesamten Organismus auswirken.

Erkrankungen der Zähne sind übrigens einige der häufigsten Störfelder im Körper, welche Fern-Erkrankungen an anderen Organen auslösen können - trotzdem werden diese Störfelder viel zu selten diagnostiziert und infolgedessen auch nicht behandelt.

Die negativen Auswirkungen von kranken Zähnen auf den Körper sind indes verheerend: Je länger eine Störung an den Zähnen/ im Mundraum besteht, desto weiter reicht auch ihr schädlicher Einfluss auf den gesamten Körper. Die Folgeerkrankungen im Körper reichen von ständig wiederkehrenden Erkältungen, Entzündungen der Mandeln, des Rachens und der Nasennebenhöhlen/Stirnhöhlen bis zu verschiedenen Magen-und Darmerkrankungen, Kopfschmerzen/ Migräne, Rückenschmerzen, Verspannungen, rheumatischen Beschwerden, Herz-Kreislauf-Erkrankungen und vielen weiteren Beschwerden.

Langfristig können malade Zähne nicht nur die ihnen zugeordneten Organe belasten, sondern den gesamten Organismus - insbesondere wenn noch zusätzliche Belastungen durch andere Schadstoffe, anhaltender Stress oder weitere negative Einflüsse dazukommen.

Dies kann man mit einer schleichenden Vergiftung und einer Schwächung der Selbstheilungskräfte des Körpers erklären - in diesem Fall machen insbesondere diffuse Beschwerden wie chronische Müdigkeit, Erschöpfung, Überreiztheit, innere Unruhe, Schlaflosigkeit, Nervosität und Angstzustände dem Menschen zu schaffen. Häufig führt erst eine lange Odyssee durch Arztpraxen und Kliniken zur richtigen Diagnose - wenn diese überhaupt jemals gestellt wird, da sich die konventionelle Zahnmedizin selten mit den Auswirkungen von kranken Zähnen auf den Körper beschäftigt.

Umso wichtiger ist die gründliche Pflege der Zähne/des Zahnfleischs sowie des gesamten Mundbereichs - diese Pflege liegt zum großen Teil in der Verantwortung des einzelnen Menschen. Mittels Ölkuren und anderen Maßnahmen wie der Zungenreinigung kann man neben dem täglichen Zähneputzen viel Gutes für seine Zähne/den Mundbereich und damit auch für die Gesunderhaltung des ganzen Körpers tun.

Wie funktioniert Ölziehen genau?

Im Folgenden wird die genaue Abfolge des Rituals des Ölziehens Schritt für Schritt erklärt. Der optimale Zeitpunkt zum Ölziehen ist der frühe Morgen nach dem Aufstehen - denn über Nacht ist die Entgiftungsleistung des Körpers am effektivsten. So sammeln sich über Nacht zahlreiche Krankheitserreger, Schadstoffe und Toxine im Mundraum, die es nun loszuwerden gilt.

Schritt 1: Zungenreinigung

Dem Ölziehen sollte stets eine gründliche Zungenreinigung vorausgehen. Schon früh am Morgen sollte man die Zunge zunächst mit einem Zungenschaber reinigen, um die Zunge von Abfallprodukten, Bakterien, Viren, Schadstoffen und anderen Belägen zu reinigen - die Zunge wird nach dieser Prozedur wieder sauber und rosafarben. Die allmorgendliche Zungenreinigung schützt vor Erkältungen, schenkt frischen Atem und verbessert die Funktion der Geschmacksknospen der Zunge, so dass der Geschmackssinn optimiert wird.

Bei der Zungenreinigung schabt man die Zunge mehrfach vom hinteren Gaumenbereich bis zur Zunge ab. Zu vermeiden sind Zungenreiniger aus Plastik, bevorzugt sollte man einen Zungenschaber aus Silber verwenden.

Schritt 2: Ölziehen - Vorbereitung

Das Ölziehen sollte morgens nach dem Aufstehen, direkt nach der Zungenreinigung, erfolgen. Vor der Anwendung sollte man nichts essen und trinken. Prothesen jeder Art sollten vor dem Ölziehen herausgenommen werden.

Für die Anwendung stehen verschiedene Öle zur Verfügung - bevorzugt sollte biologisches Sesamöl oder biologisches Kokosöl gewählt werden, auch wegen des angenehmen Geschmacks.

Bei der Wahl des Öls entscheidet aber auch der persönliche Geschmack - nur so wird das Ölziehen zu einem angenehmen Ritual. Eine Abneigung gegen ein bestimmtes Öl, Ekelgefühle oder gar auftretender Würgereiz sind schließlich keine Motive, das Ölziehen zu einer schönen Gewohnheit werden zu lassen.

Man nimmt üblicherweise einen Esslöffel des jeweiligen Öls. Am Anfang genügt es bisweilen - insbesondere wenn eine geschmackliche Abneigung gegen das Öl besteht - statt des empfohlenen Esslöffels Öl lediglich einen Teelöffel Öl zu verwenden. Es gilt, sich in aller Ruhe und Gelassenheit an das Ölziehen heranzutasten, jede Form von Hetze widerspricht den Prinzipien der Naturheilkunde. Nehmen Sie sich besonders für die ersten Anwendungen viel Zeit.

Schritt 3: Durchführung des Ölziehens

Das Öl wird nun für zwei bis drei Minuten im Mund belassen, wobei es im Mundraum gesaugt, gespült, gekaut und geschlürft wird und auch zwischen die Zähne gezogen wird. Das Ziehen bewirkt, dass auch schwer erreichbare Stellen zwischen den Zähnen erfasst werden. Das Öl sollte hierbei immer von einer Backenseite zur anderen bewegt werden und anschließend wieder durch die Zähne zurückgesaugt werden. Wichtig ist, dass beim Spülen der gesamte Mundraum sowie die Zähne erreicht werden - so wird das Öl von links nach rechts und von oben nach unten gezogen, um an alle Mundpartien zu gelangen.

Beim Ölziehen sollten zwischendurch auch kleine Pausen eingelegt werden - so gibt man dem Öl ausreichend Gelegenheit, in die Schleimhäute einzudringen und dort seine Wirkung zu entfalten.

Auf keinen Fall darf mit dem Öl gegurgelt werden, noch darf dieses geschluckt werden - in diesem Fall würden die im Öl gelösten Toxine, Krankheitserreger und weitere Schadstoffe wieder zurück in den Organismus fließen.

Die Gesichtsmuskulatur sollte während des Öl-ziehens möglichst entspannt bleiben - auch, um Muskelkrämpfe zu verhindern. Überhaupt sollte der gesamte Vorgang entspannt, gelassen und ohne Anstrengung durchgeführt werden.

Bei der Durchführung des Ölziehens sollte man den Kopf leicht nach vorne über das Waschbecken beugen. Der Kopf sollte dagegen nicht in den Na-cken gelegt werden, um ein versehentliches Ver-schlucken des Öls zu vermeiden.

Viele Literaturangaben empfehlen, mindestens zehn bis zwanzig Minuten mit dem Öl zu spülen. In diesem Fall würden aber die im Öl gelösten Schlacken und Schadstoffe über die Schleimhäute wieder zurück in den Körper diffundieren.

Wenn Sie länger spülen wollen, sollten Sie jeweils nach ca. drei Minuten neues Öl verwenden. Nach der Anwendung spuckt man das Öl aus, bevor-zugt in ein Papiertaschentuch, welches man dann im Hausmüll entsorgt.

Schritt 4: Zähne putzen

Als Abschluss der Ölziehbehandlung werden die Zähne gründlich geputzt. Der Putzvorgang sollte mehrere Minuten dauern und es sollte von rot nach weiß (also vom Zahnfleisch zu den Zähnen hin) geputzt werden. Vorzugsweise sollte eine elektrische Zahnbürste verwendet werden, zusätzlich sollten die Zahnzwischenräume durch tägliches Benutzen von Zahnseide gereinigt werden. Mindestens zweimal jährlich sollte zudem ein Zahnarzt zur professionellen Zahnreinigung aufgesucht werden.

Was bewirkt Ölziehen?

Das Öl bindet fettlösliche Giftstoffe, Krankheitserreger, Säuren und Schlacken - während des Ölziehens vermischt sich das Öl mit dem Speichel
und den Schadstoffen zu einer milchig-trüben
Emulsion. Diese Mischung aus Öl, Speichel und
Schadstoffen wird nach dem Spülen ausgespuckt
und damit aus dem Körper entfernt.

Da fettlösliche Schadstoffe sich gut im Öl lösen
und von diesem gleichsam angezogen werden,
zieht das Öl die Schadstoffe wie ein Magnet aus
der Schleimhaut des Mundes sowie aus der Zun-
ge/ den Zähnen. Der gesamte Mundbereich sowie
die Zunge sind also hier die Bereiche, über welche
die Schadstoffe nach außen abgeleitet werden.

Durch vermehrte Speichelproduktion wird ein gesundes, basisches Milieu im Mundraum geschaffen, der Säure-Basen-Haushalt wird wieder ins
Gleichgewicht gebracht. Die durch das Ölziehen
gesteigerte Speichelproduktion verhindert auch
das Austrocknen der Schleimhäute im Mund-,
Lippen- und Halsbereich - feuchte Schleimhäute
wiederum erschweren das Eindringen von Krankheitserregern wie Bakterien, Viren und Pilzen. So
wird bakteriellen, viralen und Pilzerkrankungen
vorgebeugt.

Auch fördert die vermehrte Speichelproduktion das Ausscheiden von schädlichen Stoffen aus dem Organismus. Die Durchblutung der Mundhöhle und der Speicheldrüsen wird gesteigert, was zu einer gesteigerten Schadstoffausscheidung führt. Der vermehrt produzierte Speichel enthält außerdem Eiweißkörper, die für die Abwehr von Krankheitserregern wichtig sind. Als Beispiele für eiweißhaltige Abwehrstoffe im Speichel wären etwa Lysozym und Immunglobulin A zu nennen. Die vermehrte Produktion von Speichel regt weiterhin die Tätigkeit von Leber, Darm und Magen an und führt zu einer verbesserten Stoffwechsel- und Verdauungsleistung.

Ein weiterer großer Pluspunkt vom Ölziehen ist, dass - nachdem die Schadstoffe aus dem Mundbereich entfernt worden sind - tiefer gelegene Schadstoffe aus dem Körper in die Mundhöhle gelangen können, die dann mit der nächsten Ölanwendung ausgeschleust werden. Es entsteht sozusagen eine Art Sogwirkung, in deren Verlauf immer tiefer liegende Schichten von Schadstoffen in die Mundhöhle gelangen und von dort abtransportiert werden können. So wird der Körper nach und nach entgiftet und entschlackt - der Körper wird also grundlegend gereinigt, wodurch vielen Krankheiten der Boden entzogen wird.

Grund hierfür ist, dass viele Krankheiten durch eine übermäßige Ansammlung von Gift- und Schlackenstoffen verursacht werden - denn wird der Körper nicht regelmäßig von Schadstoffen und Schlacken befreit, sammeln sich diese in verschiedenen Bereichen des Körpers (z. B. im Fett- und Bindegewebe, in Gelenken und Knochen sowie in Organen) an, wo sie großen Schaden anrichten können.

Vorrangiges Ziel des Ölziehens ist also die Entgiftung zunächst des Mundbereichs, dann aber auch die des ganzen Körpers. Die Ausscheidung von Schadstoffen wird angeregt - diese werden alsdann im Fett gebunden und über den Speichel ausgeschieden. Weiter wird der Speichelfluss angeregt. Generell werden durch die Prozedur des Ölziehens auch die Selbstheilungskräfte des Körpers geweckt und gestärkt.

Ferner sind natürlich die lokalen Effekte nicht zu vernachlässigen, so wird das Zahnfleisch massiert, gereinigt und gekräftigt - die systemischen Wirkungen, d. h. die Effekte auf den gesamten Körper, sind natürlich noch viel beeindruckender.

Anwendungsgebiete des Ölziehens

Lokale Effekte

Zunächst sind die lokalen Effekte auf die Zähne und den Mundbereich zu erwähnen.

So beugt Ölziehen Entzündungen im Mundraum vor, bereits bestehende Entzündungen heilen meist nach kurzer Zeit ab. Lästiger Mundgeruch verschwindet durch die Reduzierung von Mikroorganismen und Zahnbelag meist vollständig. Auch häufigen Entzündungen der Mandeln sowie des Hals- und Rachenbereichs wird durch Ölziehen der Garaus gemacht. Zahnfleischentzündung (Parodontitis) kann meist erfolgreich behandelt werden, ebenso das mit Zahnfleischentzündungen einhergehende Zahnfleischbluten. Positive Effekte auf Zahnfleisch, Zahnfleischtaschen, Zunge, Kiefer und Zähne sind spürbar, die Verbesserung der Gesundheit im Mundbereich wird als sehr angenehm und wohltuend empfunden. Viele Anwender loben das Gefühl der Frische im Mund und freuen sich zudem über glatte, saubere Zähne. Ferner wird Karies vorgebeugt - sogenannte Streptococcus mutans-Bakterien, welche für die Entstehung von Karies verantwortlich sind, werden bereits nach kurzer Zeit des Ölziehens nachhaltig reduziert. Durch die Fähigkeit des Öls, Zahnbelag zu binden, verschwinden weiter Ablagerungen (Plaques), verursacht bspw. durch Kaffee-, Schwarztee-, Tabak- oder Rotweingenuss - infolgedessen werden gelbe Zähne nach und nach heller und weißer.

Lockere Zähne können wieder fest im Zahnfleisch verwurzelt werden. Trockene Schleimhäute im Mund- und Rachenbereich sowie aufgesprungene und rissige Lippen gehören meist der Vergangenheit an. Durch die vermehrte Speichelproduktion, die durch das Ölziehen hervorgerufen wird, wird der pH-Wert im Mund basisch, was sich positiv auf Zähne und Mundbereich auswirkt.

Systemische Wirkungen

Jedoch dient Ölziehen nicht nur der Zahn- und Mundraumpflege, aufgrund der entgiftenden Wirkung auf den ganzen Körper hat Ölziehen einen positiven Einfluss auf den gesamten Organismus.

Schlacken, Krankheitserreger (Bakterien, Viren, Pilze) und Gifte werden vermehrt aus dem Körper gezogen und anschließend ausgeschieden, der Körper wird nachhaltig entgiftet und gereinigt. Ein ausgeglichener Säure-Basen-Haushalt kann sich wieder einstellen.

Auf diese Weise wird vielen chronischen Krankheiten der Boden entzogen, so dass diese geheilt oder zumindest gelindert werden. Die Selbstheilungskräfte des Körpers werden angeregt, so dass dieser eigenständig den Weg in Richtung Heilung einschlagen kann.

Gerade Beschwerden wie Müdigkeit, chronische Erschöpfung und Konzentrationsschwierigkeiten verschwinden meist, oder werden gelindert, stattdessen kehren Vitalität, gesteigerte Energie und ein wacher Geist zurück. Auch chronische Kopfschmerzen und Migräne können sich bessern.

Aufgrund der stimulierenden Wirkung auf das Immunsystem werden häufige Erkältungen, hartnäckige Bronchitis und Hals-Nasen-Ohren-Erkrankungen sowie Entzündungen der Stirn- und der Nasennebenhöhlen meist zu Fremdwörtern.

Durch Ölziehen wird das Lymphsystem angeregt, Abfallstoffe können auf diese Weise effizient aus dem Körper geschleust werden. Alle Körperzellen werden regeneriert, das Bindegewebe wird gestärkt und der Stoffwechsel wird auf Trab gebracht.

Indem Toxine und Säuren wie ein Schwamm aufgesaugt werden, können sich auch Hautkrankheiten wie Ekzeme, Akne und Neurodermitis bessern. Auch ein unregelmäßiger Menstruationszyklus und prämenstruelle Beschwerden können gelindert werden.

Durch die Sanierung von entzündlichen Zahnherden werden die korrespondierenden Organe wieder entlastet, so dass insbesondere Magenbeschwerden wie Sodbrennen verschwinden. Auch weitere Magen- und Darmbeschwerden, Allergien und Schmerzen (z. B. Nackenschmerzen) sowie Schlafstörungen können geheilt oder gelindert werden.

Durch die Gesunderhaltung der Zähne, die dem Herzen sowie den Nieren zugeordnet sind, kann entzündlichen Erkrankungen der Herzklappen, des Herzmuskels sowie Nierenerkrankungen vorgebeugt werden. Durch die Beseitigung der Parodontose verringert sich das Risiko von Herzinfarkt und Schlaganfall.

Ernährung als Heilmittel

Obst und Gemüse enthält wichtige Inhaltsstoffe für unsere Gesundheit

Gemüse und Obst leistet einen ganz wichtigen Beitrag zur Gesunderhaltung unseres Körpers sowie zur Entgiftung und Reinigung des Organismus. Das gesunde Bunt ist insbesondere reich an sogenannten sekundären Pflanzeninhaltsstoffen. Diese hochwirksamen Helfer aus der Natur schützen unsere Gesundheit auf vielfältige Weise: So sorgen Carotinoide in der Möhre für unser Wohlbefinden, ebenso Polyphenole in Trauben, Sulfide im Knoblauch und Terpene in Zitrusfrüchten. Wer regelmäßig diese bioaktiven Stoffe zu sich nimmt, schenkt seinem Körper neue Energie und senkt gleichzeitig sein Risiko, an Krebs, Diabetes, Herz-Kreislauf-Erkrankungen sowie auch an simplen Erkältungen zu erkranken. Neben sekundären Pflanzeninhaltsstoffen enthält frisches Obst und Gemüse natürlich auch noch jede Menge Mineralstoffe und Vitamine. Die ausreichende Zufuhr von Vitaminen ist deshalb so wichtig, da der Körper sie nicht selbst synthetisieren kann, diese aber lebenswichtige Funktionen in unserem Körper übernehmen.

So stärken Vitamine unsere Nerven, sie unterstützen das Immunsystem und sorgen für eine intakte Funktion unseres gesamten Stoffwechsels. Gemüse und Obst ist auch deshalb als wichtiger Bestandteil unserer Ernährung zu empfehlen, weil es meist nur einen geringen kalorischen Gehalt besitzt. Gleichzeitig enthält es aber die so wertvollen Ballaststoffe, die doppelt positiv in Erscheinung treten: Zum einen sorgen Ballaststoffe durch einen Volumenreiz für eine gesunde, natürliche Darmfunktion und Verdauung, zum anderen führen sie zu einer verminderten Aufnahme von Giftstoffen sowie zu einer vermehrten Ausscheidung von Toxinen. Durch den hohen Gehalt an Basen leistet Gemüse und Obst weiter einen wichtigen Beitrag für einen ausgeglichenen Säure-Basen-Haushalt und damit zur Gesunderhaltung unseres Körpers.

Im Folgenden werden einige gesunde Gemüse- und Obstsorten genannt - die Liste erhebt jedoch keinerlei Anspruch auf Vollständigkeit.

Gemüse - Eine Auswahl gesunder Pflanzen

Aubergine, Blumenkohl, Bohne, Brokkoli, Chinakohl, Chicorée, Fenchel, Frühlingszwiebel, Grünkohl, Gurke, Karotte, Kartoffel, Knollensellerie, Kohlrabi, Lauch, Mangold, Okraschoten, Pastinake, Petersilienwurzel, Radieschen, Rettich, Rhabarber, Rote Beete, Rotkohl, Schalotte, Schwarzer Rettich, Schwarzwurzel, Spinat, Spitzkohl, Staudensellerie, Süßkartoffel, Tomate, Topinambur, Weißkohl, Wirsing, Zucchini, Zuckerschote

Salat - Kalorienarmes Grün

Chicorée, Eisbergsalat, Endivien, Lattich, Portulak, Radicchio, Rucola

Kräuter - Geschmackvolle Gewürze

Basilikum, Bohnenkraut, Brunnenkresse, Curcuma, Dill, Fenchel, Ingwer, Kamille, Kardamom, Kerbel, Koriander, Kresse, Kreuzkümmel, Kümmel, Lavendel, Liebstöckel, Löwenzahn, Majoran, Melisse, Muskatnuss, Nelken, Oregano, Paprika, Petersilie, Pfeffer, Pfefferminze, Piment, Rosmarin, Safran, Salbei, Sauerampfer, Schnittlauch, Schwarzkümmel, Thymian, Vanille, Zimt, Zitronenmelisse

Obst - Leckere Früchte

Ananas, Apfel, Aprikose, Avocado, Banane, Birne, Brombeere, Clementine, Cranberry, Dattel, Erdbeere, Feige, Granatapfel, Grapefruit, Guave, Heidelbeere, Himbeere, Johannisbeere, Kirsche, Kiwi, Limette, Litschi, Mandarine, Mango, Maracuja, Mirabelle, Nektarine, Orange, Papaya, Pfirsich, Pflaume, Preiselbeere, Quitte, Sanddornbeere, Stachelbeere, Sternfrucht, Weintraube, Zitrone, Zwetschge

Gemüse und Obst möglichst frisch kaufen und gleich zubereiten

Der Vitamin- und Mineralstoffgehalt von Obst und Gemüse ist abhängig von der Frische und Qualität der entsprechenden Produkte. Daher ist es ratsam, beim Kauf von Obst und Gemüse dessen Frische und Qualität kritisch zu prüfen. Kaufen Sie Obst und Gemüse je nach Saison, und geben Sie heimischen Produkten den Vorzug. Denn ein unter Umständen wochenlanger Transport von Obst und Gemüse beeinträchtigt dessen Qualität stark, und ist zur Haltbarmachung oft starker chemischer Behandlung ausgesetzt.

Zudem schmeckt Obst und Gemüse saisongerecht am besten: Im Frühjahr entwässert und verjüngt der königliche Spargel, im Sommer erfrischen Erdbeeren und Kirschen. Im Herbst munden Äpfel und Quitten, sie stärken das Immunsystem und bereiten den Körper auf den kommenden Winter vor. Und im Winter erfreuen die typischen Wintergemüse wie Grün- und Rosenkohl den Gaumen - und schenken dem Organismus in der kalten Jahreszeit neue Kräfte.

Wenn Sie dann noch Obst und Gemüse aus biologischem Anbau in Ihre Einkaufstasche stecken, haben Sie alles richtig gemacht. Denn ökologisch produziertes Obst und Gemüse schont nicht nur unsere Umwelt, sondern enthält auch einen höheren Anteil an Vitaminen und Mineralstoffen, bei gleichzeitig geringerer chemischer Belastung.

Die 5er Regel

Die sogenannte 5er Regel ist spielend leicht in Ihren Alltag zu integrieren. Denn die 5er Regel besagt ganz einfach, dass Sie jeden Tag mindestens fünf Portionen (eine Portion entspricht einer Handvoll) Obst und Gemüse essen sollten - um eine optimale Wirkung für Ihre Gesundheit zu erzielen und um den Stoffwechsel zu aktivieren. Dies kann ganz ohne Zwang geschehen, denn die fünf Portionen sind ohne großen Aufwand in die Hauptmahlzeiten einzugliedern. Auch als Zwischenmahlzeit schmeckt das gesunde Bunt.

Obst und Gemüse - möglichst vielfältig zubereitet - ist nicht nur kalorienarm, sondern versorgt unseren Körper zusätzlich mit wichtigen Inhaltsstoffen - und spielt so eine ganz wichtige Rolle in der Prävention ernährungsbedingter Krankheiten.

Die Nahrungsmittelpyramide

Die sogenannte Nahrungsmittelpyramide dient als Grundlage einer gesunden und ausgewogenen Ernährung: Die Basis der sogenannten Nahrungsmittelpyramide ist Wasser, getrunken über den ganzen Tag verteilt. Alle Organe benötigen für ihre vielfältigen Aufgaben Wasser, der Stoffwechsel kann nur bei genügender Flüssigkeitszufuhr seinen zahlreichen Funktionen nachkommen. Trinken wir zu wenig, ist die Blutzirkulation beeinträchtigt, Kreislaufprobleme bis hin zur Verwirrtheit sind die Folgen.

Zweiter Teil der Nahrungsmittelpyramide stellt mit breiter Basis die Gemüse- und Obstabteilung dar. Gemüse und Obst versorgt unseren Körper mit ausreichend Vitaminen, Mineralstoffen, Spurenelementen und den so wichtigen sekundären Pflanzeninhaltsstoffen - bei gleichzeitiger Zufuhr von Ballaststoffen und niedriger kalorischer Belastung. Ein Verzehr von 5-10 Portionen Gemüse und Obst pro Tag wird als ideal angesehen. Die Pyramide verengt und verschmälert sich zunehmend: Als nächste Stufe finden wir die Kohlenhydrate, die unseren Körper mit Energie versorgen. Bevorzugt sollten Sie Vollkorngetreide verzehren, da dieses reich an Ballaststoffen sowie an Mineral- und Nährstoffen ist.

Milch- und Milchprodukte - die nächste Stufe der Pyramide - wie Joghurt und Käse liefern unserem Körper an erster Stelle wertvolles Eiweiß, zudem sind Milchprodukte auch fleißige Calciumspender und sorgen für ein starkes Knochengerüst. 3-6 Portionen Milchprodukte sollten auf Ihrem täglichen Speiseplan stehen.

Nur in Maßen sollten Sie dagegen Fleisch, Fisch und Eier verzehren. Aus der umfangreichen Palette dieser tierischen Lebensmittel sollten Sie dem Fisch Priorität einräumen, aufgrund der so wertvollen und vom Körper nicht selbst produzierten mehrfach ungesättigten Fettsäuren.

Öle und Fette werden von unserem Körper ebenso aufgrund ihres hohen Gehalts an ungesättigten Fettsäuren benötigt, sie sollten jedoch wegen ihrer hohen Kaloriendichte nur sehr sparsam verwendet werden. Öle und Fette sorgen zudem für eine Aufnahme von fettlöslichen Vitaminen.

Die süßen Verführer wie Schokolade und Eiscreme sollten besonderen Anlässen vorbehalten sein und keineswegs täglich verzehrt werden. Das gleiche gilt für Knabbereien wie Chips und Flips sowie wie für süße Getränke.

Frühstück - Die wichtigste Mahlzeit des Tages

Im Rahmen einer gesunden und kraftspendenden Ernährung ist das Frühstück die wichtigste Mahlzeit des Tages - und entscheidend für einen guten und vitalen Einstieg in den Tag. Morgens sollten Sie sich demnach ruhig ein ausgiebiges und reichhaltiges Frühstück gönnen, das Sie mit Nährstoffen für den vor Ihnen liegenden Tag versorgt. Die alte Regel, morgens wie ein Kaiser zu speisen, hat also noch nicht ausgedient, sondern ist aktueller denn je. Vor dem Frühstück sollten Sie aber stets mit einer kleinen Zeremonie in den Tag starten: Trinken Sie zunächst ein großes Glas lauwarmes Wasser mit etwas frisch gepresstem Zitronensaft. Zusätzlich können Sie dem Wasser noch Ingwer und/oder Brennnessel zugeben. Das lauwarme Wasser ist für den Körper besonders verträglich, der Zusatz von Zitrone, Ingwer und Brennnessel bringt den Stoffwechsel schon am frühen Morgen in Schwung und befreit den Körper von lästigen Schlackenstoffen, die über Nacht angesammelt wurden.

Frisches Obst - Idealer Einstieg in den Tag

Einen optimalen Einstieg in den neuen Tag sichern Sie sich durch den Verzehr von reichlich frischem Obst. Die gesunden Früchte schmecken morgens am besten, und stellen eine ideale Ergänzung zu Müsli und Brei dar. Mit dem Genuss von frischem Obst am Morgen liefern Sie schon am Anfang vom Tag das Rüstzeug für den bevorstehenden Tag.

Reichlich komplexe Kohlenhydrate zum Frühstück

Ein optimales Frühstück besteht außerdem aus komplexen Kohlenhydraten aus Vollkorngetreide. Empfehlenswert sind etwa Hafer-, Roggen- und Dinkelflocken, Erdmandeln, Reis, Hirse, Amaranth oder Quinoa. Je nach persönlicher Vorliebe kann man sich Müsli aus Getreideflocken (z.B. Hafer, Dinkel, Erdmandeln, Reis oder Hirse) oder auch warme und kalte Breis aus Vollkornreis, Buchweizen oder Hirse bereiten.

Erdmandeln - Besonders zu empfehlen für ein gesundes und schmackhaftes Müsli

Während die meisten Getreidearten, aus denen sich ein Frühstücksmüsli zusammensetzt, sauer verstoffwechselt werden, stellen Erdmandeln eine wohltuende Ausnahme dar. Erdmandeln werden basisch verstoffwechselt und legen damit schon am Morgen den Grundstein für einen ausgeglichenen Säure-Basen-Haushalt. Die Erdmandel (auch Chufa genannt) ist eine im Mittelmeergebiet heimische Pflanzenart aus der Gattung der Zypergräser. Neben basischen Inhaltsstoffen besteht die Erdmandel zu mehr als 25 % aus wertvollen ungesättigten Fettsäuren. Weiter ist die Erdmandel sehr ballaststoffreich und verhindert somit ein Abfallen des Blutzuckerspiegels. Es lohnt sich also aus vielerlei Gründen, die Erdmandel näher kennenzulernen und regelmäßig in den Speiseplan einzubauen.

Gesund essen - Auch im Büro klappt's

Auch im Büro kann's gesund zugehen. Es müssen nicht immer belegte Brötchen und süße Riegel vom Kiosk an der Ecke sein. Nehmen Sie sich reichlich Obst und Gemüse für zwischendurch an den Arbeitsplatz mit und naschen Sie nebenbei auch Mandeln, Oliven und Trockenobst. Als Muntermacher sollten Sie nicht immer zur Kaffeekanne greifen, sondern Salat und Wasser bevorzugen - und lieber einmal mehr die steifen Glieder recken und strecken. In der Kantine lassen Sie idealerweise Salat, Gemüse und Kartoffeln zur Regel werden - Fleisch, Nudeln und Eiern zeigen Sie dagegen besser die kalte Schulter.

Abwechslung

Bringen Sie Abwechslung in Ihren Speiseplan und erteilen Sie jeder Eintönigkeit eine klare Absage. So stellen Sie nicht nur sicher, dass Sie von allen Vitaminen, Mineralstoffen und Spurenelementen eine ausreichende Menge zu sich nehmen - gleichzeitig verhindern Sie durch das ständige Wiederholen der Speisen ein Zuviel an Schadstoffen, die in bestimmten Nahrungsmitteln gehäuft vorkommen. Da jedes Lebensmittel auch sein ganz eigenes Spektrum an wertvollen Inhaltsstoffen birgt, ist eine ausgewogene Ernährung immer auch vielfältig und abwechslungsreich. Und Kurzweil im Ernährungsplan macht Spaß und lässt uns die Nahrung nochmal viel besser schmecken.

Gesunde Ernährung im Einklang mit der Natur

Im Laufe des Lebens haben sich die meisten von uns an verarbeitete Lebensmittel, Fertiggerichte, Süßigkeiten, Knabbereien, Snacks und nicht zu vergessen an Alkohol und gesüßte Getränke gewöhnt. Ohne groß über gesundheitliche Folgen nachzudenken, wird morgens das vor Fett triefende Croissant als Frühstück verzehrt, dazu wird noch schnell ein Cappuccino geschlürft. Mittags dann gerne Pommes mit Mayo, nachmittags Kuchen mit Kaffee gegen die aufkommende Müdigkeit - dies ist vielfach der moderne Lifestyle. Warum behandelt oder besser gesagt misshandelt man den eigenen Körper auf diese Weise? Warum betreibt man derart Schindluder mit der eigenen Gesundheit? Man pflegt doch auch akribisch sein Auto, seine Klamotten, das Haus, das Inventar. Man macht Frühlings- und Herbstputz im Haus, verwendet hochwertige Reinigungsmittel und Polituren, achtet auf jeden Flecken und jeden Kratzer, um die Möbel und Teppiche möglichst lange zu erhalten. Wir gehen außerdem regelmäßig zum Friseur, zum Nagelstudio, pflegen weiter unsere Haut, die äußere Hülle, mit diversen Ampullen, Masken, Cremes und Seren.

Warum nur vernachlässigen wir dann unseren Körper so sträflich, führen ihm schädliche und ungesunde Nahrung zu? Aus Nachlässigkeit, Bequemlichkeit, Gewohnheit, mangelndem Bewusstsein? Vermutlich aus einer Kombination von alledem.

Vielleicht auch, weil Nachlässigkeit bei Frisur und Fingernägeln sofort sichtbar werden, unser Körper aber lange schweigt und Vernachlässigung allzu lange und beharrlich duldet, bis die ersten Befindlichkeitsstörungen oder gar Krankheitszeichen auftreten. Aber es ist nie zu spät für eine Umstellung der Ernährung, hin zu einer gesunden Lebensweise. Wo ein Wille ist, ist bekanntlich stets auch ein Weg. So wie wir uns an Fast Food und Fertiggerichte gewöhnt haben, genauso gewöhnen wir uns an gesunde Nahrung - und zwar erstaunlich schnell.

Man ist, was man isst

Dieser Spruch des französischen Denkers **Brillat-Savarin** ist nicht etwa eine abgedroschene Phrase, sondern birgt so viel Wahrheit in sich. So ist das Körpergewicht, das wir mit uns schleppen, nicht nur Ausdruck eines guten oder schlechten Stoffwechsels, wie wir oft entschuldigend erklären - sondern zum Großteil Resultat unserer täglichen Ernährungsgewohnheiten.

Und das schlechte und fahle Erscheinungsbild der Haut „verdanken" wir nicht nur schlechten Genen - sondern hauptsächlich ungesunder Ernährung oder gar dem Rauchen. Eine fortschreitende Vergesslichkeit ist nicht nur auf das Alter zurückzuführen - sondern möglicherweise auch auf einen erhöhten Konsum an Alkohol. Auch das Bierchen am Mittag und der Rotwein am Abend addieren sich.

Allzu leicht sind wir geneigt, unser Erscheinungsbild und unseren Gesundheitszustand auf schlechte Gene oder sonstige Umstände zurückzuführen. Aber Krankheiten und Befindlichkeitsstörungen fallen nicht vom Himmel und suchen uns nicht immer schicksalhaft heim, sondern sind häufig hausgemacht.

Auch Übergewicht kommt nicht über Nacht, sondern ist meist das Ergebnis jahrelanger Fehl- und Überernährung. All dies können wir uns gar nicht oft genug vergegenwärtigen. Unsere Essgewohnheiten widerspiegeln mehr als uns oft bewusst ist, auch unsere Werte und unsere gesamte Lebenseinstellung. So verzichtet der Vegetarier meist nicht aus gesundheitlichen, sondern aus ethischen Gründen auf Fleisch, der Naturschützer kauft seine Lebensmittel im Bioladen, und der Menschenfreund achtet auf fair-trade-Kaffee.

So kommen durch unsere Essgewohnheiten auch unsere Identität und unsere Werte zum Ausdruck. Verschiedene Kulturen und Gesellschaften haben ihre ganz eigenen Essgewohnheiten. Dem Hindu etwa ist die Kuh heilig, der Koreaner dagegen schätzt Hundefleisch. Und selbst was unsere direkten Nachbarn, die Franzosen, verspeisen, kommt vielen von uns abartig vor: Froschschenkel, Schweinshoden und ähnliche Animositäten.

Ernährung heute - Mangel im Überfluss

Eigentlich ernähre ich mich doch ganz gesund, werden Sie vielleicht sagen, verehrte Leserin und verehrter Leser. Wenn Sie Ihre Ernährungsgewohnheiten aber tatsächlich einmal genauer überdenken, werden Sie vielleicht eines Besseren belehrt: Morgens das Tässchen Kaffee zum Munterwerden, hier ein kleiner Schokoriegel zwischendurch, dort ein Stückchen Kuchen am Nachmittag beim Kaffeeklatsch bei der Tante, eine Zigarette gegen den Stress bei der Arbeit, und abends noch das Bier vor dem Schlafengehen. Und gegen die paar Erdnüsse auf der Couch vor dem Fernseher dürfte auch nichts einzuwenden sein. Das Mittagessen ist zwar ein Fertiggericht, aber immerhin verspricht die Verpackung einen kalorienreduzierten Genuss.

Und dem zuckerhaltigen Getränk sind auch Vitamine zugesetzt. Nahrung ist in einem nicht mehr überschaubaren Überangebot verfügbar und wird im Übermaß konsumiert. Während früher die Nahrung karg war und Fleisch allenfalls als Sonntagsbraten auf dem Tisch landete, und Schokolade und Kuchen Festtagen vorbehalten blieben, gelten gerade auch ungesunde Nahrungsmittel wie Fleisch und Süßwaren heute nicht mehr als Besonderheit, sondern müssen als täglicher Gaumenkitzel dienen. Bei all dem Überfluss herrscht aber ein eklatanter Mangel, nämlich ein Mangel an Vitaminen und Mineralstoffen. Nahrungsmittel müssen billig und in Masse vorhanden sein.

Dass dabei die Qualität leidet, darf nicht Wunder nehmen. So ist das Hauptproblem neben dem Übermaß die mangelnde Güte der Nahrungsmittel. Wer gesunde, unbehandelte Nahrung kaufen will, muss oft schon den versteckten Bioladen um die Ecke aufsuchen, während die glänzenden Äpfel im Supermarkt zwar eine Augenweide darstellen, aber oft derart mit Pestiziden behandelt sind, dass sie fast schon mit einem Totenkopfsymbol versehen sein müssten. Vitamine und Mineralstoffe sind dagegen in diesem Designerobst kaum zu finden.

Denn die Auslaugung der Böden führt zu einem Mangel der Nahrung an Mineralstoffen, gleichzeitig steigt die Schwermetallbelastung der Umwelt und damit auch die unserer Nahrungsmittel. Und wenn Sie auswärts im Restaurant speisen, sieht die Situation nicht anders aus: Schweinebraten und Rinderfilet stehen auf der Speisekarte, und hinter dem Tresen lockt die Kuchentheke - falls Sie dagegen nach biologischem Essen fragen sollten, wird man Sie möglicherweise wie einen Alien anschauen und erst gar nicht verstehen, was Sie meinen.

Ernährung damals - Unsere Vorfahren machten es richtig

Unsere Erbanlagen - die sich ja über Millionen von Jahren entwickelt haben - sind auf eine natürliche Ernährung angelegt, was der frühzeitlichen Ernährungsform gerecht wurde. Schon im Schöpfungsbericht der Bibel (**Genesis 1, 29-31**) sind *die „Samen und Früchte"* als Nahrungsquelle und als Privileg dem Menschen zugedacht. In mancherlei Hinsicht gleichen wir den Steinzeitvorfahren viel mehr als wir gemeinhin denken: So ist unser Körper immer noch weitgehend auf pflanzliche, karge Nahrung eingestellt, die damals auf langen Wanderungen gesammelt oder gepflückt werden musste.

Fleisch bedeutete für den Steinzeitmenschen dagegen eher die Ausnahme, da die Tiere mühsam bei der Jagd erbeutet und zerlegt werden mussten. Unsere steinzeitlichen Vorfahren besaßen auch weder neuzeitliche Erfindungen wie Süßigkeiten und Kuchen, noch Weißmehl und Nudeln. Stattdessen ernährten sie sich vorrangig von Pflanzen, Samen, Nüssen, Pilzen, Früchten, Wurzeln und anderen Pflanzenteilen. In schlechten Zeiten, in denen es wenig oder gar nichts zu essen gab, musste der Körper von seinen Fettdepots zehren - weshalb es auch sinnvoll war, Fettspeicher anzulegen. Auf diese Art der Ernährung sind unsere Erbanlagen und die Abläufe in unserem Körper teilweise noch immer angelegt.

Richtiges Kauen - Von den Kühen lernen

Auch von unseren tierischen Freunden, den Kühen, kann der Mensch noch einiges abschauen und lernen: etwa gründliches Kauen. Denn wer kaut heutzutage seine Nahrung noch gründlich und bewusst? Die wenigsten von uns nehmen sich doch Zeit zum genussvollen Essen. Morgens rasch die Stulle im Auto, das Mittagessen dann im Stehen, nachmittags den Apfel am Computer und den Schokoriegel am Telefon. Immer muss es schnell gehen, da bleibt kaum Zeit, Bissen für Bissen zu kauen.

Statt zu essen, schlingen wir regelrecht. Gründliches Kauen ist aber für die Vorbereitung und Verwertung unserer Nahrung immens wichtig. So wird durch Kauen und durch die Enzyme im Speichel bspw. das Brotstück bereits im Mund in seine einzelnen Bausteine zerlegt - vor allem in Stärke- und Zuckermoleküle. Da durch langsames Kauen die Zerlegung der Nahrung schon vorbereitet wird, treten Verdauungsbeschwerden wie Sodbrennen oder Blähungen seltener auf. Nicht zu Unrecht sagt der Volksmund *„gut gekaut ist halb verdaut"*. Und weil richtiges Kauen auch eine Wirkung auf die Insulinausschüttung und die -produktion hat, bedeutet anhaltendes Kauen letztlich sogar eine Vorbeugung gegen Diabetes und Übergewicht. Als Faustregel gilt, dass jeder Bissen 32 Mal gekaut werden sollte. Wem das zu umständlich oder zu kompliziert ist, kann stattdessen auch so lange kauen, bis die Nahrung flüssig geworden ist.

Geschmack kann man trainieren

Was uns schmeckt, ist zum Großteil durch Erziehung und Gewohnheiten bestimmt - bereits im Mutterleib wird Geruch und Geschmack der von der Mutter konsumierten Speisen auf das Ungeborene übertragen. Davon profitiert die Nahrungsmittelindustrie, die unseren Gaumen an alle erdenklichen Zusatzstoffe und Geschmacksverstärker gewöhnt - der Kunde wird regelrecht süchtig nach Fertigprodukten und kauft diese immer und immer wieder. Unser Geschmackssensorium wird durch alle Arten von Aromastoffen überstimuliert und empfindet bei natürlicher Nahrung oft keinen ausreichenden Reiz mehr. Die positive Nachricht aber ist, dass das Geschmacksempfinden ausgetüftelt ist und sich auch wieder umtrainieren lässt. Versuchen Sie also, Ihren Geschmack nach und nach an unverfälschte Nahrung zu gewöhnen und erlernen und erleben Sie den Genuss naturnaher Kost.

Welche Lebensmittel Sie lieber meiden sollten

Um den Körper zu stärken und zu entgiften, genügt es jedoch nicht, viel Obst und Gemüse zu essen - auch wenn dies ein ganz essenzieller Bestandteil einer gesunden Ernährung ist. Genauso wichtig ist es, allen Lebensmitteln, die unseren Körper vergiften, die Rote Karte zu zeigen und diese nur selten zu verzehren. Hierzu zählen vor allem alle zuckerhaltigen Produkte wie Schokolade, Eis, Kuchen, Bonbons, Pralinen usw. - Zucker vergiftet und schwächt nicht nur per se den Körper, sondern er entzieht dem Körper auch die so wertvollen Vitamine und Mineralstoffe. Des Weiteren sind Überernährung, der Genuss von zu viel Fleisch und alle Arten von Fertiggerichten unserer Gesundheit nicht zuträglich.

Zucker - Nicht süßer Spaß, sondern toxischer Teufel

Lebensmittel und Getränke mit einem hohen Zuckergehalt machen bedauerlicherweise bei vielen von uns einen großen Anteil an unserer Ernährung aus. Das fängt bereits morgens beim Frühstück an. Beispielsweise das Müsli - was nach einem gesunden Start in den Tag klingt, ist leider oft genau das Gegenteil. Besonders tückisch sind hierbei Fertig- und Knuspermüslis, die bis zu 25 % Zucker enthalten - solche Müslis sind weit davon entfernt, gesund zu sein - und gebührte ihnen im Supermarkt eher ein Platz in der Süßwarenabteilung denn in der Cerealienecke. Es ist aber nicht nur das Müsli, auch die beliebten Nuss-Nougat-Cremes und andere süße Brotaufstriche sind letztlich keinen Deut besser. Und nach dem Frühstück sieht es im weiteren Verlauf des Tages oft nicht besser aus, was die Zuckerbilanz betrifft. Da werden als Zwischenmahlzeit *„gesunde Energiespender"* wie Müsli- und Schokoriegel verzehrt, die geballte Kraft für den Tag schenken sollen - in Wirklichkeit aber nur so vor Zucker strotzen. Als Getränke werden den lieben langen Tag zuckerhaltige Limonaden sowie auch Heißgetränke wie gezuckerter Tee, heiße Schokolade, Cappuccino usw. in rauen Mengen geschlürft - und aufgelöst in Flüssigkeit werden die Zuckermassen zur versteckten Zuckerfalle. Denn der Zucker in Getränken leuchtet ja nicht wie der Speckrand an einer Scheibe Schinken.

Nach dem Mittagessen folgt als krönender Abschluss der Mahlzeit das süße Dessert, im Laufe des Nachmittags folgen Pralinen als *„Nervennahrung"* und Gaumenkitzel, und die obligatorische Kuchentafel darf zumindest am Wochenende nicht fehlen. Abends dann noch die Schokolade zum Krimi und anschließend das Betthupferl zur Nacht. Und ruck, zuck haben wir bei unserem täglichen Zuckerkonsum jedes tolerierbare Limit überschritten. Und obwohl der Zuckerverbrauch seit Jahrzehnten relativ konstant geblieben ist, schlägt der durchschnittliche Pro-Kopf-Zuckerverbrauch mit etwa 35 Kilogramm pro Jahr - oder anschaulicher ausgedrückt etwa 120-150 g pro Tag - doch gewaltig zu Buche.

Aber ist denn Zucker wirklich so ungesund? Nun, um die schädliche Wirkung des Zuckers auf die Zähne weiß jedes Kind - aber die Zähne kann man ja putzen und zur Prophylaxe beim Zahnarzt geht man obendrein. Aber die schädliche Wirkung des Zuckers betrifft freilich nicht nur die Zähne, sondern den gesamten Organismus. Die zerstörende Wirkung des Zuckers auf die Zähne beruht auf der Umwandlung des Zuckers in Säure, diese durchbohrt den Zahnschmelz und lässt so Löcher entstehen.

Auch der Zusammenhang zwischen einem hohen Zuckerkonsum und Übergewicht ist gemeinhin bekannt. Kohlenhydrate in Form von Zucker, die vom Körper nicht in Energie umgewandelt und verbraucht werden, werden als Energiereserven in Gestalt von Fett gespeichert, auf welches der Körper in Notzeiten zurückgreifen könnte.

Bei der allgemein verbreiteten Überernährung und Bewegungsarmut tritt ein solcher Notstand aber nur mit sehr geringer Wahrscheinlichkeit ein. Ein zu hoher Zuckergehalt in der Nahrung ist neben einer genetischen Komponente auch die Hauptursache für Stoffwechselerkrankungen wie Diabetes mellitus Typ 2. Durch weißen Industriezucker wird Zucker in konzentrierter Form gleichsam mit einem Schlag verabreicht, so dass die Bauchspeicheldrüse wahre Höchstleistungen vollbringen muss, um den Blutzuckerspiegel wieder zu senken und auch konstant zu halten. Durch diese anhaltende Überforderung wird die Bauchspeicheldrüse geschwächt und ist am Ende nicht mehr in der Lage, die erforderliche Menge an Insulin auszuschütten, um den Blutzuckerspiegel konstant zu halten. Dieser unschöne Zustand kennzeichnet dann das Vollbild des Diabetes. Außerdem wirkt Zucker säurebildend, einzig unraffinierte Zuckerarten wie beispielsweise brauner Vollrohrzucker und Ahornsirup kann man den neutralen Lebensmitteln zuordnen, weshalb diese den raffinierten Zuckern vorzuziehen sind. Zucker schwächt weiterhin das Immunsystem und raubt dem Körper Mineralstoffe wie Calcium und Vitamine wie B 1. Sehr interessant und weitaus weniger bekannt ist dagegen der hochsignifikante Zusammenhang zwischen dem jährlichen Zuckerverbrauch in einem Land und der Häufigkeit depressiver Erkrankungen.

Über den kausalen Zusammenhang zwischen hohem Zuckerkonsum und Depression wird in der Forschung intensiv spekuliert.

Unter anderem ist denkbar, dass sich ein vermehrter Zuckerkonsum auf die Konzentration der Endorphine auswirkt.

 325

(Ein Mangel an Endorphinen kann bei der Entstehung von Depressionen beteiligt sein) und auch, dass ein süßer Geschmack Hirnzentren aktiviert, die bei der Entstehung der Depression eine Rolle spielen. Auch Bluthochdruck kann seine Ursache u. a. in einem Zuviel an Zucker haben. So kann ein erhöhter Insulingehalt im Blut aufgrund von ausgiebigem Zuckerkonsum die Gefäßinnenwände angreifen und damit einer Arterienverkalkung Vorschub leisten. Und eine Arterienverkalkung birgt bekanntlich eine stete Gefahr für Bluthochdruck und Schlaganfall. Weiter führt Zucker zu einer Übersäuerung des Körpers, wodurch dem Körper wichtige Mineralien wie Magnesium und Calcium entzogen werden. Zudem führt eine chronische Übersäuerung des Körpers zu Ablagerungen von Schlacken, was wiederum sämtliche Stoffwechselprozesse drosselt - die Körperzellen können so nur noch unzureichend mit Energie und Nährstoffen versorgt werden. Weiter führt Zucker dazu, dass der Insulinspiegel rasant ansteigt, um den Blutzuckerspiegel zu senken. Ständig hohe Insulinspiegel schwächen den Körper, andererseits führt der anschließende Blutzuckerabfall zu Müdigkeit, Schwäche und Schlappheit. Außerdem entzieht Zucker dem Körper die für die Nerven so wichtigen B-Vitamine B 1, B 3, B 6 und Folsäure (Vitamin B 9), außerdem raubt Zucker dem Körper Magnesium und Calcium. Diese so wichtigen Vitamine und Mineralstoffe stehen dem Körper somit nicht mehr in ausreichendem Maße zur Verfügung. Aber das ist noch nicht alles: Ein zu hoher Konsum an Zucker kann zu Verdauungsstörungen, zu Leberschwäche und zu einem Pilzbefall im Darm führen.

Vorgefertigte Nahrung und Fertigprodukte

Der moderne Mensch greift aus scheinbarem Zeitmangel immer mehr zu vorgefertigter Nahrung und Fertigprodukten. Die lecker aussehende Fertignahrung aus Tiefkühltruhen und Regalen ist zwar oft eine Augenweide, hat aber, was den Nährstoffgehalt betrifft, nicht viel zu bieten: Solche Nahrungsmittel werden durch chemische, mechanische oder thermische Verarbeitung stark in ihrer ursprünglichen Zusammensetzung verändert. Immer mehr entfernt sich das verarbeitete Produkt von seinem Ursprung, und in den seltensten Fällen wird es durch die Verarbeitung wertvoller: So werden durch Erhitzen beispielsweise Vitamine, Mineralstoffe oder Ballaststoffe entzogen, was zu einer Mangelversorgung führen kann.

Fleisch - Die rote Gefahr

Insbesondere rotes Fleisch - also Rind-, Schweine-, Lamm- und Ziegenfleisch - ist bei Ernährungswissenschaftlern und gesundheitsbewussten Menschen schon lange verpönt, da es der Gesundheit massiv schaden und sogar das Leben verkürzen kann.

Wer besonders viel rotes Fleisch sowie daraus verarbeitete Fleischprodukte wie Wurst verzehrt, erleidet bei sonst gleichen Bedingungen ein 1,3fach erhöhtes Risiko zu sterben im Vergleich zu jemandem, der besonders wenig oder gar nichts davon isst. Ursache ist eine erhöhte Rate an Herzinfarkten und Krebserkrankungen. Grund hierfür ist wiederum die Entstehung von krebserregenden Substanzen beim Braten von rotem Fleisch sowie der hohe Gehalt an gesättigten Fettsäuren. Interessanterweise führt bereits ein mäßiger Fleischkonsum von täglich rund 150 g zur Verkürzung des Lebens - aufsehenerregende Fleischportionen sind also gar nicht nötig, um die Gefahr einer Krebserkrankung oder eines Herzinfarkts zu erhöhen. Weißes Fleisch wie Huhn oder Pute trägt dagegen nicht zu einem früheren Ableben bei.

Nichtsdestotrotz ist es ratsam, aus ethischen Gründen (Stichwort Massentierhaltung) sowie aus Gründen des Umweltschutzes Fleisch häufiger links liegen zu lassen. So fließen allein zwischen 15 und 25 Prozent des weltweiten Wasserverbrauchs in die Viehzucht - und knapp 20 Prozent der Treibhausgase werden vom Vieh ausgestoßen - mehr als vom Verkehr.

Trans-Fettsäuren - Killerfett in unserer Nahrung

Transfettsäuren stellen innerhalb der Gruppe der Fette eine ganz besondere Gefahr dar und zählen aus ernährungsphysiologischer Sicht zu den unerwünschten Bestandteilen unserer Nahrung. Aber was verbirgt sich eigentlich hinter dem unsympathischen Begriff Trans-Fettsäuren? Trans-Fettsäuren sind Fettsäuren mit trans-konfigurierten Kohlenstoff-Doppelbindungen. In unserer Ernährung sind sie besonders in industriell produzierten Lebensmitteln zu finden, wo sie durch die Härtung von Pflanzenölen entstehen. Beispiele für Lebensmittel mit hohem Gehalt an Trans-Fettsäuren sind Pommes frites, Kartoffelchips und verschiedene Back- und Bratfette. Spitzenreiter in der Konzentration an Trans-Fettsäuren sind Blätterteig, Frittieröl und Instantsuppen.

Das Glyx-Prinzip - Gute und schlechte Kohlenhydrate

Ein ernährungsphysiologisch überaus populärer Ansatzpunkt ist die Unterscheidung zwischen guten und schlechten Kohlenhydraten, das sogenannte Glyx-Prinzip. Der Glyx bzw. glykämische Index (abgekürzt GI) ist ein Maß zur Bestimmung der Wirkung eines kohlenhydrathaltigen Lebensmittels auf den Blutzuckerspiegel. Der Glyx bezeichnet hierbei den Blutzuckeranstieg nach dem Essen und damit indirekt auch die Insulin-Reaktion des Körpers. Genauer ist er definiert als die relative Fläche unter der 2-Stunden-Blutzuckerkurve nach der Einnahme von 50 g Kohlenhydrate. Die blutzuckersteigernde Wirkung von Traubenzucker gilt hierbei als Referenzwert.

Lebensmittel mit einem hohen GI führen zu einer starken Erhöhung des Blutzuckerspiegels, was anschließend zu einer starken Ausschüttung von Insulin führt. Deshalb wird von Befürwortern des Glyx-Prinzips postuliert, dass sich als Folge des Verzehrs von Lebensmitteln mit einem hohen GI etwa 2-4 Stunden nach dem Essen eine Unterversorgung mit Glucose ergibt.

Dies führe wiederum zu einem ausgeprägten Hungergefühl und rege somit die Aufnahme von Lebensmitteln an, die den Blutzucker schnell steigern, was zu einem Teufelskreis und schließlich zu Übergewicht führe.

Deshalb sei die Umstellung auf Kohlenhydrate mit einem niedrigen glykämischen Index eine wichtige Maßnahme zur Bekämpfung von Übergewicht. Kohlenhydrate mit einem niedrigen glykämischen Index, die sogenannten guten Kohlenhydrate, haben einen glykämischen Index von unter 50 und lassen den Blutzuckerspiegel nur langsam ansteigen. Entsprechend sorgen sie für ein lang anhaltendes Sättigungsgefühl. Gute Kohlenhydrate sind komplexe Kohlenhydrate mit genügend Ballaststoffen. Sie sind in Lebensmitteln wie Vollkornprodukten, Gemüse und Obst enthalten, diese Nahrungsprodukte dürfen somit reichlich verzehrt werden.

Zu den schlechten Kohlenhydraten gehören verarbeitete Getreideprodukte wie Weißbrot, geschälter Reis und alle Arten von Süßigkeiten - logisch, dass man diesen Produkten die kalte Schulter zeigen sollte. Denn diese Nahrungsmittel bestehen aus Einfachzuckern (den sogenannten Monosacchariden), die den Insulinspiegel rasch in die Höhe schnellen lassen. Deren glykämischer Index liegt über 50.

Mittlerweile gibt es mehrere Diäten, die dem Glyx-Prinzip Bedeutung beimessen, wie zum Beispiel die Montignac-Methode, die Glyx-Diät und die Logi-Methode. Kritiker des Glyx-Prinzips sagen jedoch zu Recht, dass dieses keine neue Erkenntnis sei, sondern lediglich alter Wein in neuen Schläuchen. Denn der Verzehr von Vollkornprodukten und viel Obst und Gemüse bei gleichzeitiger Einschränkung von Weißmehlprodukten und Süßigkeiten wird ja schon lange Zeit im Rahmen einer vollwertigen Ernährung und auch zur Gewichtsreduktion empfohlen.

So winkt auch die Deutsche Gesellschaft für Ernährung beim Glyx-Prinzip eher ab und stellt vielmehr die These auf, dass nur die gesamte Energiebilanz über das Gewicht entscheidet. Zudem hängt der glykämische Index auch von der individuellen Stoffwechsellage ab, so lässt die gleiche Menge Kohlenhydrate nicht bei jeder Person den Insulinspiegel in die gleiche Höhe ansteigen. Hinzu kommt, dass man die glykämischen Indizes der einzelnen Nahrungsmittel bei einer kompletten Mahlzeit nicht einfach addieren darf, ferner ändert sich der glykämische Index eines Nahrungsmittels, wenn es verarbeitet wird.

Auf einen ausgeglichenen Säure-Basen-Haushalt achten

Die moderne Ernährungs- und Lebensweise geht häufig mit einer Übersäuerung des Organismus einher. Oft gelingt es dem Körper, eine bestehende Übersäuerung lange Zeit - oft sogar über mehrere Jahrzehnte - zu kompensieren. Erst wenn die körpereigenen Kompensationsmechanismen wie ein Kartenhaus zusammenfallen, treten Krankheiten in ihrer vollen Ausprägung an die Oberfläche. Ausschlaggebend dafür, ob ein Lebensmittel sauer oder basisch wirkt, ist nicht immer der Geschmack - sondern, ob das Endprodukt nach der Verarbeitung durch den Stoffwechsel sauer oder basisch reagiert. Säurebildende Nahrungsmittel enthalten oftmals ursprünglich per se keine Säure, produzieren aber als Stoffwechselendprodukte Säuren oder saure Substanzen. Und das ist die Crux bei der Sache: Diese Art der säurebildenden Nahrungsmittel schmeckt nicht sauer, sie scheint neutral oder gar basisch zu sein. Wer denkt beim Verzehr von Pralinen oder Schokolade schon an im Körper entstehende Säuren?

Allenfalls ist man sich der kalorischen Belastung durch die süßen Sünden bewusst. Und so ist man bereits unwissend in die Säure-Falle getappt. Bei einer bestehenden Übersäuerung des Körpers ist die erste und einfachste Maßnahme die Zufuhr von basenbildender Nahrung, bei gleichzeitiger Reduzierung von säurebildender Kost.

Säurebildende Lebensmittel

Tierische Eiweiße wie Fleisch, Wurst, Fisch, Eier wirken säurebildend

Hauptproblem beim tierischen Eiweiß ist neben der Säurebelastung auch das tägliche Zuviel an Eiweiß durch den Verzehr von zu viel Fleisch und Wurst. Während ein erwachsener Mensch täglich 30 bis 60 g Eiweiß (enthalten in einer Portion Fisch oder Fleisch) benötigt, beträgt die tatsächliche Eiweißzufuhr in den westlichen Industrieländern 80 bis 150 g pro Person und Tag. Diese Zahlen bedürfen keiner weiteren Erklärung, ein Großteil der Menschen überschreitet die empfohlene Eiweißmenge bei weitem, nicht wenige leiden sogar unter einer sogenannten *„Eiweißmast"*. Für viele Menschen ist eine Mahlzeit ohne Fleisch unvollkommen, für Beilagen wie Salat und Gemüse ist eher eine Nebenrolle vorgesehen.

Abgesehen von ethischen Betrachtungen, mit denen wir durch die heutige Massentierhaltung konfrontiert werden, sowie von Medikamentenrückständen im Fleisch - welche jeder Hausapotheke Paroli bieten könnten - ist die unausweichliche Folge des übermäßigen Fleischverzehrs die gnadenlose Übersäuerung unseres Körpers. Denn Eiweiß aus tierischem Protein wird in Salze der Schwefel- und Phosphorsäure umgewandelt. Schwefel- und Phosphorsäuren sind wiederum starke Säuren, und werden zudem auch sauer verstoffwechselt.

Weiterhin entsteht beim Abbau von Eiweiß auch Harnsäure, die als Vorreiter bei der Entstehung der Gicht allgemein bekannt ist. Die säurebildende Wirkung variiert bei den einzelnen Fleischsorten übrigens nur geringfügig. Gegen den Genuss von Fleisch in Maßen ist natürlich nichts einzuwenden - nach Möglichkeit sollte man aber Fleisch aus artgerechter und biologischer Landwirtschaft bevorzugen und den Verzehr von Fleisch und Wurst stark einschränken.

Milchprodukte wie Käse, Quark, Joghurt und Sahne wirken leicht säuernd

Milch und Milchprodukte wie Käse und Joghurt werden im Körper zu leicht sauren Endprodukten umgewandelt, was aber durch deren hohen Mineralstoffgehalt teilweise ausgeglichen wird. Nur Rohmilch selbst wirkt leicht basisch - allerdings ist die im Handel erhältliche Milch fast durchweg pasteurisiert. Pasteurisierte Milch ist jedoch chemisch verändert und wirkt als Endprodukt säuernd. Rohmilch dagegen ist fast nur noch beim Bauern zu beziehen, jedoch ist hier eine eventuelle Keimbelastung zu berücksichtigen. Alle Käsesorten wirken ebenfalls säuernd, wobei es Unterschiede zwischen den einzelnen Sorten gibt: So wirkt Parmesan bspw. stärker säuernd als zum Beispiel Frischkäse; und einzig Käse aus Rohmilch wirkt leicht basenbildend. Zu beachten ist weiterhin, dass stark molkehaltige Milchprodukte wie Quark und Joghurt von stark übersäuerten Menschen oft nicht vertragen werden.

Getreide (Hafer, Weizen, Gerste): Gesund, aber säurebildend

Bei der Verdauung der oben genannten Getreidearten wird im Körper Säure gebildet - und dies passiert unabhängig davon, ob wir das Getreide in Form von ganzen Körnern, Flocken, Mehl oder verarbeitet in Form von Teigwaren oder Gebäck zu uns nehmen. Zwischen Vollkorngetreide und raffiniertem Getreide (z. B. geschältem Reis, Weißbrot usw.) gibt es übrigens keinen Unterschied in Bezug auf die Säureproduktion. Trotzdem sind Vollkornprodukte natürlich vorzuziehen, da deren Mineralstoff- und Vitamingehalt viel höher ist. Das volle Korn verfügt zudem über genügend Ballaststoffe, welche die Verdauung anregen und zu einer längeren Sättigung führen. Auch führen die im Vollkorn enthaltenen Mineralstoffe dem Körper wiederum Basen zu, so dass die Säurebelastung zum Teil wieder ausgeglichen werden kann. Als Faustregel gilt, dass ein Getreidekorn einen umso geringeren Anteil an säurebildendem Eiweiß enthält, und umso mineralstoffreicher ist, je kleiner das Getreidekorn ist. Große Getreidekörner wie Weizen, Roggen, Hafer und Reis sind z. B. viel säurebildender als die kleinen Körner Amaranth oder Quinoa.

Zucker, zuckerhaltige Backwaren wie Kuchen und Torten, Schokolade: Nicht nur Kalorienbomben, sondern auch säurebildend

Zucker sowie alle zuckerhaltigen Produkte wirken stark säurebildend, da durch die Gärung von Zucker Säuren entstehen. Einzig unraffinierte Zuckerarten wie beispielsweise brauner Vollrohrzucker und Ahornsirup kann man den neutralen Lebensmitteln zuordnen, weshalb diese den raffinierten Zuckern vorzuziehen sind. Die schädliche Wirkung des Zuckers beruht natürlich nicht nur auf seiner säurebildenden Wirkung: Zucker raubt dem Körper auch Mineralstoffe wie Calcium und Vitamine wie B 1. Zucker schwächt weiterhin das Immunsystem und kann Stoffwechselkrankheiten wie Diabetes auslösen. Und um die schädigende Wirkung des Zuckers auf den Zahnschmelz weiß bereits jedes Kind.

Fette und Öle: je raffinierter, desto gefährlicher

Besonders gehärtete oder raffinierte Fette und Öle sowie tierische Fette wie Schmalz wirken stark säurebildend. Diese Fette sind also nicht nur wegen ihrer hohen Kalorienzahl und ihrer bedenklichen Wirkung auf die Gesundheit stark einzuschränken (raffinierte Fette spielen eine Rolle bei der Entstehung bestimmter Krebsarten), sondern auch wegen der erfolgenden Säurebildung. Kalt gepresste, schonend hergestellte pflanzliche Öle wirken im Stoffwechsel dagegen neutral und gehören wegen der wertvollen ungesättigten Fettsäuren zu jeder gesunden Ernährung.

Zusätze in Nahrungsmitteln wie Konservierungsmittel, Farbstoffe, Geschmacksverstärker wie Glutamat oder Süßstoffe wie Aspartam

Oft versteckte, aber nicht minder gefährliche Säurebildner.

Bestimmung der Säurebelastung im Körper

Zur Bestimmung der Säurebelastung im Körper wird der pH-Wert des Urins herangezogen. Die pH-Messung im Urin lässt sich ganz problemlos zu Hause durchführen. Aufgrund von Entsäuerungs- und Reinigungsmaßnahmen, denen unser Körper in der Nacht unterzogen wird, ist der Morgenurin am sauersten, während er im Laufe des Tages ganz charakteristischen Schwankungen unterliegt.

Um reproduzierbare Ergebnisse zu erhalten, sollte man eine Woche lang am besten sieben Mal täglich die pH-Werte aus dem sogenannten Mittelstrahlurin ermitteln. Aus allen Werten wird der durchschnittliche Wert ermittelt. Eine einmalige Messung ist unbrauchbar, da diese nur eine Momentaufnahme darstellt.

Die sieben Messungen sollten zu folgenden Tageszeiten stattfinden:

1.	Vor dem Frühstück	(ca. 7 Uhr)
2.	Etwa 3 Stunden nach dem Frühstück	(ca. 10 Uhr)
3.	Vor dem Mittagessen	(ca. 12 Uhr)
4.	Etwa 3 Stunden nach dem Mittagessen	(ca. 15 Uhr)
5.	Vor dem Abendessen	(ca. 18 Uhr)
6.	Etwa 3 Stunden nach dem Abendessen	(ca. 21 Uhr)
7.	Vor dem Schlafengehen	(ca. 23 Uhr)

Durchführung der pH-Messung

Der pH-Wert lässt sich spielend leicht mittels sogenannter Indikatorstäbchen oder pH-Papier, das man in jeder Apotheke kaufen kann, bestimmen. Lassen Sie sich hierzu in Ihrer Apotheke beraten. Um exakte Ergebnisse zu erhalten, sollte man darauf achten, dass das pH-Papier den Bereich von mindestens pH 4,5 bis 8,4 abdeckt und auf 0,2 Punkte genau anzeigt. Das Indikatorpapier kann man entweder in den Mittelstrahlurin halten oder den Urin in ein Gefäß füllen und den Streifen eintauchen - es ist jeweils darauf zu achten, dass das Papier ganz durchfeuchtet wird, das Ergebnis ist maximal nach 20 Sekunden abzulesen.

Der pH-Wert des Urins ändert sich blitzschnell und reagiert sofort auf die Nahrung des Vortages. Deshalb ist es auch so wichtig, dass Sie bei der Messung Ihre üblichen Ernährungsgewohnheiten beibehalten. Da bestimmte Medikamente, etwa Acetylsalicylsäure (z. B. in Aspirin enthalten), säuernd wirken, sollten Sie während der pH-Messungen möglichst auf die Einnahme solcher säurebildender Medikamente verzichten.

Reichlich trinken entgiftet den Körper

Am besten Wasser - Denn ohne Wasser kein Leben

Ohne Wasser gibt es bekanntermaßen kein menschliches Leben. Der Mensch kann Wochen ohne Nahrung auskommen und lange Zeit hungern, auf der anderen Seite kann er aber nur wenige Tage ohne Flüssigkeit auskommen. Denn Wasser ist Bestandteil aller Gewebe in unserem Körper. Es dient als Transportmittel für wasserlösliche Stoffe und als Lösungsmittel für fast alle Stoffe in den Zellen. In einem ausgetüftelten System regelt Wasser auch die Temperatur des Körpers, indem es der Körperfläche durch Verdunstung Wärme entzieht. Der Mensch besteht zu ca. 60 % aus Wasser. Männer haben einen etwas höheren Wasseranteil als Frauen, jüngere Menschen einen höheren als ältere.

Genügend Wasser zuführen

Als Faustregel gilt, dass ein Erwachsener täglich etwa 2,5 Liter Flüssigkeit zu sich nehmen sollte - eine Menge, die tatsächlich oft drastisch unterschritten wird. Denn Durst tritt als Warnsignal unseres Körpers erst dann auf, wenn schon ein eklatanter Flüssigkeitsmangel vorliegt.

Wer zu wenig trinkt, läuft Gefahr, an Kreislaufproblemen, Schwindel, Müdigkeit und Erschöpfungszuständen zu leiden. Weiter laufen bei ungenügender Flüssigkeitszufuhr sämtliche Stoffwechselprozesse nicht mehr optimal ab, was wiederum mit zunehmender Verschlackung einhergehen kann.

Um also wirklich auf die benötigte Flüssigkeitsmenge zu kommen, sollten Sie sich die Getränke für einen Tag (vorzugsweise stilles Wasser und ungesüßten Tee) am besten schon morgens abmessen und diese über den Tag verteilt trinken. Nur so gehen Sie sicher, dass Sie wirklich die geforderte Flüssigkeitsmenge zu sich nehmen. Wichtig ist eine gleichmäßige Verteilung der Flüssigkeitsaufnahme über den ganzen Tag. Denn beim Versuch, die gesamte Flüssigkeit auf einmal aufzunehmen, wird zu viel Flüssigkeit mit dem Urin ausgeschieden. Optimal ist es, bereits morgens nach dem Aufstehen ein Glas Wasser zu trinken, am besten lauwarm, so werden zusätzlich die Verdauung, der Stoffwechsel und die Entgiftung angeregt. Idealerweise geben Sie dem Wasser frisch gepressten Zitronensaft zu und/oder frischen Ingwer oder etwas Brennnesselkraut - das bringt den Körper zusätzlich in Schwung und fördert die Entgiftung.

Weiter empfiehlt es sich, eine halbe Stunde vor jeder Mahlzeit ein Glas Wasser zu trinken und auch zwischendurch im Verlauf des Tages. Das bringt den Stoffwechsel auf Trab, die Nierentätigkeit wird angeregt, Abfallprodukte werden ausgeschieden und die Energieverbrennung wird angekurbelt.

Mineralwasser mit oder ohne Sprudel?

Da Kohlensäure im Sprudelwasser eine anorganische Säure ist, die auch im Stoffwechsel säuernd wirkt, ist stilles Wasser zu bevorzugen. Ein weiterer Vorteil von stillem Wasser ist, dass man große Mengen trinken kann, ohne lästiges Aufstoßen oder Blähungen zu provozieren.

Getränke - Sorgen Sie für Abwechslung

Der ausschließliche Genuss von Mineralwasser mag Ihnen auf Dauer etwas eintönig vorkommen. Wechseln Sie daher in der Wahl Ihrer Getränke ruhig ab. Kaufen Sie unterschiedliche Mineralwässer, wodurch Sie für verschiedene Geschmackserlebnisse sorgen. Auch ungesüßte Kräutertees sind gesunde Getränke, bei diesen können Sie ebenfalls regelmäßig abwechseln.

Die meisten Kräutertees wirken zudem basisch und zeigen auch eine entschlackende und entgiftende Wirkung - was wiederum unserem Wohlbefinden und unserer Vitalität zugutekommt.

Grüner Tee - Gesunder Genuss aus Fernost

Grüner Tee erfreut sich zu Recht auch hierzulande zunehmender Beliebtheit. Im Unterschied zum Schwarztee werden die Blätter beim grünen Tee nicht oder kaum fermentiert, also keinem Gärungsprozess unterzogen. Dadurch bleiben Vitamine und Mineralstoffe weitgehend erhalten, weshalb grüner Tee im Organismus eine besonders optimale Wirkung auf den Stoffwechsel entfaltet. Grüner Tee enthält zwar, wie Kaffee, auch Coffein, dieses ist jedoch im Gegensatz zum Coffein im Kaffee zum Teil an Gerbstoffe gebunden, wodurch das Nervensystem langsam stimuliert wird, und der Kreislauf nicht unnötig aufgeputscht wird. Weiterhin regt grüner Tee die Stoffwechseltätigkeit an, so kommt es zu einer vermehrten Ausscheidung von Toxinen. Überdies enthält grüner Tee große Mengen an Bitterstoffen, welche bei regelmäßiger Einnahme das Geschmacksempfinden verändern können, so dass süße Speisen zunehmend weniger angenehm und gleichzeitig bittere Speisen zunehmend besser schmecken.

Obendrein sind Bitterstoffe eine Wohltat für die Leber und fördern deren entgiftende Tätigkeit. Durch die entgiftende und stoffwechselaktivierende Wirkung wird der Körper mit neuer Energie versorgt.

Säfte - Unkomplizierter vitaminreicher und basischer Genuss

Eine tolle Wirkung für Ihre Gesundheit können Sie ohne großen Aufwand erzielen, indem Sie regelmäßig Obst- und Gemüsesäfte trinken. Am besten nehmen Sie Säfte in Form von frisch gepressten Säften oder Direktsäften zu sich, denn diese enthalten den größten Anteil an Vitaminen, Mineral- und Ballaststoffen. Als Konzentrate sind Säfte oft thermisch behandelt oder gefiltert, wodurch ein nicht unerheblicher Teil der wertvollen Inhaltsstoffe verloren geht. Und lassen Sie sich niemals von der Mogelpackung „*Nektar*" täuschen, denn dieser enthält oft viel Zucker (bis zu 20 %) und wenig Frucht. Also nehmen Sie sich beim Kauf lieber Zeit und studieren Sie genau die Etiketten.

Außerdem empfiehlt es sich, Säfte zu verdünnen, denn durch Verdünnen der Säfte reduzieren Sie die kalorische Belastung und genießen einen energiearmen, aber dennoch energiespendenden Drink.

Smoothies - Ein wichtiger Beitrag für die Gesundheit

Exzellente Entgifter, Energiespender und Muntermacher sind Smoothies - da diese aus Rohkost bestehen, verfügen sie über einen hohen Gehalt an wertvollen Inhaltsstoffen. Für die Zubereitung der Smoothies werden Obst und Gemüse fein püriert - durch das feine Zerkleinern der Bestandteile können alle im Obst und Gemüse enthaltenen Vitamine, Mineralstoffe und sekundäre Pflanzeninhaltsstoffe optimal vom Körper aufgenommen werden. Durch die Verwendung der ganzen Frucht bzw. des kompletten Gemüses können - im Gegensatz zum Entsaften - alle Inhaltsstoffe, so z.B. auch Ballaststoffe, genutzt werden. Smoothies stellt man aus Obst und Gemüse her - Obst sollte wegen des besseren Geschmacks immer mit von der Partie sein. Wer gerne einen süßen und milden Geschmack mag, sollte auf jeden Fall reife Bananen, Datteln oder Feigen zugeben. Lecker schmecken Smoothies mit Äpfeln, Bananen, Erdbeeren, Himbeeren und Birnen - zur Geschmacksverfeinerung eignen sich frisch gepresster Orangen- oder Zitronensaft, echte Bourbon-Vanille, Minze, Zimt oder Ingwer.

Anfangs kann man sich wegen des milden Geschmacks auch einen ausschließlich aus Obst bestehenden Smoothie bereiten, sehr gesund und köstlich ist bspw. ein Smoothie mit einem Beerenmix aus Brombeeren, Heidelbeeren und Johannisbeeren, dazu kann man Äpfel und Orangen geben. Sehr gesund und exotisch ist eine Smoothie-Variante aus Mango, Banane, Acerolafrucht, Gojibeeren und Äpfeln.

Zur besseren Aufnahme der fettlöslichen Vitamine gibt man außerdem eine kleine Menge Pflanzenöl hinzu, ferner stilles Wasser, um einen nicht zu dickflüssigen Smoothie zu erhalten. Alle Bestandteile werden in einem Mixer bis zur gewünschten Konsistenz püriert. Bei den Gemüsesorten ist Spinat der klare Favorit, aber auch alle anderen Gemüsesorten wie Gurken, grüne Paprika, Brokkoli oder Grünkohl können natürlich verwendet werden. Ein beliebter grüner Smoothie besteht beispielsweise aus Spinat, Grünkohl und Matcha-Tee. Smoothies sollten nach dem Zubereiten sofort getrunken werden.

Ausreichender Schlaf hält gesund und entgiftet den Körper

Ausreichender Schlaf ist ein sehr probates Mittel, um den Körper zu regenerieren und zu entschlacken. Grund dafür ist, dass im Schlaf die Stoffwechselfunktionen auf Hochtouren arbeiten, der Körper ist nicht mit anderen Aufgaben beschäftigt und kann sich der Entgiftung und Entschlackung des Körpers widmen. Zudem benötigt der Körper Ruhe und Erholung, um sich und seine Organe angemessen zu regenerieren. So werden im Schlaf neue Zellen gebildet, bereits vorhandene Zellen wachsen besser und geschädigte Zellen werden repariert oder eliminiert. Freie Radikale, die Krankheiten auslösen können, werden während des Schlafs vernichtet, ebenso alle Arten von Krankheitserregern wie Viren, Bakterien und Pilze.

Nicht umsonst heißt es im Volksmund *„sich gesund schlafen"*, durch einen erholsamen Schlaf werden die Lebensgeister wieder geweckt und alle Körperfunktionen einem Verjüngungsprozess unterzogen. Die Regenerationsprozesse finden hauptsächlich in der ersten Hälfte des Nachtschlafs statt, in der sogenannten Phase des Tiefschlafs, zwischen 23 und 3 Uhr.

Die optimale Schlafdauer ist individuell verschieden, durchschnittlich benötigt ein Mensch sieben bis acht Stunden Schlaf. Zu wenig Schlaf schwächt den Körper, schädlich sind jedoch auch zu viel Schlaf und ein gestörter Tag-Nacht-Rhythmus, etwa durch Schichtarbeit.

Auch die Schlafqualität ist von entscheidender Bedeutung - wer nachts sehr unruhig schläft und morgens wie gerädert aufwacht, ist morgens nicht ausreichend erholt und auch das Immunsystem leidet unter einer schlechten Schlafqualität.

Die optimale Schlaftemperatur liegt zwischen 16 und 19 °C. Idealerweise sollte das Schlafzimmer nachts nicht beheizt werden, bei Bedarf greife man eher zu einer dicken Bettdecke, dicken Wollsocken und ggf. zusätzlich zu einer Bettflasche.

Vor dem Schlafengehen sollte man das Fenster einige Minuten lang komplett öffnen, um für genügend frische und unverbrauchte Luft zu sorgen. Die Luftfeuchtigkeit im Schlafzimmer sollte zwischen 40 und 55 % liegen.

Stress wirksam abbauen

Stress - Ein Phänomen unserer heutigen Zeit

Stress am Arbeitsplatz, unzählige Überstunden und wenig Freizeit - wer kennt diese Probleme heutzutage nicht? Grenzenlose Hektik und Strapazen bestimmen unseren Alltag, der Leistungsdruck in Beruf und Privatleben steigt permanent. Wie ein Hamster drehen wir im berüchtigten Laufrad. Selbst in der Freizeit muss man vielfältigen Verpflichtungen nachkommen, das Vereinsleben und die Geselligkeit rufen, der moderne Mensch tanzt gerne auf allen Hochzeiten und ist Hansdampf in allen Gassen. Und zuhause locken nicht selten Internet und Fernsehen, das Handy klingelt unaufhörlich, so dass Körper und Seele einfach nicht zur Ruhe kommen können. Man ist jederzeit und für jedermann erreichbar - nur für sich selbst nicht mehr. Dabei bleiben Gesundheit und Wohlbefinden natürlich zwangsläufig auf der Strecke.

Stress ist natürlich nicht der einzige Auslöser von Krankheiten sowie von Überlastungs- und Vergiftungserscheinungen von Körpers und Seele. Gleichwohl ist Stress aber die treibende Kraft bei der Entstehung von psychischen wie auch körperlichen Erkrankungen.

Aber was ist überhaupt Stress genau? Als stressig empfinden wir Situationen, die von Überforderung, Hilflosigkeit und Verlust der Kontrolle gekennzeichnet sind. Wir haben das Gefühl, diese Gegebenheiten nicht vermeiden oder beeinflussen zu können oder auch den Umständen nicht gewachsen zu sein. Dabei handelt es sich meist um eine subjektive Einschätzung der Situation, wir erleben Situationen oft als gefährlicher oder bedrohlicher, als diese es in Wirklichkeit tatsächlich sind. In solchen Situationen setzen wir uns dann selbst unter Druck, reagieren hektisch, verkrampft und kopflos. Stress entsteht auch, wenn wir uns und unsere Arbeit als nicht genügend respektiert und geschätzt wähnen. Anhaltender Stress schwächt indes die seelischen, geistigen und körperlichen Abwehrkräfte des Körpers, denn Dauerbelastung schadet in vielfältiger Weise dem Organismus. So wird z. B. in Phasen von anhaltender Anspannung vermehrt das körpereigene Hormon Cortisol in der Nebennierenrinde produziert. Und dieses Hormon hat die unangenehme Eigenschaft, dass es als Immunsuppressivum wirkt, also die körpereigene Abwehr regelrecht unterdrückt. Wenn der Körper nun ständig unter Strom steht, hat er keine ausreichende Schlagkraft mehr gegen schwierige und stressige Situationen.

Irgendwann gibt er auf und reagiert nur noch apathisch. Durch ständigen Stress wird der Körper weiter in Alarmbereitschaft versetzt - dieses Verhalten haben wir vom Steinzeitmenschen übernommen - denn das Gehirn deutet Stress als Warnzeichen des Körpers und ruft die Nebennierenrinde zur Hilfe, welche die Produktion von Stresshormonen übernimmt. Außerdem wird der sogenannte Sympathikus aktiviert, welcher den Körper in hohe Leistungsbereitschaft versetzt und diesen auf Angriff oder Flucht vorbereitet. Allgemein bezeichnet man diese Vorbereitungen des Sympathikus als Stressreaktion. Die Hormone Adrenalin und Noradrenalin werden in großen Mengen freigesetzt. Infolgedessen werden Herztätigkeit und Blutdruck gesteigert, die Atmung wird schneller, der Blutzuckerspiegel steigt an. Steht der Körper ständig unter Strom und liegt kein Gleichgewicht zwischen Anspannung und Entspannung mehr vor, erkranken Körper und Seele zwangsläufig. Aus diesem Grund ist es notwendig, Körper und Seele ausreichend Gelegenheit zum Auftanken zu geben und nach stressigen Phasen für entlastende Momente und für Ruhe für Körper, Geist und Seele zu sorgen.

Im Zustand tiefer Entspannung wird für Körper und Seele gleichsam die Reset-Taste gedrückt und die leeren Akkus von Körper und Seele werden mit neuer Energie versorgt. Der Körper wird gereinigt, Blockaden werden aufgelöst - so kann der gestresste Mensch wieder zu innerem Frieden und Harmonie finden und bei sich selbst ankommen.

Besserer Umgang mit Stress - Die Macht der Gedanken

In diesem Kapitel lernen Sie die beeindruckende Macht der Gedanken kennen - die Gedanken manipulieren uns, aber gleichzeitig können wir diese auch nach unseren Regeln spielen lassen. Nicht umsonst heißt es, dass wir das Produkt unserer Gedanken sind. So können wir eingefahrenes Gedankengut ohne weiteres zu unserem Vorteil und unserem Gunsten verändern. Gedanken haben eine ungeheure Kraft und sind omnipräsent. Wann kommt es schließlich einmal vor, dass man an überhaupt nichts denkt?

Das Gedankenkarussell ist stets in Bewegung, die Gedanken kreisen unentwegt. Gedanken, die wie Sturmwellen ewig tosen und toben, lassen uns kaum zur Ruhe kommen. Wie unglaublich entspannend und heilsam - ja, auch heilsam - kann es dagegen sein, mal an gar nichts zu denken, ruhig zu werden, den Geist zu leeren. Das kann z.B. beim Versenken in eine Meditation passieren, beim Vertiefen in Yogaübungen oder auch beim konzentrierten Spiel. Die Gedanken können auch frei werden beim Gefühl des eins-sein mit der Natur, etwa auf dem Gipfel eines Bergs oder beim Betrachten eines Sonnenuntergangs. Diese gedanken-lose Momente sind zutiefst entspannend und wohltuend. Welche Macht dagegen gerade unangenehme Gedanken haben, weiß jeder, der nachts schon einmal vor Sorgen wach gelegen ist - sei es aus Furcht wegen einer unsicheren Zukunft, sei es aus Angst um schwer kranke Angehörige.

Ohne es zu wollen, verheddern wir uns in einer endlosen Grübelschleife.

Im Allgemeinen bestimmt der Alltag unser Leben, eingefleischte Gewohnheiten sind der Schlüssel dazu. Das hat durchaus Vorteile. Denn bei regelmäßigen Tätigkeiten und Handlungen braucht man nicht mehr nachzudenken, diese laufen gleichsam automatisiert ab. Die Gewohnheiten führen sozusagen ein Eigenleben. Natürlich sind wir uns der Macht solcher automatisierter Handlungen meist gar nicht mehr bewusst, weil diese tief im Unterbewusstsein abgespeichert sind. Das Unterbewusstsein kann man mit einem riesigen Speicher vergleichen, in dem alle Arten von Gewohnheiten, Emotionen und Erlebnisse gelagert sind. Da wir uns dessen gar nicht gewahr oder bewusst sind, sind wir ungewollt Opfer unserer Gewohnheiten - das Wort Opfer bezieht sich freilich nur auf schlechte Gewohnheiten. Anders ausgedrückt: Wir müssen wieder Verantwortung für unser Unterbewusstsein entwickeln - so paradox sich das auch anhören mag.

Denn das Unterbewusstsein darf man nicht als Feind betrachten, sondern als Verbündeten für die Durchsetzung der eigenen Pläne. So müssen wir die Kontrolle über unser Unterbewusstsein gewinnen und dieses zur Umprogrammierung anspornen. Die alten negativen Gedanken können so gelöscht werden und durch neue positive Glaubenssätze ersetzt werden.

Statt positiv zu denken, sabotieren wir uns oft selbst und lassen negative Gedanken zu und diese sogar die Oberhand gewinnen. Wir haben jedoch die Wahl, wir können frei Entscheidungen treffen, was uns vom Tier unterscheidet. So können wir unsere Gedanken zu unserem Vorteil und Gunsten verändern. Denn unsere Gedanken formen unser Gehirn - die Daten in unserem Gehirn sind formbar, sie sind keine unveränderbare Konstante. So entsteht nach und nach aus der alten Routine eine neue Routine, eingefahrene Gleise werden verlassen.

Deshalb gilt es, sich die Macht der Gedanken zunutze zu machen und neue mentale Kräfte zu entwickeln. Wir müssen also stets auf unsere Gedanken achten und diese hegen, denn diese sind letztendlich unser Schicksal. Für eine Neuprogrammierung muss gleichsam die Reset-Taste gedrückt werden und wieder Platz für neues Gedankengut geschaffen werden.

Positiven Gedanken Raum geben

Vergegenwärtigen Sie sich nur einmal, von wie vielen negativen Gedanken wir tagtäglich beherrscht werden. Hass, Neid und Eifersucht fressen viele Menschen buchstäblich auf. Es ist beeindruckend, wie Menschen sich gegenseitig unnötig das Leben schwer machen.

Wir bewerten und verurteilen unsere Mitmenschen und setzen uns auch selbst unter Druck. Verdrängen Sie negative Gedanken ganz bewusst und geben Sie diesen keinen Raum. Hören Sie ganz aufmerksam auf die innere Stimme, die an allem herummäkelt und an vielem etwas auszusetzen hat. Verscheuchen Sie diese dunklen Gedanken und Gefühle aus Ihrem Leben. Drücken Sie ganz bewusst die Stopp-Taste.

Lassen Sie positive Gefühle überwiegen: Mut, Freude, Heiterkeit. Lernen Sie, diese Gefühle zu leben und zu erleben. Denn wir sind nicht zuletzt auch das Produkt unserer Gedanken und schaffen mit diesen unsere eigene Wirklichkeit.

Denken Sie nur an das Beispiel vom halb vollen Glas Wein: Für den einen ist es halb voll, für den anderen halb leer - die Situation ist dieselbe, nur die Sichtweise verschieden. Denn eine Situation ist meist nicht per se gut oder schlecht, sondern wird es erst durch unsere Interpretation und Wertung. Nehmen wir andererseits etwa einen regnerischen Tag als Beispiel: Dem einen schlägt das Dauerrieseln aufs Gemüt und er wird mürrisch und ungehalten, der andere freut sich, läuft mit Regenstiefeln durch die Gegend oder delektiert sich an gemütlichen Tee- und Lesestunden in der guten Stube.

Werden Sie sich daher Ihrer gesamten Gefühlspalette bewusst und überdenken Sie diese neu. Lösen Sie sich von eingefleischten Denkmustern und schaffen Sie neue, positive Gedanken.

Im Hier und Jetzt leben

Gerade wir Europäer neigen dazu, mit unseren Gedanken ständig in die Zukunft oder in die Vergangenheit abzuschweifen - und bewegen uns dabei viel zu selten im Hier und Jetzt. Entweder grämen wir uns über alte Fehler und trauern verpassten Chancen nach oder aber wir blicken sorgenvoll und voller Fragen in eine ungewisse Zukunft. Wenn wir uns aber tatsächlich nur auf den Augenblick konzentrieren würden - um wie viel glücklicher und zufriedener könnten wir sein, ohne Groll wegen vergangener Fehler und ohne Sorgen wegen der Zukunft. Gibt es etwas, was Sie in just diesem Moment ärgert oder ängstigt? Wenn Sie ehrlich sind, müssten Sie diese Frage meist verneinen. Und wie glücklich könnten Sie mit **Goethes Faust** zum Augenblicke sagen: *„Verweile doch! Du bist so schön."* Denn das Glück liegt oft einzig und allein im Augenblick. Lernen Sie den Augenblick mit all seiner Gewalt und Macht zu ergreifen - in all seinem Glück und auch in all seinem Schmerz.

Denn sowohl das Glück als auch der Schmerz eines Augenblicks, beides sind unwiederbringliche Momente.

Folgende Geschichte möchte ich Ihnen in diesem Zusammenhang nicht vorenthalten: **Ein weiser Mann** wurde einmal nach dem Weg zum Glück gefragt, worauf seine Antwort lautete: *„Wenn ich stehe, dann stehe ich, wenn ich gehe, dann gehe ich, wenn ich sitze, dann sitze ich, wenn ich esse, dann esse ich, wenn ich liebe, dann liebe ich ...".* Dann fielen ihm die Fragesteller ins Wort und sagten: *„Das tun wir auch, aber was machst Du darüber hinaus?"* Er sagte wiederum: *„Wenn ich stehe, dann stehe ich, wenn ich gehe, gehe ich, wenn ich ...".* Wieder sagten die Leute: *„Aber das tun wir doch auch!"* Er aber sagte zu ihnen: *„Nein - wenn ihr sitzt, steht ihr schon, wenn ihr steht, dann lauft ihr schon, wenn ihr lauft, dann seid ihr schon am Ziel."*

Lernen wir also, den Dingen, die wir gerade tun, mehr Aufmerksamkeit zu schenken - und legen die Zeitung beim Frühstück beiseite, schalten den Fernseher beim Gespräch ab und lassen bei der Arbeit unsere Augen von der Uhr - dann können wir wie **Tina Turner** in einem ihrer Songs sagen: *„The future is this moment and not some place outside."*

Und uns wird klar, was der **Theologe und Philosoph Meister Eckhart** schon im späten Mittelalter erkannte: *„*Immer ist die wichtigste Stunde die gegenwärti-*ge. Immer ist der wichtigste Mensch der, dem du gerade gegenüber stehst. Immer ist die wichtigste Tat die Liebe."* Beherzigten wir stets diesen weisen Spruch - wie viel mehr Achtung würden wir dem Augenblick und unseren Mitmenschen entgegenbringen - schenkten wir diesen mehr Beachtung und Aufmerksamkeit, ohne mit unseren Gedanken schon wieder ganz wo anders zu sein.

Leichter geht's mit Humor

Oft nehmen wir das Leben viel schwerer, als es eigentlich ist. Mit einer gehörigen Portion Humor wäre vieles erheblich leichter. Lachen Sie jeden Tag ganz bewusst, auch über sich selbst. Formen Sie Ihre Lippen zu einem Lächeln, schon steigt die Stimmung. Nicht ein lautes Grinsen, sondern ein stilles, inneres Lächeln - Sie werden spüren, wie wohltuend, entspannend und erleichternd es wirkt.

Schenken Sie auch Ihren Mitmenschen ein Lächeln - Sie werden ein Lächeln und Freundlichkeit zurück erhalten. Denn Lächeln wirkt ansteckend und öffnet die Herzen Ihrer Mitmenschen.

Lassen Sie sich nicht von der Bürde Ihrer Probleme beugen und ducken. Bedenken Sie, dass jeder Mensch sein Kreuz zu tragen hat. Jedes Leben besteht aus Höhen und Tiefen. Und nach dem Regen kommt stets wieder die Sonne. Sorgen Sie sich nicht, leben Sie.

Dankbar sein

Seien Sie im Leben dankbar für alles Gute, was Ihnen widerfährt. Sie haben ein Dach über dem Kopf, Sie haben täglich ausreichend zu essen, Sie haben Familie und Freunde. Bedanken Sie sich auch für die kleinen Glücksmomente, die Ihnen jeden Tag widerfahren - gerade diese Glücksmomente machen das Leben doch lebenswert: das angenehme Gespräch mit einer Bekannten, der Spaziergang in der Sonne, ein Lächeln eines Fremden.

Schielen Sie nicht auf andere Menschen, die mehr materielle Güter als Sie angesammelt haben - dies macht Sie nur unzufrieden und bereitet Ihnen Stress. Wahres Glück kommt sowieso von innen und kann nur in uns selbst entstehen, materielle Güter sorgen allenfalls für flüchtige Glücksmomente.

Verzeihen lernen

Lernen Sie, zu verzeihen, und lassen Sie nicht Gefühlen wie Rache und Hass die Oberhand gewinnen. Wer verzeiht, wird frei sein im Herzen, und muss nicht Altem und Abgelegtem nachhängen. Wer dagegen hasst, nicht verzeihen kann und alten Anfeindungen nachhängt, grämt sich unnötig und kann seelische Probleme wie Depressionen entwickeln. Wie viel Weisheit steckt in unserem täglichen Gebet, im **Vaterunser**, wo es so trostreich heißt: *„Und vergib uns unsere Schuld, wie auch wir vergeben unseren Schuldigern."*

Lernen Sie Nein! zu sagen

Viele Personen können einfach nicht „*Nein*" sagen. Ob der Kollege oder der Chef versucht, Ihnen zusätzliche Arbeit aufzubürden, ob die Nachbarin sich die Einkäufe die Treppe hochtragen lässt, oder der Bekannte sich Geld ausleihen will - Sie wollen andere Menschen einfach nicht vor den Kopf stoßen oder verärgern, deshalb sagen Sie stets „*Ja*". Dass eine solche Einstellung auf Dauer aber ausgenutzt wird und Ihnen selten gedankt wird, dürfte indes auf der Hand liegen.

Während Sie zu den Problemen und Aufgaben anderer Menschen „*Ja*" sagen, sagen Sie gleichzeitig zu sich und Ihren Bedürfnissen „*Nein*". Aber auch Sie müssen mit Ihren Kräften und Reserven haushalten und dürfen diese nicht wahllos verschleudern. Auch wenn das Gefühl, gebraucht zu werden und anderen helfen zu können, guttut und eine starke Motivation für Ihr Handeln ist, gilt es dennoch, die Stopp-Taste zu drücken. Sagen Sie also öfters ruhig und bestimmt „*Nein*".

Abschalten können

Wälzen Sie nach Feierabend noch Akten? Grübeln Sie am sich neigenden Tag noch über ungelöste Probleme? Nehmen Sie Ihre Sorgen mit ins Bett? Lassen Sie die Arbeit mit Schließen der Bürotür hinter sich, Klappe runter. Vergessen Sie den täglichen Ärger am Arbeitsplatz. Und verabschieden Sie sich beim Gang ins Bett von den Sorgen und Nöten des vergangenen Tages. Lassen Sie Arbeit Arbeit sein und Büro Büro. Lernen Sie ganz bewusst Abschalten. Denken Sie daran: Ein jeder Tag sorgt für sich selbst.

Achtsamkeit

Achtsamkeitstraining hat das Ziel, die gegenwärtigen Gedanken, Gefühle und Körperempfindungen frei von jeglicher Wertung zu beobachten und anzunehmen - und zwar unabhängig davon, ob diese im Moment als angenehm oder belastend empfunden werden. Betrachten wir unsere Empfindungen auf diese Weise sozusagen wie ein Außenstehender, können Ängste, Grübeleien, Ärger und andere negative Gedanken als weniger bedrohlich wahrgenommen werden.

Achtsam sein, bedeutet, alle Vorgänge um uns herum mit ungeteilter, entspannter Aufmerksamkeit zu beobachten und alle Einzelheiten unserer Umgebung in uns aufzunehmen. Wir verlieren uns dabei nicht in Gedanken, sondern sind konzentriert und sind uns dessen gewahr, was Bewusstsein ist. Dem jeweiligen Moment wird zweckfrei begegnet - Achtsamkeit bedeutet auch, sich durch nichts ablenken zu lassen, denn der abgelenkte Geist ist ein gestresster Geist.

Achtsamkeit kann man üben, indem man sich ganz auf den Augenblick und auf das Hier und Jetzt konzentriert und sich ganz auf sich selbst besinnt, während man sich auf ganz einfache Dinge fokussiert - etwa auf das Atmen. Lernt man, achtsam zu sein, verändert sich das Denken wohltuend. Negative Gedanken verlieren an Macht, und zum Vorschein kommen immer mehr die kleinen Freuden des Lebens und das Glück des Augenblicks. Man wird gelassener, belastende Situationen werden als weniger stressig empfunden. Zugleich gewinnen wir mehr Verständnis und Klarheit für unsere gewohnheitsmäßigen Gedanken, Gefühle und Reaktionen.

Nehmen Sie wahr, wie Sie sich fühlen, und widmen Sie allem Ihre gesamte Aufmerksamkeit. Die Intensität des erlebten Augenblicks wird Ihr Leben reicher und zufriedener machen - von Tag zu Tag.

Entspannungstechniken

Yoga

Yoga gilt als eine der effektivsten Entspannungsmethoden überhaupt. Langsam und konzentriert ausgeführte Bewegungen sowie eine bewusste Atmung wirken beruhigend auf das zentrale Nervensystem und tragen zu Ausgeglichenheit und Gelassenheit bei.

Yoga ist eine aus Indien stammende uralte philosophische Lehre, die eine Reihe geistiger und körperlicher Übungen (z. B. Asanas, Meditation, Askese) umfasst. Das Wort Yoga stammt aus dem Sanskrit, der alten Sprache Indiens, und bedeutet *„anschirren"* oder *„anspannen"* (von Zugtieren), was später zur Vereinigung und Integration eben der Zugtiere führen soll. Der ursprüngliche Begriff wurde von den Zugtieren auf den Menschen übertragen, im Sinne von Anspannen des Körpers an die Seele zur Sammlung und Konzentration. Yoga *„schirrt"* Körper, Atem und Geist an, so dass sie ein Gespann bilden - miteinander verbunden im übertragenen Sinn.

Entsprechend geht man in der indischen Lehre davon aus, dass wir unsere Gesundheit nur bewahren können, wenn wir eben diese Verbindung von Körper, Atem und Geist fördern - und genau auf diese Vereinigung zielen nahezu alle Yoga-Übungen ab. Welcher Weg zur Verwirklichung dieser Ziele eingeschlagen wird - darin unterscheiden sich die verschiedenen Richtungen des Yoga erheblich voneinander.

Während Yoga in seiner ursprünglichen Form eine spirituelle Wegbeschreibung ist, deren höchstes Ziel die Erlangung der Erkenntnis des Seins ist, praktiziert man in Westeuropa und Nordamerika oft nur die körperlichen Übungen, die Asanas, losgelöst von religiösen Aspekten.

Andere Yoga-Formen hingegen heben mehr den meditativen Charakter hervor, oder aber Elemente wie die Askese. Daneben sollten Atemtechniken stets fester Bestandteil der Yoga-Übungen sein. Beim Einatmen strömt die Energie in den Körper, beim Ausatmen werden Anspannungen gelöst. Zum bewussten Atmen kommen die Asanas (Körperhaltungen) hinzu, wobei es eine auffallend große Auswahl an Asanas gibt, dazu kommen noch Variationen dieser Asanas sowie Vorübungen. Viele der Asanas imitieren Tiere, wie z. B. die Übungen Kamel, Kobra, Fisch, Skorpion, Hahn und Hund.

Daneben gibt es natürlich auch andere Asanas wie den Pflug, den Bogen, den Helden oder den Baum. Gedehnt wird bei den einzelnen Asanas stets sanft und nur so weit, wie es der Körper schmerzfrei zulässt.

Der auch hierzulande immer weiter wachsenden Beliebtheit des Yoga sollten auch Sie sich nicht entziehen und die vielfältigen Vorteile des Yoga für Ihre Gesundheit schätzen lernen.

Denn Yoga ist ein ganzheitlicher Weg zu körperlicher, geistiger und seelischer Gesundheit. Yoga bedeutet auch, zu sich selbst zu finden sowie zur Erkenntnis zu gelangen, dass Glück und innerer Friede nicht bei anderen, sondern nur bei uns selbst gefunden werden können.

Yoga beschreitet also stets den Weg in unser Inneres, der Übende muss sich selbst erforschen und erspüren.

Achtsamkeit und Bewusstsein werden gefordert und gefördert. Bei kontinuierlichem Üben wird Stress abgebaut, Körper und Seele können in einen Zustand der tiefen Entspannung gelangen. Im Alltag profitiert der Yoga Praktizierende von mehr Gelassenheit und Geduld.

Traditionell wird Yoga zur Linderung verschiedenster Krankheitsbilder eingesetzt, insbesondere bei Herz-Kreislauf-Erkrankungen, Durchblutungsstörungen, psychischen Beschwerden wie Angstzuständen und Depressionen, Schlafstörungen, Erschöpfungszuständen, Müdigkeit, Kopfschmerzen und Rückenschmerzen. Bei den einzelnen Übungen werden Kraft, Beweglichkeit, Koordination und Muskelausdauer trainiert. Durch die Aktivierung von Muskeln, Sehnen, Bändern sowie Blut- und Lymphgefäßen kommt es zu einer verbesserten Durchblutung. Die Rückenmuskulatur wird gekräftigt, was wiederum zu einer besseren Körperhaltung führt. Zudem besitzt Yoga eine stark beruhigende und ausgleichende Wirkung und kann somit den Folgeerscheinungen von Stress entgegenwirken.

Insbesondere dienen auch Atemübungen und Meditation dazu, zur inneren Einkehr zu gelangen. Wenn Sie sich dazu entschließen sollten, Yoga zu praktizieren, sollten Sie dies keineswegs alleine zu Hause im stillen Kämmerchen tun und Yoga nur nach Büchern erlernen.

Denn Yoga ist nichts für Autodidakten - wenn man die oft komplizierten Übungen nicht richtig ausführt, ist die Gefahr von Verletzungen und von Überlastung groß. Daher sollten Sie Yoga nur unter Anleitung eines qualifizierten Lehrers erlernen. Möglich ist dies an Yoga-Schulen, in Fitnessstudios oder auch an Volkshochschulen.

Yoga-Stile gibt es viele, streng genommen sind aber alle aus dem Hatha-Yoga entwickelt. Hatha-Yoga ist die im Westen am häufigsten praktizierte Yoga-Form und wenn man allgemein von Yoga spricht, ist meist Hatha-Yoga gemeint.

Die einzelnen Übungen werden aneinandergereiht, und dann als harmonischer Übergang absolviert - ein Beispiel hierfür ist der Sonnengruß (Surya Namaskar). Der Atmung kommt hierbei besondere Bedeutung zu, nur das Zusammenspiel von richtiger Atemtechnik und der entsprechenden Bewegungsfolge führt zum Erfolg.

Andere beliebte Yoga-Stile neben Hatha-Yoga sind z. B. Kundalini-Yoga, Kriya-Yoga und Bikram-Yoga.

Detox-Yoga

Abgesehen vom umfassenden gesundheitlichen Nutzen fördern einige Yoga-Übungen auch speziell die Entgiftung von Körper und Seele. Insbesondere Drehbewegungen und Vorbeugen wirken reinigend auf den Organismus, da diese Asanas wie eine innere Massage wirken. Durch die reinigenden Übungen wird die Funktionsfähigkeit der am Entgiftungsprozess beteiligten Organe (Leber, Darm, Niere usw.) gefördert, so dass die entsprechenden Organe ihrer Entgiftungsleistung wieder besser nachkommen können. Durch spezielle Übungen wie den halben Drehsitz oder die Zange, bei denen der Körper stark gedreht oder gebeugt wird, werden Schlacken und Giftstoffe gleichsam aus den inneren Organen herausgepresst, gleichzeitig werden die Organe mit frischem Sauerstoff angereichert.

Ferner wird die Stoffwechselleistung und die Durchblutung des Körpers optimiert, die Verdauung wird angeregt - infolgedessen können Schad- und Schlackenstoffe besser aus dem Körper ausgeschieden werden. Auch sogenannte Flows - fließende Bewegungsabläufe, bei denen eine Übung in die andere übergeht - fördern die Durchblutung und damit die Entgiftung des Körpers. Weitere Übungen, die besonders wirksam entgiften, sind bspw. der Schulterstand, das Krokodil und der Frosch.

Durch diese Übungen werden die Entgiftungs-organe massiert und stimuliert, zudem wird das Loslassen von negativen Gedanken ermöglicht, so dass auch eine Entgiftung auf psychischer Ebene möglich ist. Auch die Selbstheilungskräfte des Organismus werden gefördert.

Drehbewegungen der Wirbelsäule - z. B. als Übungsfolge in den acht Bewegungsformen der Wirbelsäule umgesetzt - sorgen ebenfalls für eine grundlegende Entgiftung und Stärkung des Körpers. Die beim Yoga häufig eingesetzte Kapalabhati-Atmung, eine schnaubende Atemtechnik, wirkt zudem stark reinigend und entgiftend.

Meditation

Wie unermüdlich kreisen oft Gedanken, die uns einfach nicht zur Ruhe kommen lassen: Vielfach wird unser Denken von Stress, Ärger und Ängsten bestimmt. Und wie sehr wir uns auch bemühen, es fällt uns meist schwer, den üppigen Ballast in unserem Gehirn abzuwerfen und abzuschalten. Meditation kann dabei helfen, den Geist zu leeren und loszulassen. Bei regelmäßigem Üben können wir das Gedankenkarussell durchbrechen und stattdessen im Hier und Jetzt verweilen. Der Moment wird wieder mit allen Sinnen intensiv wahrgenommen, der Alltag mit all seinen Sorgen verblasst und spielt keine Rolle mehr. Man lernt durch Meditation, seine Gedanken zu steuern - anstatt dass umgekehrt die Gedanken uns steuern.

Der Geist gewinnt an Klarheit, Körper und Seele können wieder in Balance gebracht werden - der Mensch findet seine Mitte wieder.

Der Meditierende kann sich von (schlechten) Gewohnheiten lösen, er erkennt die Motive seines Handelns und gewinnt so an Weisheit. Wer regelmäßig meditiert, wird bereits nach kurzer Zeit mehr Ruhe, Harmonie, Glück, Frieden und innere Kraft verspüren.

Meditation (abgeleitet von den lateinischen Wörtern *„meditatio"* = *„Ausrichtung zur Mitte"* und von *„medius"* = *„mittlerer"*) beschreibt eine in vielen Religionen und Kulturen geübte spirituelle Praxis. Hierbei soll sich der Geist durch Achtsamkeits- und Konzentrationsübungen beruhigen und sammeln. Die angestrebten Bewusstseinszustände werden oft mit Begriffen wie Stille, Leere, Eins-Sein, im Hier und Jetzt sein und mit frei von Gedanken beschrieben.

In östlichen Kulturen gilt das Meditieren als eine grundlegende und zentrale bewusstseinserweiternde Übung. Meditation als spirituelle Praxis ist dabei immer auch in unterschiedliche religiöse, psychologische und ethische Lehrgebäude eingebunden. In westlichen Ländern dagegen wird die Meditation auch unabhängig von religiösen Aspekten oder spirituellen Zielen zur Unterstützung des allgemeinen Wohlbefindens, zum Stressabbau und im Rahmen der Psychotherapie praktiziert.

Es gibt eine fast unüberschaubare Vielfalt an Meditationstechniken, die sich nach ihrer jeweiligen religiösen Herkunft unterscheiden. Besonders im Hinduismus, Buddhismus und Taoismus besitzt die Meditation eine ähnliche Bedeutung wie das Gebet im Christentum. Neben den traditionellen Meditationstechniken wurden vor allem seit den 70er Jahren des 20. Jahrhunderts im Westen viele von fernöstlichen Lehren inspirierte und an westliche Bedürfnisse angepasste Meditationsformen angeboten.

Alle Meditationsarten haben das Ziel, einen vom Alltagsbewusstsein unterschiedenen Bewusstseinszustand herbeizuführen, in dem das gegenwärtige Erleben im Vordergrund steht, im Gegensatz zum gewohnten Denken fehlen Bewertungen sowie der Blick in die Vergangenheit (Erinnerung) oder in die Zukunft (Pläne, Ängste). Durch die Meditation soll ein Bewusstseinszustand erreicht werden, in dem gleichzeitig äußerste klare hellwache Achtsamkeit und tiefste Entspannung möglich sind.

Generell unterscheidet man zwei Gruppen von Meditationsarten: Die passive (kontemplative) Meditation, die im stillen Sitzen praktiziert wird, und die aktive Meditation, bei der körperliche Bewegung, achtsames Handeln oder auch lautes Rezitieren zur Meditationspraxis gehören. Im allgemeinen Sprachgebrauch wird unter Meditation meist nur die passive Form verstanden, so wie sie bspw. in Abbildungen des meditierenden Buddhas symbolisiert wird.

Zu den aktiven Mediationstechniken gehören bspw. Tantra, Yoga und die Kampfkünste. Bei der Meditation richten Sie Ihre Aufmerksamkeit ganz gezielt auf nur ein Objekt - im Unterschied zu Handlungen im Alltag, bei denen Sie sich auf wechselnde Reize konzentrieren. Als Objekt der Konzentration empfiehlt sich die Wahl eines Wortes, wie z. B. Om - So-Ham - Ham - diese Laute wirken gleichzeitig beruhigend. Ziel ist es, den Geist von allen anderen Gedanken zu entleeren - wenn Ihre Gedanken abschweifen, kehren Sie unverzüglich zu Ihrem gewählten Laut zurück. Wichtig ist außerdem die Meditationshaltung, d. h. eine Körperstellung, in der Sie über längere Zeit bewegungslos verharren können. Beginnen Sie die Meditationen mit einer Dauer von 20 Minuten und steigern Sie sich langsam auf eine Stunde.

Tai Chi

Tai Chi oder chinesisches Schattenboxen ist ursprünglich eine im Kaiserreich China entwickelte innere Kampfkunst. In jüngerer Zeit tritt der Kampfkunstaspekt zurück und Tai-Chi entwickelt sich immer mehr zum Volkssport, der auch der Persönlichkeitsentwicklung und Meditation dient. Durch die extrem langsamen, weichen und fließenden Bewegungen wird der Körper in eine tiefe Entspannung versetzt, innere Ruhe und Gleichmut werden gefördert.

Qi Gong

Qi Gong ist eine uralte chinesische Entspannungs-methode, die Stress abbaut, neue Lebensfreude weckt und Gelassenheit fördert. Langsame, meditative und fließende Bewegungen können Blockaden und Verspannungen lösen sowie Atmung und Bewegung koordinieren.

Qi Gong, in geläufiger deutscher Schreibweise auch Chigong, ist eine Meditations-, Konzentrations- und Bewegungsform zur Kultivierung von Körper und Geist. Zur Praxis gehören Atemübungen, Körper- und Bewegungsübungen, sowie Konzentrationsübungen. Qi Gong ist ein relativ junger Begriff, auch wenn es sich meist um jahrtausendealte Übungen handelt, die bereits zur alten chinesischen Kultur gehörten.

Qi Gong bedeutet wörtlich *„Energiearbeit"* und bezeichnet Übungen, die das *„Qi"*, also die Lebenskraft, kultivieren sollen. Hierbei bedeutet *„Qi" „Energie"* und das chinesische Schriftzeichen *„Gong"* bedeutet *„Arbeit"* oder je nach Zusammenhang auch *„Übung"* oder *„Aufgabe"*. Die jeweiligen Übungen dienen der Anreicherung und Harmonisierung des Qi, wobei Qi (ausgesprochen *„tchi"*) in der chinesischen Philosophie und Medizin sowohl für die bewegende als auch für die vitale Kraft des Körpers, aber auch der gesamten Welt steht.

Die Praxis des Qi Gong soll die Lebensenergie stärken, das Leben verlängern und zu einer gesunden geistigen Verfassung verhelfen. Durch die einzelnen Übungen der Energiefluss gestärkt und somit auch das Wohlbefinden für Körper und Geist.

Qi Gong umfasst ein Sammelsurium unterschiedlicher Übungen, von Dehn-Übungen bis hin zu Atem-Übungen, Laufübungen und vielem mehr. Die drei häufigsten Qi Gong Systeme sind die acht Brokat-Übungen, das Spiel der fünf Tiere und die sechs heilenden Laute.

Die acht Brokat-Übungen sind die bekanntesten chinesischen Übungen des Qi Gong, sie sind sehr einfach zu erlernen und werden meist auch an Qi Gong-Schulen gelehrt. Die Übungen stärken die Widerstandskraft des Körpers sowie Atmung und Geist. Die Gelenke werden hierbei geschont, Muskel und Sehnen werden sanft gedehnt.

Beim Spiel der fünf Tiere werden die Bewegungen und Eigenheiten von Hirsch, Affe, Bär, Kranich und Tiger nachgeahmt. Für jedes Tier gibt es mehrere Übungen, die den Organ-Energiefluss unterstützen und nähren, wobei Kraft und Instinkt der jeweiligen Tiere aufgenommen wird. Durch die sechs heilenden Laute soll der Körper wiederum zu einer Art innerlicher Vibration angeregt werden - so sollen Körperregionen, die durch Stimulation von außen ansonsten nicht erreichbar sind, angeregt werden.

Musik, Bäder, Düfte

Entspannende Musik - Klänge für die Seele

Was kann es Schöneres geben, als sich nach einem langen und harten Arbeitstag den Klängen entspannender Musik hinzugeben? Heilenden Klängen zu lauschen, die Körper und Geist entspannen, die inneren Frieden und Harmonie schenken. Keine störenden Umweltreize mehr wahrnehmen, Abstand vom Alltag und Nähe zum Selbst gewinnen, leer werden können. Klänge schweben durch den Raum - Eintauchen in eine Welt der Harmonie. Beginnen Sie den Feierabend mit einer Wellness-CD - das haben Sie sich verdient. Insbesondere Klänge aus der Natur eignen sich, Harmonie und Wohlbefinden zu verströmen, z. B. das Schweben des Windes, das Rauschen des Meeres, das Plätschern eines Baches oder das Zwitschern von Vögeln oder Gesänge von Walen. Musikalisch vielleicht noch unterstrichen von der Panflöte, der Harfe oder von Gitarren - dies lässt uns eintauchen in unbeschwerte Träumereien und heitere Gedanken an eine schöne Landschaft oder einen sorglosen Urlaubstag. Auch gregorianische Gesänge erleben eine regelrechte Renaissance, da diese sehr heilsam wirken und uns Loslassen, Entspannen und eins sein ermöglichen.

Kaufen Sie gleich bei Ihrem nächsten Einkaufs-
bummel eine CD mit den singenden Mönchen,
die Melodien schweben gleichsam außerhalb von
Raum und Zeit und beschwören die Ewigkeit her-
auf. Die Tongirlande der Gesänge und die Kraft
der ruhig fließenden Männerstimmen macht es
fast unmöglich, nicht in einen herrlichen Zustand
der vollkommenen Entspannung zu versinken. In
einer immer stressiger werdenden Zeit bietet der
Chorgesang in seiner ursprünglichsten Form eine
perfekte Möglichkeit zur Entspannung und anste-
ckende Momente des Glücks.

Entspannende Bäder

Nicht nur in der kalten und stressigen Winterzeit
sollten Sie sich gelegentlich, am besten abends, ein
heißes Bad gönnen, welches eine wunderbare re-
generierende Wirkung entfaltet. Schon während
Sie ins Wasser steigen, werden Sie spüren, wie die
sanfte Wärme, das Wasser und der Duft des Bades
Sie wie ein wohliger Mantel umhüllen. Tauchen
Sie ein in das Wasser und in eine reine Wohltat
für die Sinne. Lassen Sie los und erleben Sie eine
komplette Entspannung von Körper, Geist und
Seele.
Verwenden Sie bevorzugt Badeöle mit reinen
ätherischen Ölen als Zusatz, denn nur reine ätherische Öle besitzen eine heilende und harmonisierende Wirkung. Lavendel und Melisse beruhigen
und entspannen, während Rose und Ylang-Ylang
harmonisieren.

Aromatherapie

Für ein besonderes Wohlbehagen sorgen auch Duftlampen, die mit reinen ätherischen Ölen versetzt werden. Ein solches Dufterlebnis passt bspw. optimal zu einem entspannenden Abend, wenn Sie gemütlich ein Buch lesen, meditieren oder Yoga praktizieren. Atmen Sie den Duft der Aromaöle tief ein und spüren Sie die entspannende und harmonisierende Wirkung der ätherischen Öle ganz bewusst. Neben entspannend wirkenden Ölen wie bspw. Lavendel und Melisse sind harmonisierend wirkende Öle wie Ylang-Ylang und Rose erhältlich. Machen Sie sich die ganz spezifischen Wirkungen der ätherischen Öle zunutze und setzen Sie diese gezielt ein - je nachdem, welche Stimmung Sie hervorrufen möchten.

Die richtige Atmung kann wahre Wunder bewirken

Jeder von uns atmet - doch kaum jemand atmet richtig und bewusst. Dabei kann eine ruhige, gleichmäßige Bauchatmung Nervosität, innere Unruhe, Angst und Anspannung in kürzester Zeit deutlich reduzieren. Die richtige Atmung ist also ein einfaches, aber sehr effektives Entspannungsverfahren zur Beruhigung des vegetativen Nervensystems und damit auch zur Erlangung von mehr Ruhe und Gelassenheit.

Gleichzeitig erhöht tiefes Ein- und Ausatmen den Sauerstoffgehalt im Blut, liefert neue Energie und hilft dabei, Schadstoffe zu eliminieren. Vorteilhaft ist, dass man die Methode des richtigen Atmens ganz mühelos erlernen kann und praktisch in jeder Situation unauffällig praktizieren kann.

Durch schnelles und flaches Atmen erhält der Körper dagegen weniger Sauerstoff, Kohlendioxid wird indes nur unzureichend ausgeatmet. Infolgedessen erhöht sich der Säuregehalt im Blut, was wiederum die Entgiftungsfähigkeit des Organismus einschränkt. Vor allem in stressigen Situationen wie auch generell atmen wir zu schnell und zu flach.

Gerade in Zeiten von großer Belastung ist es aber wichtig, tief und langsam zu atmen - so wird der Körper mit ausreichend Sauerstoff versorgt und innere Spannungen werden gelöst. Bei einer bewussten, tiefen Atmung wölbt sich der Bauch beim Einatmen nach vorne, beim Ausatmen entspannt sich das Zwerchfell wieder und die Bauchdecke wölbt sich nach innen, verbrauchte Luft wird so ausgeatmet. Wichtig ist ganz besonnenes, tiefes und langsames Atmen - schon während dieser Atemübung werden Sie feststellen, wie sich Körper, Geist und Seele beruhigen und entspannen. Üben Sie am besten täglich 10 x ca. 2 Minuten.

Setzen oder legen Sie sich hierbei entspannt hin und sorgen Sie für ein ruhiges Umfeld. Schließen Sie die Augen. Atmen Sie ganz langsam durch die Nase ein, der Atem fließt tief in den Bauch. Zählen Sie während des Einatmens mindestens bis fünf, besser bis zehn. Atmen Sie sodann langsam wieder aus - und zwar durch den Mund. Lassen Sie den Atem frei fließen, pressen Sie also die Luft nicht aktiv aus bzw. ein.

Eine tiefe Atmung reinigt die Entgiftungsorgane und versorgt diese mit Sauerstoff und neuer Energie, wodurch die Entgiftungsfähigkeiten an Fahrt gewinnen.

Ölmassagen - Die angenehme Form der Entgiftung

Massagen gehören zu den wichtigsten entgiftenden Behandlungen, sie dienen dem Abtransport von Schadstoffen, Toxinen und Schlacken - aber auch zum Ausleiten von seelischen Belastungen und negativen Erinnerungen. Sie wirken weiter harmonisierend und ausgleichend auf den gesamten Körper. Die Durchblutung wird angeregt, das Verdauungsfeuer wird stimuliert, die Muskulatur entspannt.

Massagen folgen nicht nur einer Technik von bestimmten Handgriffen, um äußere Verhärtungen und Schmerzen zu lindern. Idealerweise wird der Körper auch von inneren Verhärtungen befreit. Es erfolgt eine positive Wirkung auf Körper, Geist und Seele. Der Kopf wird wieder frei, Konzentration und Gedächtnisleistung steigen. Alle Organe und Gewebestrukturen werden verjüngt und regeneriert. Das Immunsystem wird gestärkt, die Massage wirkt befreiend, reinigend sowie ausgleichend auf die Psyche. Die intensiven Effekte betreffen also nicht nur den Körper, sondern den Menschen in seiner Gesamtheit. Entgiftende Massagen gleichen einem Fest aller Sinne, sie üben eine tiefe und wohltuende Wirkung auf den Empfangenden aus.

Bei geistiger und körperlicher Arbeit werden Stress und Disharmonien ausgeglichen. Durch eine liebevoll ausgeführte Massage wird die ganze Kraft der Berührung für den Massierenden spürbar, Glückshormone wie bspw. Serotonin werden freigesetzt. Durch die empathische Hinwendung zur Person werden innere Spannungen und Blockaden gelöst, negative Elemente können aus dem Körper geschleust werden. Durch die Auflösung von Blockaden und Spannungen wird eine umfassende Heilung bei psychischen und körperlichen Krankheiten eingeleitet. Durch die einfühlsame Zuwendung des Masseurs/der Masseurin kann der Empfangende tiefes Vertrauen entwickeln. Von diesem Vertrauen und der Geborgenheit getragen, können durch die Massage nicht nur obere Gewebestrukturen erreicht werden, sondern die Massage kann in die tiefen Ebenen des Energiekörpers und der Seele durchdringen. Codierungen im Körper werden aufgerufen und geweckt, auf diese Weise werden Fehlprogrammierungen aufgebrochen und negative Erinnerungen aus dem Körper geschleust. Durch eine heilsame Massage, die viel mehr ist als die Ausübung bestimmter Handgriffe, kann dem Leben eine neue Richtung gegeben werden.

Auch das Öl wirkt auf vielfältige Weise positiv auf den Körper. So umhüllt es den Körper, harmonisiert und wärmt diesen. Weiter löst das Öl tief sitzende Schlacken, Schadstoffe und Toxine aus den Organen und Gewebestrukturen des Körpers, nach deren Freisetzung und Mobilisierung werden die schädlichen Stoffe durch das Fett gebunden und über die Haut oder den Magen-Darm-trakt aus dem Körper eliminiert. Auf diese Weise können die Schadstoffe nach der Magen-Darm-Passage über den Stuhl ausgeschieden werden. Um dem Körper auch gleichzeitig die Möglichkeit zu geben, einen Teil der Schadstoffe über die Haut auszuleiten, werden während einer Entgiftungskur häufig zusätzlich Dampfbäder verordnet - durch die Hitze wird die Ausscheidung von Schadstoffen über die Haut nochmals gesteigert.

Das Öl reinigt den Körper jedoch nicht nur, sondern es nährt alle Zellen und Organe des Körpers und stärkt sämtliche Körperstrukturen.

Sehr häufig wird bei entgiftenden Massagen Sesamöl verwendet, das als wärmendes und zugleich feines Öl eine herausragende Stellung einnimmt. Vor der Behandlung wird das Öl vorsichtig auf Körpertemperatur erwärmt, das angewärmte und feine Öl kann bis in die kleinsten Körperkanäle eindringen.

Dort kann es die Körperkanäle von schädlichen Schlacken befreien - denn sind die Körperkanäle durch Schlacken blockiert, kann die Energie im Körper nicht mehr frei fließen. Wird durch die Massage der ursprüngliche Zustand der Körperkanäle wieder hergestellt, kann die Energie frei entlang der Kanäle fließen, das natürliche Fließgleichgewicht wird wieder hergestellt. Die Erwärmung des Öls bewirkt auch eine Aktivierung von Stoffwechselprozessen und eine Steigerung der Durchblutung.

Bei entgiftenden Massagen, die üblicherweise unter Einsatz von viel Öl ausgeübt werden, werden insbesondere fettlösliche Schadstoffe aus den Geweben und Organen gelöst und von dort mobilisiert. Ein Teil der Schadstoffe und Schlacken kann bereits durch die Massagen über die Haut eliminiert und ausgeschieden werden. Wärmeanwendungen erhöhen den Abtransport von Schlackenstoffen über die Haut. Auch auf Massagen folgende Schwitzkuren (Dampfbäder, Heißwasserbäder) erweitern die Poren der Haut und erleichtern dadurch den Abtransport von Schlacken und Schadstoffen über die Haut. Weitere auf die Massage folgende Therapien können den Abtransport auch über andere Ausscheidungsorgane ermöglichen.

Regelmäßige Bewegung zur Entgiftung des Körpers

Regelmäßige Bewegung lässt nicht nur überflüssige Pfunde schmelzen, sondern auch Durchblutung und Stoffwechsel werden auf Hochtouren gebracht. Die verbesserte Stoffwechselleistung führt zu einer gesteigerten Entgiftung und Entschlackung, außerdem können durch die erhöhte Durchblutung vermehrt Giftstoffe über die Entgiftungsorgane ausgeschieden werden. Gleichzeitig wird der Körper einem Verjüngungsprozess unterzogen, für jede einzelne Zelle ist diese Regeneration spürbar. Schließlich hilft kontinuierliche Bewegung, Stress abzubauen und das vegetative Nervensystem zu beruhigen.

Bewegungsmangel

Die moderne Lebensweise ist von einem allgemeinen Bewegungsmangel geprägt: Am Arbeitsplatz sitzt man, zur Arbeit fährt man mit dem Auto, zum Büro gelangt man mit dem Aufzug. Während früher viele Strecken zu Fuß zurückgelegt werden mussten und viele handwerkliche Tätigkeiten selbst verrichtet werden mussten, ist dies in der modernen Zeit nicht mehr erforderlich. Doch diese vermeintlichen Erleichterungen haben auch ihre Kehrseite, nämlich einen immer weiter zunehmenden Bewegungsmangel.

Den beruflich bedingten Bewegungsmangel könnte man durch fleißige Bewegung am Feierabend kompensieren, was man aber meist nicht tut. Nach Dienstschluss stehen dann nicht etwa Spaziergänge in der Natur an erster Stelle, sondern man sitzt gerne vor dem Fernsehapparat oder am Computer.

Um es provokant auszudrücken: Man ist bequem und träge geworden, nur eine Minderheit der Bevölkerung kann sich überhaupt noch zu einem regelmäßigem Sportprogramm aufraffen. Bewegungsmangel aber macht dick und krank. Denn wir sind viel mehr in die Gesetzmäßigkeiten der Natur eingebunden, als wir gemeinhin glauben. Unser Körper ist dafür vorgesehen, ständig in Bewegung zu sein. Wollen wir dann endlich fit werden und kommen in die Pötte, so übertreiben wir es oft gleich maßlos: Wir überlasten uns im Fitnessstudio beim Hantel-Stemmen oder bei einseitigen Sportarten wie Tennis, und in guter Absicht erreichen wir oft nur das Gegenteil. Gesundheitliche Beschwerden wie Gelenkerkrankungen stellen sich ein und als Folge davon verlieren wir wieder die Freude an der Bewegung.

Was tun, lautet nun die Frage, wie kann man diesem verderblichen Teufelskreis entkommen? Es gilt, nur ein paar ganz einfache Regeln zu beherzigen, um eine sinnvolle Bewegung zu praktizieren, die sich auf alle Bereiche unseres Lebens positiv auswirkt.

Ausreichend körperliche Aktivität

Ausreichende körperliche Aktivität ist ein ganz wichtiger Baustein zur Entgiftung des Organismus sowie zur Stärkung der Widerstandskräfte und zur Schaffung neuer Energien. Deshalb ist es wichtig, dass Sie sich täglich bewegen, vorzugsweise in Form von Ausdauersport. Ratsam ist, dass die Bewegung im Freien, an der frischen Luft, und bei Tageslicht, erfolgt. Auf diese Weise verschaffen Sie sich ausreichende Sauerstoffkapazitäten, weiter werden durch das Tageslicht evtl. aufkeimende Depressionen in die Schranken verwiesen. Suchen Sie sich eine Ausdauersportart, die Ihnen Freude bereitet - das kann Schwimmen, Walken, Wandern, Fahrradfahren sein. Auch Gartenarbeit ist ein exzellentes Mittel gegen Müdigkeit und Erschöpfung, außerdem beruhigt die Tätigkeit im Garten gestresste und nervöse Gemüter.

Bewegung bringt die Entgiftung des Körpers auf Trab

Durch Bewegung werden Kreislauf und Durchblutung angeregt, es wird mehr Blut in die Gefäße gepumpt - auf diese Weise wird die Aktivität aller Organe gesteigert. Zudem werden aufgrund der besseren Durchblutung alle Zellen des Körpers einem Verjüngungs- und Regenerationsprozess unterzogen. Ferner werden durch Bewegung das Lymphsystem und der Darm in Schwung gebracht - Gifte, Schlacken und Krankheitserreger können auf diese Weise effizienter ausgeschieden werden. Auch die Stoffwechselaktivität der Leber und der Nieren wird durch Bewegung angeregt, so können auch diese Organe ihrer Entgiftungsfunktion besser nachkommen. Gelöste Schlacken und Giftstoffe können durch die gesteigerte Durchblutung zudem besser aus dem Körper geschleust werden. Außerdem hilft regelmäßige Bewegung, Stress abzubauen. Denn Dauerstress in Beruf und Alltag schwächt Körper und Seele.

Besonders Bewegung an frischer Luft birgt einen großen Nutzen: Frische Luft sorgt für zusätzliche Durchblutung, wodurch wiederum die Entgiftung des Organismus und speziell auch der Lunge angekurbelt wird.

Optimal für die Gesundheit ist ein moderates Ausdauertraining von 45 Minuten 3-5 Mal pro Woche. Leistungsorientierter Sport und zu starke Überlastung des Körpers sollten dagegen vermieden werden, da Extremsport in Disstress ausartet.

Ausdauersport

Besonders vorteilhaft für die Gesundheit ist Ausdauersport. Beim Ausdauersport steht - wie der Name sagt - die Ausdauer im Vordergrund, wobei die Bewegung bei relativ niedriger Intensität erfolgt.

Diese Intensität sollte über eine möglichst lange Zeit aufrechterhalten werden, ohne dass es zu einer vorzeitigen körperlichen bzw. geistigen Ermüdung kommt, außerdem sollte sich der Körper so schnell wie möglich wieder regenerieren. Optimal ist eine gleichbleibende Pulsrate, die mit leichtem Training erreicht wird. Mit der Zeit kann die Intensität des Trainings gesteigert werden.

Beim Ausdauersport wird nicht nur die Stoffwechselleistung gesteigert, bei diesem gesunden Ganzkörpertraining wird auch der Kreislauf auf positive Weise angekurbelt, das Herz arbeitet effizienter und der Ruhepuls sinkt.

Weiter werden überflüssige Pfunde abgebaut, welche den Körper zusätzlich belasten. Regelmäßige körperliche Betätigung fördert ganz nachhaltig das Wohlbefinden und eine innere Ausgeglichenheit, wodurch aufkeimender Stress in die Schranken verwiesen wird.

Ratsam ist es auf jeden Fall, mindestens eine Ausdauersportart zu betreiben. Das kann Wandern, Schwimmen, Radfahren oder Tanzsport sein. Wechseln Sie ruhig regelmäßig zwischen den einzelnen Ausdauersportarten ab, damit sich niemals Monotonie und Langeweile einstellen.

Denn Sport sollte niemals nur Mittel und Zweck sein, sondern immer auch ein Stück Lebensqualität bedeuten.

Laufen, Laufen, Laufen

Eine der besten Ausdauersportarten ist ganz einfach und von jedermann zu praktizieren: das Wandern an der frischen Luft. Man braucht keine teure Ausrüstung, kein Fitnessstudio, keine teuren Gerätschaften, und diese Bewegungsform ist überall möglich.

Hier ist keine Höchstleistung in Form von Jogging gemeint, sondern zügiges Laufen an der frischen Luft. Alles, was Sie dazu brauchen, sind ein paar gute Wanderschuhe und zweckmäßige Freizeitkleidung. Und los kann's gehen. Laufen wirkt sich in vielerlei Hinsicht positiv auf unseren Körper aus. Durch Bewegung an der frischen Luft wird die Durchblutung und Entgiftung des Körpers aktiviert, durch die Einwirkung verschiedener Klimareize werden zudem die Abwehrkräfte aktiviert. Deshalb am besten bei Wind und Wetter an die frische Luft gehen, denn wie heißt es so schön: Es gibt kein schlechtes Wetter, nur schlechte Kleidung.

Um die beste Wirkung zu erzielen, sollten Sie ruhig ab und an leichte Steigungen erklimmen: Denn wenn das Herz hüpft, arbeitet dieses besonders gut und wird so geschmeidig und gesund erhalten.

Ein ganz wesentlicher Aspekt beim Wandern ist auch der Naturaspekt. Durch das Betrachten der verschiedenen Landschaften im Laufe der Jahreszeiten beruhigt sich der Geist und die Seele jubiliert beim Genießen der vielfältigen Eindrücke der Natur.

Machen Sie sich bei Ihrem nächsten Spaziergang alle diese Eindrücke ganz bewusst und lassen Sie diese gezielt auf sich wirken: Der Ast, der im Wind weht. Der erste Strahl der Sonne im Frühling. Erleben Sie die Natur jeden Tag von neuem.

Tanzsport

Gerade Tanzsport ist als Einstieg geeignet, um bisherige Sportmuffel an Bewegung mit Spaß heranzuführen und ihnen zu zeigen, wie viel Freude es bereiten kann, den Körper auf angenehme Weise richtig zu fordern.

Tanz ist ein elementares Ausdrucksmittel des Menschen - es gibt verschiedene Tanzarten schon so lang wie die Menschheit selbst. Tanzen ist eine der geselligsten Sportarten überhaupt, in angenehmer Gemeinschaft werden Kontakte zu anderen Tänzern geknüpft. Tanzen ist auch ein Sport, für den es nie zu spät ist und der für jedes Alter geeignet ist.

Der gesamte Körper wird beim Tanzen gefordert, es ist die ideale Ausdauersportart mit positiver Wirkung auf das Herz-Kreislauf-System.

Aber auch die seelische Gesundheit kommt nicht zu kurz, drückt doch keine zweite Sportart so wie Tanzsport Lebensfreude aus - beschwingende Musik, gemütliche Räumlichkeiten und elegante Kleidung wirken wie Balsam auf unsere Seele.

Beim Tanzen kann ein doppelter Erfolg hinsichtlich der Entgiftung des Körpers verbucht werden: Zum einen werden durch Bewegung die Entgiftungsorgane aktiviert, zum anderen wirken sich die beim Tanzen erlebbaren Gefühle wie Lebensfreude positiv auf Körper und Seele aus - und ein entspannter und gelassener Mensch akkumuliert Giftstoffe und andere Schadstoffe nicht so stark wie ein verkrampfter, angespannter Mensch.

Ob klassische Standardtänze wie Walzer oder Foxtrott, feuriger Flamengo oder rassige Tänze wie Salsa und Rumba - finden Sie heraus, welche Tanzart Ihnen am besten gefällt und welche am besten zu Ihnen passt und machen Sie diesen Schritt zu Ihrem Lieblingstanz.

Schwimmen

Schwimmen ist eine äußerst gesunde Ausdauersportart, schwerelos gleiten und schweben wir durchs Wasser und entspannen uns hierbei auf angenehmste Weise.

In fast jeder Stadt kann glücklicherweise relativ kostengünstig in städtischen Hallenbädern trainiert werden. Und was gibt es im Urlaub Herrlicheres als im Meer zu schwimmen, die Freiheit des Ozeans zu spüren, über sich der weite Himmel und um sich die Sonne, die sich im Meer spiegelt.

Schwimmen entgiftet den Körper sehr stark, es wirkt aktivierend auf alle Entgiftungsorgane, insbesondere auch auf das Lymphsystem.

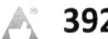 **392**

Radsport

Auch Radfahren ist ein gesunder Ausdauersport, der Spaß macht und von jedermann zu praktizieren ist. Im Gegensatz zum Lauftraining stellt Radfahren auch eher eine moderate Herz-Kreislauf-Belastung dar, die es fast jedem ermöglicht, auch im untrainierten Zustand längere Fahrten zu unternehmen. Ein weiterer Vorteil gegenüber dem Laufen ist, dass die Gelenke bewegt und trotzdem geschont werden, da diese nicht durch ihr Eigengewicht belastet werden.

Radfahren bietet zudem einen extrem hohen Erlebniswert, da man in kurzer Zeit viele Landschaften, Städte und Sehenswürdigkeiten passiert.

Beim Radsport werden nicht nur die Entgiftungsorgane gestärkt und mit neuer Energie versorgt - auch das Herz-Kreislauf-System wird ertüchtigt, die Muskulatur wird trainiert, man verliert Gewicht - und das alles idealerweise in Gesellschaft und in angeregter Unterhaltung mit lieben Mitmenschen.

Auf dem Rücken der Pferde liegt das Glück der Erde

Bei kaum einer anderen Sportart ist man der Natur und dem Himmel näher als beim Reiten. Beschwingt und heiter auf dem Rücken des Pferdes verbindet man beim Reiten den sportlichen Nutzen mit der Wahrnehmung der verschiedenen Landschaftseindrücke beim Trab oder Galopp.

Eine ganz wichtige Rolle spielt auch das sogenannte heilpädagogische Reiten, das als Therapie bei psychischen Krankheitsbildern und Ver-
haltensauffälligkeiten eingesetzt wird. Über das
Medium Pferd werden gerade bei Menschen mit
psychischen Krankheiten alle Sinne angespro-
chen, durch die Nähe und den Kontakt zum Tier
können seelische Blockaden aufgelöst werden.

Ein Hund bringt das Leben auf Trab

Wer Hunde mag und sich außerdem zeitlich und
finanziell ein Haustier leisten kann, sollte darüber nachdenken, sich einen Hund anzuschaffen.
Denn dieser sorgt für regelmäßige und ausreichende Bewegung - schließlich will der Hund
bei jedem Wetter nach draußen, faule Ausreden
ziehen da nicht mehr. Mit einem Hund an Ihrer
Seite gehört das Stubenhockerdasein also bald der
Vergangenheit an - regelmäßige Spaziergänge an
der frischen Luft stehen vielmehr an der Tages-
ordnung. Außerdem trifft man bei seinen Spazier-
gängen auf andere Hundehalter, so dass ganz
zwanglos neue Kontakte geknüpft werden. Nicht
vergessen darf man auch, dass Hunde alle Arten
von Stress-Symptomen lindern, sie beruhigen,
schenken Entspannung und Geborgenheit. Durch
das Streicheln eines Tieres entstehen Glücksmomente, wodurch wiederum die Produktion von
Glückshormonen angekurbelt wird.

Langlauf - entlang der winterlichen Idylle

Was gibt es Schöneres, als frische Schneeluft einzuatmen und im Gleichschritt mit der Natur schneeverhangene Tannen und Fichten und liebliche Wälder zu passieren? Gerade im Winter bietet Langlaufsport eine ideale Gelegenheit, die eingerosteten Gelenke wieder zu schmieren und raus in die Natur zu gehen, anstelle sich träge in die warme Stube zurückzuziehen.

Langlauf fordert aber nicht nur unsere Gelenke und Muskeln, durch das Einatmen der reinen, frischen Luft wird unser Immunsystem gestärkt, so dass es bestens gewappnet ist für die bevorstehende Erkältungszeit. Skilanglauf ist auch eine so wertvolle Sportart, da es das perfekte Ausdauertraining ist, zudem noch gelenkschonend, bei geringem Verletzungsrisiko. Langlaufsport hat ebenfalls einen positiven Einfluss auf Blutdruck, Herzfrequenz und Lungenfunktion.

Epilog

Nie zuvor wurde der Mensch tagein, tagaus mit so vielen Schadstoffen konfrontiert wie heutzutage - unabhängig davon, ob er die Schadstoffe freiwillig bspw. in Form von Alkohol oder Nikotin aufnimmt oder unfreiwillig z. B. durch das Einatmen von Umweltgiften. Zu dem Übermaß an Schadstoffen, denen wir ausgesetzt sind, kommt ein Zuwenig an Bewegung und Entspannung sowie gleichzeitig ein Zuviel an ungesunder Ernährung. Grundsätzlich ist der Körper in der Lage, sich selbst zu reinigen und zu entgiften - so haben sich mehrere Organe darauf spezialisiert, mittels ausgetüftelter Mechanismen den Körper von Schadstoffen zu befreien. Aufgrund der immer größeren Schadstoffflut, die unser Körper zu bewältigen hat, sind jedoch auch die leistungsfähigsten Organe irgendwann überfordert und müssen ihre Waffen strecken. Gleichzeitig führt eine bewegungsarme Lebensweise dazu, dass der Körper träge wird und seine Aufgaben nicht mehr vollumfänglich bewältigen kann - so führt mangelnde Bewegung z. B. zur Verminderung der Darmperistaltik, infolgedessen können Schadstoffe nicht mehr in ausreichendem Maße ausgeschieden werden.

Weiter führt nicht ausreichende Bewegung zur Minderdurchblutung aller Organe, der Stoffwechsel ist gedrosselt - auch die Entgiftungsorgane wie Leber, Nieren, Darm und Lunge werden infolgedessen schlaff und antriebslos, eine geregelte Entgiftung ist nicht mehr möglich.

Also gilt es, mittels geeigneter Maßnahmen den Entgiftungsorganen auf die Sprünge zu helfen und deren Aktivität zu steigern. Wie das am besten zu bewerkstelligen ist, haben Sie in diesem Ratgeber gelesen. Durch die Anwendung der beschriebenen Maßnahmen wird der Mensch im Idealfall nicht nur von Krankheit und Leiden befreit, sondern er erlangt zudem deutlich mehr Lebensqualität, Ausgeglichenheit und Vitalität.

Ich hoffe, dass Sie den größtmöglichen Nutzen aus diesem Ratgeber ziehen können.

Auf Ihrem persönlichen Weg zu einem gesunden, glücklichen und erfüllten Leben wünsche ich Ihnen alles erdenklich Gute.

Herzlichst Ihre Apothekerin
Dr. Angela Fetzner

Zur Autorin

Dr. Angela Raab geb. Fetzner, geboren in Bad Kissingen, ebenda auch aufgewachsen. Studium der Pharmazie in Würzburg, anschließend Approbation zur Apothekerin. Aufbaustudium der Pharmaziegeschichte in Marburg, Abschluss als Pharmaziehistorikerin. Dort auch Promotion zum Dr. rer. nat.

Seit 1996 bis dato Arbeit in öffentlichen Apotheken und Krankenhausapotheken in ganz Deutschland sowie der Schweiz. Daneben Seminartätigkeit im In- und Ausland.

Von 2012-2017 Veröffentlichung von mehr als 40 Ratgebern und Fachbüchern viele auch zu verschiedenen Gesundheitsthemen, die Tausende von Lesern begeisterten.

Als Apothekerin der Praxis - mit dem entsprechenden fachlichen Wissen durch Pharmaziestudium, Promotion und zahlreiche Fortbildungen - ist es ihr Anliegen, den Menschen komplexe medizinische und pharmazeutische Sachverhalte verständlich nahe zu bringen.

Ein herzliches Dankeschön

 - an dieser Stelle an alle werten Leserinnen und Leser.

Wenn Ihnen mein Ratgeber gefallen hat und dieser für Sie nützlich ist, würde ich mich über eine kurze Rezension freuen.
Lob, Kritik oder Anregungen können Sie mir gerne auf meiner Facebook-Seite:
https://www.facebook.com/AngelaFetzner

oder auf meiner Autorenhomepage mitteilen:
http://www.angela-fetzner.de

Hier finden Sie auch meinen Blog sowie Rezensionen, Artikel und Informationen zur Gesundheit und Naturheilkunde.

Bücher von Dr. Angela Fetzner

Finden Sie alle auf der Autorenhomepage:
http://www.angela-fetzner.de

Hier können Sie sich auch für meinen Newsletter anmelden, um regelmäßig Informationen über neue Bücher, Preisaktionen, Verlosungen und Gesundheitstipps zu erhalten.

Außerdem finden Sie meine E-Books in allen führenden Online Shops und die Druckbücher im Versand- und Standardbuchhandel.

Qualität im Zeichen des Mörsers

Warum Qualität im Zeichen des Mörsers?

Warum Fachbuch, Sachbuch und Ratgeber in den Bereichen Medizin, Pharmazie und Gesundheit besser nicht von Laien geschrieben werden sollten? Nun, die Gründe liegen auf der Hand – gerade in diesem sensiblen Bereich ist eine genaue, fachlich kompetente Überprüfung der Inhalte erforderlich.

Im Zuge der an sich positiven Öffnung des Buchmarkts ergeben sich leider aber auch Märkte für Betrüger, Scharlatane und selbst ernannte Experten. Deshalb sollte der Leser VOR dem Kauf eines Buches wissen, wer wirklich als Autor dahinter steht. Ein Großteil der Gesundheitsbücher wird von Laien geschrieben, welche über keinerlei medizinische oder pharmazeutische Ausbildung verfügen. Damit diese Tatsache dem Leser nicht auffällt, schreiben diese Autoren unter einem Pseudonym und legen großartige, gefälschte Autorenprofile an, in denen sie wahlweise Ärzte, andere Doktoren, Ernährungswissenschaftler, Ernährungsberater, Heilpraktiker, Coachs oder Psychologen sind.

Dazu kommen noch gefakte (käufliche) Fotos von jungen, dynamisch wirkenden Personen – welche diese Autoren aber natürlich gar nicht sind.

Der Fantasie des Betrugs sind hier keinerlei Grenzen gesetzt. Auf diese Weise wollen diese Fake-Autoren Kompetenz vortäuschen, welche sie in Wirklichkeit natürlich nicht besitzen. Liest man die „Bücher" dieser falschen Autoren durch, werden dort bestenfalls nutzlose Hinweise gegeben – ich habe aber auch schon „gute" Ratschläge gesehen, welche dem Leser das Leben kosten können… Das Problem ist hierbei, dass die Leser den scheinbaren Experten vertrauen und als Laien ja auch gar nicht merken, was in solchen „Büchern" vom Stapel gelassen wird. Hinzu kommt, dass viele der „Autoren" „Mehrfachidentitäten" besitzen, d. h. sie benutzen mehrere Pseudonyme, unter denen sie oftmals den gleichen Content veröffentlichen.

Der Anteil an höchst unprofessionellen, inhaltlich falschen, gefährlichen und wertlosen „Büchern" – die „Bücher" umfassen hierbei oft nur 10-60 Seiten – steigt exponentiell an, so dass sich der Leser erst mal den Weg durch all diese „Werke" bahnen muss.

Aus diesem Grund habe ich – um eine Schneise in den kaum zu durchdringenden Dschungel von qualitativ minderwertiger Laiensachliteratur zu schlagen - das Qualitätslogo im Zeichen des Mörsers entwerfen und schützen lassen, welches dem Leser geprüfte Qualität verspricht.

Qualität im Zeichen des Mörsers

Der Mörser gilt seit dem späten Mittelalter als das bekannteste mit der Apotheke verbundene Symbol und als das Apothekenwahrzeichen schlechthin.

Bei Büchern im Zeichen des Mörsers können Sie darauf vertrauen, dass die Autorin als promovierte Apothekerin sowohl die entsprechende Fachkompetenz als auch die notwendige Praxiserfahrung besitzt. Alle Bücher entsprechen dem aktuellen Wissensstand der Medizin und Pharmazie.

Als Apothekerin der Praxis mit dem entsprechenden fachlichen Wissen ist es das Anliegen der Autorin, dem Leser komplizierte medizinische Sachverhalte verständlich nahe zu bringen. Als unabhängige Autorin und Apothekerin fühlt sich die Verfasserin nur der Gesundheit und dem Wohl der Menschen verpflichtet.

Weitere Bücher von Dr. Fetzner zu dieser Thematik

Wege zur Gelassenheit - Wie die Seele wieder auftankt

Kennen auch Sie Menschen, neben denen ein Haus einstürzen kann und die trotzdem vollkommen ruhig bleiben? Menschen, die scheinbar nichts erschüttern kann und die stets souverän und entspannt sind? Diese Menschen besitzen eine Fähigkeit, welche den meisten von uns fehlt: Gelassenheit.

Gelassenheit – Eine Kunst, die nur wenige beherrschen

Für die meisten von uns sind schon kleinste Widrigkeiten des Alltags starke Belastungsproben für das angespannte Nervenkostüm: Die Ursachen für mangelnde Gelassenheit sind dagegen vielseitig und reichen von Konflikten mit anderen Menschen über permanente Überlastung und Hektik im Berufs- und Privatleben bis zur ständigen Reizüberflutung. Die gute Nachricht lautet jedoch: Gelassenheit ist eine Kunst, die man erlernen kann.

Gelassenheit kann man lernen

Dieses Buch zeigt auf, wie man Stress-Situationen erkennt und wie man durch eine veränderte, unvoreingenommene Sicht der Dinge angemessen reagiert.

Weiter werden alle wesentlichen mentalen Techniken und Entspannungspraktiken dargestellt, mittels derer Aggressionen und Stress abgebaut werden können.

Der Ratgeber bietet verständliche, alltagstaugliche und gut umsetzbare Techniken, wie man auch in schwierigen Situationen stets einen kühlen Kopf bewahrt. Bei Umsetzung der Tipps werden Sie Schritt für Schritt an mentaler Stärke gewinnen und auch in emotional aufgeladenen Situationen gelassen bleiben. Eine gelassene Grundhaltung ist auch die Basis für mehr Lebensqualität und ein gesünderes Leben.

Leber und Galle entgiften und stärken

Die Leber ist unser zentrales Stoffwechselorgan und unser wichtigstes Entgiftungsorgan – die Leber ist hierbei Tag und Nacht für uns im Einsatz, gleichsam einer Fabrik ohne Ruhezeiten. Eine ungesunde Ernährungs- und Lebensweise schwächt die Leber, ausruhen kann die Leber jedoch nicht, also arbeitet das emsige Organ unermüdlich weiter. Wird die Leber jedoch kontinuierlich überlastet, fühlt man sich schlapp und ausgelaugt, denn die Müdigkeit ist bekanntlich der Schmerz der Leber. Weiter können viele chronische Krankheiten die Folge einer geschwächten oder erkrankten Leber sein. Denn: Funktioniert die Leber nicht, erkrankt der ganze Mensch.

Unterstützen Sie Ihr wichtigstes Entgiftungsorgan: Die ganzheitliche Leberreinigung

Die Leber leidet bekanntlich leise, weshalb wir sie meist nicht mit der nötigen Achtsamkeit behandeln. Grundsätzlich essen wir zu fett, zu säurelastig, weiter belasten wir die Leber durch zu viel Stress und zu wenig Bewegung. Aus diesem Grund ist es sinnvoll, den Körper von diesem Ballast zu befreien und schädliche Abfallprodukte und Gifte auszuschwemmen. Nutzen Sie hierbei die wundervolle Regenerationskraft Ihrer Leber – denn die Leber ist ein ungeheuer dankbares Organ, ihre Selbstheilungskraft beispiellos. Schenken Sie Ihrem wichtigsten Entgiftungsorgan daher eine ganzheitliche Leberreinigung. Mittels der in diesem Buch aufgeführten vielseitigen Maßnahmen wie Heilpflanzentherapie, Teekuren, Darmentgiftung, Schüßler-Salze, Homöopathie, Leberwickel, Wasseranwendungen, Ernährungsempfehlungen usw. wird die Leber auf natürliche Weise entgiftet und gestärkt. Mit Unterstützung dieser ausgewählten Leberkuren werden Sie bereits nach kurzer Zeit wieder mehr Lebensqualität, Kraft, Vitalität und Lebensfreude verspüren.

Ayurveda - Die Kunst vom guten Leben

In den letzten Jahren erfreut sich Ayurveda auch im Westen zunehmender Beliebtheit. Die in Indien beheimatete älteste Gesundheitslehre der Welt ist ein ganzheitliches Lebenskonzept, das lehrt, wie man Gesundheit, Vitalität und Lebensfreude bis ins hohe Alter bewahren kann. Gesundheit kann hierbei nur durch das Gleichgewicht von Körper, Seele und Geist erreicht werden. Ziel ist ein langes Leben, ohne Krankheit und Gebrechen, stattdessen reich an innerem Glück, Vitalität und Wohlbefinden. Der gut verständliche Ratgeber möge dem Leser als Einblick in die spannende Welt des Ayurveda dienen – zum Einlesen, zum Inspirieren, zum Umsetzen. Das Buch zeigt, wie man die Prinzipien des Ayurveda in den Alltag integrieren kann und wie man Gesundheit und Wohlbefinden steigern sowie die innere Balance erhalten oder wieder finden kann.

Qualität & Kompetenz
im Zeichen des Mörsers
von Ihrer Apothekerin
Dr. Angela Fetzner